The Cardiovascular Surgery Volume

Interpretation
of Clinical Pathway

2018年 版

临 床 路 径 释 义
INTERPRETATION OF CLINICAL PATHWAY
心血管外科分册

胡盛寿 主编

中国协和医科大学出版社

图书在版编目（CIP）数据

临床路径释义·心血管外科分册／胡盛寿主编. —北京：中国协和医科大学出版社，2018.5

ISBN 978-7-5679-0925-0

Ⅰ．①临…　Ⅱ．①胡…　Ⅲ．①临床医学-技术操作规程 ②心脏外科学-诊疗-技术操作规程 ③血管外科学-诊疗-技术操作规程　Ⅳ．①R4-65

中国版本图书馆 CIP 数据核字（2017）第 247120 号

临床路径释义·心血管外科分册

主　　　编：胡盛寿
责 任 编 辑：许进力　王朝霞
丛书总策划：林丽开
本 书 策 划：刘　雪　许进力

出版发行：**中国协和医科大学出版社**
　　　　　（北京东单三条九号　邮编 100730　电话 65260431）
网　　址：www. pumcp. com
经　　销：新华书店总店北京发行所
印　　刷：北京文昌阁彩色印刷有限责任公司

开　　本：787×1092　　1/16 开
印　　张：20.75
字　　数：460 千字
版　　次：2018 年 5 月第 1 版
印　　次：2018 年 5 月第 1 次印刷
定　　价：105.00 元

ISBN 978-7-5679-0925-0

《临床路径释义》丛书指导委员会名单

主任委员　王贺胜

副主任委员（按姓氏笔画排序）

王　辰	刘志红	孙颖浩	吴孟超	邱贵兴	陈香美	陈赛娟	郎景和
赵玉沛	赵继宗	郝希山	胡盛寿	钟南山	高润霖	曹雪涛	葛均波
韩德民	曾益新	詹启敏	樊代明				

委　员（按姓氏笔画排序）

丁燕生	于　波	马　丁	马芙蓉	马晓伟	王　兴	王　杉	王　群
王大勇	王天有	王宁利	王伊龙	王行环	王拥军	王宝玺	王建祥
王春生	支修益	牛晓辉	文卫平	方贻儒	方唯一	巴　一	石远凯
申昆玲	田　伟	田光磊	代华平	冯　华	冯　涛	宁　光	母义明
邢小平	吕传真	吕朝晖	朱　兰	朱　军	向阳	庄　建	刘　波
刘又宁	刘玉兰	刘宏伟	刘俊涛	刘洪生	刘惠亮	刘婷婷	刘潮中
闫永建	那彦群	孙　琳	杜立中	李　明	李立明	李仲智	李单青
李树强	李晓明	李陵江	李景南	杨爱明	杨慧霞	励建安	肖　毅
吴新宝	吴德沛	邹和建	沈　铿	沈　颖	宋宏程	张　伟	张力伟
张为远	张在强	张学军	张宗久	张星虎	张振忠	陆　林	岳　林
岳寿伟	金　力	金润铭	周　兵	周一新	周利群	周宗玫	郑　捷
郑忠伟	单忠艳	房居高	房静远	赵　平	赵　岩	赵金垣	赵性泉
胡　豫	胡大一	侯晓华	俞光岩	施慎逊	姜可伟	姜保国	洪天配
晋红中	夏丽华	夏维波	顾　晋	钱家鸣	倪　鑫	徐一峰	徐建明
徐保平	殷善开	黄晓军	葛立宏	董念国	曾小峰	蔡广研	黎晓新
霍　勇							

指导委员会办公室

主　任　王海涛

秘　书　张　萌

《临床路径释义》丛书编辑委员会名单

主任委员
赵玉沛　中国医学科学院北京协和医院

副主任委员
于晓初　中国医学科学院北京协和医院
郑忠伟　中国医学科学院
袁　钟　中国医学科学院
高文华　中国医学科学院北京协和医院
王海涛　中国医学科学院
刘爱民　中国医学科学院北京协和医院

委　员
俞桑丽　中国医学科学院
韩　丁　中国医学科学院北京协和医院
王　怡　中国医学科学院北京协和医院
吴欣娟　中国医学科学院北京协和医院
孙　红　中国医学科学院北京协和医院
李志远　中国医学科学院阜外医院
李　琳　中国医学科学院阜外医院
李庆印　中国医学科学院阜外医院
郝云霞　中国医学科学院阜外医院
王　艾　中国医学科学院肿瘤医院
何铁强　中国医学科学院肿瘤医院
徐　波　中国医学科学院肿瘤医院
李　睿　中国医学科学院血液病医院
马新娟　中国医学科学院血液病医院
吴信峰　中国医学科学院皮肤病医院
曹春燕　中国医学科学院皮肤病医院

《临床路径释义·心血管外科分册》编审专家名单

编写指导专家委员会（按姓氏笔画排序）

王春生	复旦大学附属中山医院
庄 建	广东省心血管病研究所
刘 苏	河北医科大学第二医院
刘建实	天津市胸科医院
罗新锦	中国医学科学院阜外医院
胡盛寿	中国医学科学院阜外医院
黄方炯	首都医科大学附属北京安贞医院
甄文俊	北京医院

主 编

胡盛寿

副主编

王春生　庄 建　董念国

编 委（按姓氏笔画排序）

王 欣	中国医学科学院阜外医院
王 巍	中国医学科学院阜外医院
王水云	中国医学科学院阜外医院
王立清	中国医学科学院阜外医院
王春生	复旦大学附属中山医院
尹朝华	中国医学科学院阜外医院
冯 钧	中国医学科学院阜外医院
刘 苏	河北医科大学第二医院
刘爱民	中国医学科学院北京协和医院
闫 军	中国医学科学院阜外医院
孙晓刚	中国医学科学院阜外医院
孙寒松	中国医学科学院阜外医院
李守军	中国医学科学院阜外医院
李晓峰	首都医科大学附属北京儿童医院
杨一峰	中南大学湘雅二医院
肖 锋	北京大学第一医院
肖颖彬	陆军军医大学新桥医院
吴洪斌	中国医学科学院阜外医院

吴榲宏　广西医科大学第二附属医院
宋云虎　中国医学科学院阜外医院
张海波　上海儿童医学中心
陈　忠　首都医科大学附属北京安贞医院
招晓俊　广西医科大学第二附属医院
苗　齐　中国医学科学院北京协和医院
林　野　中国医学科学院阜外医院
易定华　第四军医大学西京医院
罗国华　中国医学科学院阜外医院
罗明光　中国医学科学院阜外医院
孟　旭　首都医科大学附属北京安贞医院
赵金平　武汉大学中南医院
钱向阳　中国医学科学院阜外医院
秦安京　首都医科大学附属复兴医院
莫艳红　柳州市人民医院
倪一鸣　浙江大学医学院附属第一医院
郭　伟　中国人民解放军总医院
郭宏伟　中国医学科学院阜外医院
唐　跃　中国医学科学院阜外医院
舒　畅　中国医学科学院阜外医院
漆志涛　中国医学科学院阜外医院
潘湘斌　中国医学科学院阜外医院

总 序

  作为公立医院改革试点工作的重要任务之一，实施临床路径管理对于促进医疗服务管理向科学化、规范化、专业化、精细化发展，落实国家基本药物制度，降低不合理医药费用，和谐医患关系，保障医疗质量和医疗安全等都具有十分重要的意义，是继医院评审，"以患者为中心"医院改革之后第三次医院管理的新发展。

  临床路径是应用循证医学证据，综合多学科、多专业主要临床干预措施所形成的"疾病医疗服务计划标准"，是医院管理深入到病种管理的体现，主要功能是规范医疗行为、增强治疗行为和时间计划、提高医疗质量和控制不合理治疗费用，具有很强的技术指导性。它既包含了循证医学和"以患者为中心"等现代医疗质量管理概念，也具有重要的卫生经济学意义。临床路径管理起源于西方发达国家，至今已有30余年的发展历史。美国、德国等发达国家以及我国台湾、香港地区都已经应用了大量常见病、多发病的临床路径，并取得了一些成功的经验。20世纪90年代中期以来，我国北京、江苏、浙江和山东等部分医院也进行了很多有益的尝试和探索。截至目前，全国8400余家公立医院开展了临床路径管理工作，临床路径管理范围进一步扩大；临床路径累计印发数量达到1212个，涵盖30余个临床专业，基本实现临床常见、多发疾病全覆盖，基本满足临床诊疗需要。国内外的实践证明，实施临床路径管理，对于规范医疗服务行为，促进医疗质量管理从粗放式的质量管理，进一步向专业化、精细化的全程质量管理转变具有十分重要的作用。

  经过一段时间临床路径试点与推广工作，对适合我国国情的临床路径管理制度、工作模式、运行机制以及质量评估和持续改进体系进行了探索。希望通过《临床路径释义》一书，对临床路径相关内容进行答疑解惑及补充说明，帮助医护人员和管理人员准确地理解、把握和正确运用临床路径，起到一定的作用。

中华医学会 会长

序 言

国家卫生和计划生育委员会（原卫生部）于 2009 至 2017 年间，下发了 1212 个病种的临床路径，其中包括心血管外科病种 18 个。受卫计委委托，中国医学科学院、中国协和医科大学出版社组织专家对心血管外科临床路径病种进行释义，并相继出版《临床路径释义·心血管外科分册》及《临床路径治疗药物释义·心血管外科分册》。

临床路径是针对一组有可预测临床过程的患者制订的多学科结合的、基于循证医学的管理工具；是医护人员对患者进行的各项干预按时间顺序（如小时、天、访视）进行规定和标准化所形成的"疾病医疗护理计划标准"；是用于医疗保健优化、系统化、标准化和质量管理的主要工具之一；是医院管理进一步精细化、逐步深入到单病种管理的体现。它既包含了循证医学理念，具有科学性、规范性、可操作性的特点，又融入了"以患者为中心"等现代医疗质量管理理念和模式，贴近临床、贴近患者，对于保障医疗质量与安全，规范诊疗行为，控制医疗费用具有重要的现实意义。研究与实践证明，临床路径对整合优化资源，节省成本，避免不必要的检查与药物应用，建立较好医疗组合，减少文书作业，减少人为疏失，提高医疗服务质量有重要作用。

随着胸心外科相关技术的飞速发展，我们对心血管病外科疾病规律的了解日益深入。结合近几年临床路径的工作经验，由多位编审专家编写的《临床路径释义·心血管外科分册》涵盖迄今为止的 18 个病种，能够指导临床医师切合实际地执行心血管外科常见疾病的规范化诊疗，更好地帮助临床路径在各个层面及医疗机构中的运行。

此书在"临床路径"的框架下，尽专家所能，反映出诊疗实践的进展。真诚希望本书对胸心外科从业人员更加准确地理解、运用临床路径的内容有所裨益。

中国工程院　院士
国家心血管病中心　主任
中国医学科学院阜外医院　院长

前　言

　　开展临床路径工作是我国医药卫生改革的重要举措。临床路径在医疗机构中的实施为医院管理提供标准和依据，是医院管理的抓手，是实实在在的医院内涵建设的基础，是一场重要的医院管理革命。

　　为更好地贯彻国务院办公厅医疗卫生体制改革的有关精神，帮助各级医疗机构开展临床路径管理，保证临床路径试点工作顺利进行，自2011年起，受国家卫生和计划生育委员会委托，中国医学科学院承担了组织编写《临床路径释义》的工作。

　　在医院管理实践中，提高医疗质量、降低医疗费用、防止过度医疗是世界各国都在努力解决的问题。重点在于规范医疗行为，抑制成本增长与有效利用资源。研究与实践证实，临床路径管理是解决上述问题的有效途径，尤其在整合优化资源、节省成本、避免不必要检查与药物应用、建立较好医疗组合、提高患者满意度、减少文书作业、减少人为疏失等诸多方面优势明显。因此，临床路径管理在医改中扮演着重要角色。2016年11月，中共中央办公厅、国务院办公厅转发《国务院深化医药卫生体制改革领导小组关于进一步推广深化医药卫生体制改革经验的若干意见》，提出加强公立医院精细化管理，将推进临床路径管理作为一项重要的经验和任务予以强调。国家卫生计生委也提出了临床路径管理"四个结合"的要求，即：临床路径管理与医疗质量控制和绩效考核相结合、与医疗服务费用调整相结合、与支付方式改革相结合、与医疗机构信息化建设相结合。

　　到目前为止，临床路径管理工作对绝大多数医院而言，是一项有挑战性的工作，不可避免地会遇到若干问题，既有临床方面的问题，也有管理方面的问题，最主要是对临床路径的理解一致性问题。这就需要统一思想，在实践中探索解决问题的最佳方案。《临床路径释义》是对临床路径的答疑解惑及补充说明，通过解读每一个具体操作流程，提高医疗机构和医务人员对临床路径管理工作的认识，帮助相关人员准确地理解、把握和正确运用临床路径，合理配置医疗资源规范医疗行为，提高医疗质量，保证医疗安全。

　　本书由胡盛寿教授等数位知名专家亲自编写审定。编写前，各位专家认真研讨了临床路径在试行过程中各级医院所遇到的有普遍性的问题，在专业与管理两个层面，从医师、药师、护士、患者多个角度进行了释义和补充，供临床路径管理者和实践者参考。

　　对于每个病种，我们补充了"疾病编码"和"检索方法"两个项目，将临床路径表单细化为"医师表单""护士表单"和"患者表单"，并对临床路径及释义中涉及的"给药方案"进行了详细地解读，即细化为"给药流程图""用药选择""药学提示""注意事项"，并附以参考文献。同时，为帮助实现临床路径病案质量的全程监控，我们在附录中增设

"病案质量监控表单"，作为医务人员书写病案时的参考，同时作为病案质控人员在监控及评估时评定标准的指导。

疾病编码可以看作适用对象的释义，兼具标准化意义，使全国各医疗机构能够有统一标准，明确进入临床路径的范围。对于临床路径公布时个别不准确的编码我们也给予了修正和补充。增加"检索方法"是为了使医院运用信息化工具管理临床路径时，可以全面考虑所有因素，避免漏检、误检数据。这样医院检索获取的数据能更完整，也有助于卫生行政部门的统计和考核。

依国际惯例，临床路径表单细化为"医师表单""护士表单"和"患者表单"，责权分明，便于使用。这些仅为专家的建议方案，具体施行起来，各医疗单位还需根据实际情况修改。

根据最新公布的《医疗机构抗菌药物管理办法》，2009年路径中涉及的抗菌药物均应按照要求进行调整。

实施临床路径管理意义重大，但也艰巨而复杂。在组织编写这套释义的过程中，我们对此深有体会。本书附录对制定/修订《临床路径释义》的基本方法与程序进行了详细的描述，因时间和条件限制，书中不足之处难免，欢迎同行诸君批评指正。

编　者
2018 年 5 月

目 录

第一章

动脉导管未闭（介入封堵术）临床路径释义

一、动脉导管未闭编码

疾病名称及编码：动脉导管未闭（ICD-10：Q25.0）

手术操作及编码：动脉导管未闭介入封堵术（ICD-9-CM-3：39.7901）

二、临床路径检索方法

Q25.0 伴 39.7901

三、动脉导管未闭临床路径标准住院流程

（一）适用对象

第一诊断为动脉导管未闭（ICD-10：Q25.0），行动脉导管介入封堵术（ICD-9-CM-3：39.7901）。

> **释义**
>
> ■ 本路径对象为先天性动脉导管未闭（PDA），包括病理分型常见的管型、漏斗型动脉导管及其他少见病理分型。管型：是最常见的类型，占 PDA 患者的 80% 左右，整个 PDA 的内径基本一致，主动脉端和肺动脉端粗细基本相同，长度一般超过直径，类似管状或圆柱而称为管型。漏斗型：动脉导管的一端直径大于另一端，形似漏斗，多为主动脉端内径较粗，肺动脉端较粗者少见。窗型：动脉导管短而粗，类似于主肺动脉间隔缺损。此外，PDA 中段膨大呈哑铃状或葫芦状，或中段明显膨大如动脉瘤状的归类于哑铃型和动脉瘤型。PDA 是常见的先天性心脏病，占先天性心脏病的 15%~20%。女性发病率明显高于男性，比率为 3:1~2:1。
>
> ■ PDA 的治疗手段有多种，本路径针对的是介入封堵术，其他治疗方式见另外的路径指南。

（二）诊断依据

根据《临床诊疗指南·心血管外科学分册》（中华医学会编著，人民卫生出版社，2009）。

1. 病史：可有反复呼吸道感染、乏力、发育迟缓、发现心脏杂音等。
2. 体征：可有胸骨左缘第 1、2 肋间连续性机械样杂音等。
3. 辅助检查：心电图，胸部 X 线平片，超声心动图等。

> **释义**
>
> ■ 动脉导管未闭的症状取决于导管大小、肺血管阻力等因素。早产儿肺血管阻力下降早，出生后1周即可因大量左向右分流而出现症状。足月儿一般生后6~8周肺血管阻力下降，左向右分流加重，出现易激惹、心动过速、呼吸急促和难于喂养。单纯动脉导管未闭患者在儿童期少有自觉症状，只是发育欠佳，身材瘦小。有些儿童仅在劳累时感到疲乏、心悸。
>
> ■ 未闭动脉导管直径中等大小者临床上常无明显症状，直至成年剧烈活动后才出现气促、心悸等心功能失代偿症状。肺动脉高压虽在2岁以下可出现，但明显肺动脉高压症状大多在年龄较大时才表现，如头晕、气促、咯血等，动脉导管未闭造成严重肺动脉高压后，出现右向左分流，表现为差异性发绀。若并发心内膜炎，则有发热、食欲缺乏、出汗等症状，心内膜炎在儿童期较少发生，以青年期多见。
>
> ■ 动脉导管分流量大者，左侧胸廓隆起，心尖搏动增强，一般在胸骨左缘第2、3肋间闻及响亮的连续性机器样杂音，并扪及震颤。此杂音在肺动脉区最清晰，并向左锁骨下窝、左胸外侧或左颈部传导。动脉导管分流量小者，心脏杂音可不典型，可在相应部位闻及收缩期杂音，部分患者甚至无杂音。合并肺动脉高压病例，因肺动脉高压程度不同，杂音程度也不尽相同：可以是收缩期为主、舒张期微弱的双期杂音，单纯收缩期杂音或几乎无杂音。有些病例还可闻及继发于二尖瓣血流增加导致的心尖部舒张中期柔和杂音。
>
> ■ 动脉导管未闭患者血压可正常，但分流量大者，收缩压往往升高，而舒张压下降，同时出现周围血管征，随肺动脉压力上升体征减轻或消失。
>
> ■ 大龄儿童及成人动脉导管未闭患者心电图可显示左心室肥大。随病情进展，心电图逐渐由单纯左心室向心性肥大发展至左、右心室肥大，直至右心室肥大，同时电轴右偏；分流量小的动脉导管未闭患者心电图可正常。
>
> ■ 中量以上左向右分流者胸部X线平片上主动脉结常增大，这与其他左向右分流的畸形不同。降主动脉形成漏斗征为特征性改变（阳性率约50%）。X线平片上还表现有心脏增大及肺血增多的特征，且与分流量相关。
>
> ■ 超声心动图是确诊动脉导管未闭的检查手段，对未闭导管的长度及粗细均可进行测量。由于受多种因素影响，在测量导管直径方面，超声不如造影准确。

（三）选择治疗方案的依据

根据《临床技术操作规范·心血管外科学分册》（中华医学会编著，人民军医出版社）。

动脉导管介入封堵术（ICD-9-CM-3：39.7901）。

> **释义**
>
> ■ 动脉导管未闭的治疗方法随着医疗技术的进步和医用材料的完善而不断发展变化。各单位应根据自身条件，依据患者病变的病理类型和病情特点，合理选择介入封堵、常温结扎/切断、体外循环辅助下直视闭合等各种方式，开展安全、有效的治疗。

（四）标准住院日

2~5 天。

释义

■ 动脉导管未闭患者为接受介入封堵治疗入院后，术前准备 1 天，在第 2~3 天实施手术，术后恢复 1~2 天出院。总住院时间不超过 5 天均符合路径要求。

（五）进入路径标准

1. 第一诊断必须符合 ICD-10：Q25.0 动脉导管未闭疾病编码。

2. 有适应证，无禁忌证。

3. 年龄>3 岁或体重>15kg；未合并重度肺动脉高压；未闭动脉导管呈管型且直径<1cm 的患者进入该路径。

4. 当患者同时具有其他疾病诊断，但在住院期间不需要特殊处理也不影响第一诊断的临床路径流程实施时，可以进入路径。

释义

■ 动脉导管未闭患者，若诊断明确，辅助检查提示左心容量负荷增加、肺血量增多，即有手术治疗指征。1 岁以内患者若出现充血性心力衰竭应积极手术治疗。成人患者只要肺血管继发性病理改变尚处于可逆阶段，血流动力学仍以左向右分流为主，应予以手术。对于感冒发热，肺部啰音的患者应该择期手术，待控制感冒症状后，再行封堵治疗。合并感染性心内膜炎者，一般需先经抗菌药物治疗，待感染控制 4~6 周后再行手术治疗。对少数药物治疗不能控制者，特别有赘生物脱落或存在脱落风险、发生动脉栓塞或假性动脉瘤形成时，应及时行外科手术治疗，不宜介入治疗。

■ 按目前介入治疗技术的发展水平，动脉导管未闭介入封堵术已可以在体重>4kg 的患者中施行，但由于低龄、低体重患儿的介入封堵术要考虑血管径路、动脉导管直径及病理类型等诸多特殊影响因素，故目前按特殊情况处理而不入选本临床路径。本路径将年龄>3 岁或体重>15kg 作为进入路径的入选标准。

■ 虽然介入治疗技术也能完成管径>1cm 的动脉导管未闭的治疗，但这类患者多病情较重且多合并重度肺动脉高压，治疗有其特殊性。因此考虑到封堵器的尺寸及形态特点，只选择导管直径<1cm 的漏斗型、管型动脉导管未闭患者进入本路径。

■ 因动脉导管未闭而导致重度继发性肺动脉高压的患者，其肺血管的病理改变均较为严重。对此类患者，术前需对肺动脉高压进行严格评估及药物治疗，这些特殊检查和处理会导致在治疗时间及治疗费用上出现较大的变异。为便于进行统一的医疗质量管理，本路径目前将合并重度肺动脉高压患者排除在入选标准以外。

■ 经入院常规检查发现以往所没有发现的疾病，而该疾病可能对患者健康影响更为严重，或者该疾病可能影响介入治疗实施、提高介入治疗和麻醉风险、影响预后，则应优先考虑治疗该种疾病，暂不宜进入路径。如未经治疗控制的冠心病、高血压、糖尿病、心功能不全、甲状腺功能亢进、肝肾功能不全、凝血功能障碍等。

■ 若既往患有上述疾病，经合理治疗后达到稳定，或目前尚需持续用药，经评估无手术及麻醉禁忌，则可进入路径。但可能会增加医疗费用，延长住院时间。

（六）术前准备（术前评估）

1天。

1. 必须的检查项目：

（1）实验室检查：血常规+血型，尿常规，肝肾功能，血电解质，凝血功能，感染性疾病筛查（乙型肝炎、丙型肝炎、梅毒、艾滋病等）。

（2）胸部X线片、心电图、超声心动图。

2. 根据患者具体情况可选择的检查项目：如心肌酶、肺功能检查等。

> **释义**
>
> ■ 必查项目是确保手术治疗安全、有效开展的基础，在术前必须完成。相关人员应认真分析检查结果，以便及时发现异常情况并采取对应处置。
>
> ■ 患者近期有过感冒、发热，可检查心肌酶，若异常增高则不宜进入本路径治疗。
>
> ■ 既往有呼吸疾病史或胸廓明显畸形患者，应行呼吸功能检查。
>
> ■ 介入治疗中要使用含碘的对比剂，故对有相应症状或危险因素的患者应评估甲状腺功能。
>
> ■ 为缩短患者术前等待时间，检查项目可以在患者入院前于门诊完成。

（七）预防性抗菌药物选择与使用时机

抗菌药物使用：按照《抗菌药物临床应用指导原则》（卫医发〔2004〕285号）执行，并根据患者的病情决定抗菌药物的选择与使用时间。

> **释义**
>
> ■ 由于存在血管内植入异物等易感因素，且一旦感染可导致严重后果。因此可按规定适当预防性应用抗菌药物，通常选用第二代头孢菌素。

（八）手术日

入院第1~2天。

1. 麻醉方式：局部麻醉（成人和大龄儿童）或全身麻醉（儿童患者）。

2. 手术植入物：动脉导管封堵器。

3. 术中用药：麻醉常规用药。

4. 输血及血液制品：视术中情况而定。

> **释义**
>
> ■ 本路径规定的动脉导管未闭介入封堵术可在局部麻醉下实施，不能配合的患者（绝大多数为学龄前儿童）在全身麻醉（绝大多数采用基础麻醉）下实施，是一种微创治疗技术。传统的未闭动脉导管直视手术治疗技术不包含在本路径中。患者术后应以弹力绷带加压包扎穿刺点，并于术后12小时后撤除。

（九）术后住院恢复

1~3 天。

1. 术后回病房。
2. 观察生命体征。
3. 必须复查的项目：胸部 X 线片、心电图、超声心动图。

> **释义**
>
> ■ 术后早期应注意观察患者的生命体征，主要包括心率、心律、血压等，以便及时掌握病情变化。并注意观察穿刺部位是否有血肿及足背动脉搏动情况，防止压迫穿刺点造成下肢缺血。
>
> ■ 根据患者病情需要，开展相应的检查及治疗。检查内容不只限于路径中规定的必须复查项目，可根据需要增加血常规、尿常规、肾功能、电解质、血气分析、凝血功能等检查。必要时可增加同一项目的检查频次。如有残余分流的患者应该严格检测血常规、游离血红蛋白及尿常规，及时发现机械性溶血。

（十）出院标准

1. 患者一般情况良好，完成复查项目。
2. 穿刺部位无出血、感染。
3. 没有需要住院处理的并发症。

> **释义**
>
> ■ 患者出院前不仅应完成必须复查项目，且复查项目应无明显异常。若检查结果明显异常，主管医师应进行仔细分析并作出对应处置。对穿刺部位有血管并发症的患者，经主管医师评价后如该并发症无需立即处理，可出院后随诊观察。

（十一）变异及原因分析

1. 围术期并发症等造成住院日延长和费用增加。
2. 手术耗材的选择：由于病情不同，使用不同的内植物和耗材，导致住院费用存在差异。
3. 医师认可的变异原因分析。
4. 其他患者方面的原因等。

> **释义**
>
> ■ 变异是指入选临床路径的患者未能按路径流程完成医疗行为或未达到预期的医疗质量控制目标。这包含三方面情况：①按路径流程完成治疗，但出现非预期结果，可能需要后续进一步处理，如封堵器有移位或脱落、存在残余分流导致机械性溶血等；②按路径流程完成治疗，但超出了路径规定的时限或限定的费用，如实际住院日超出标准住院日要求，或未能在规定的手术日时间限定内实施手术等；③术中诊断和术前诊断不符或不能按路径流程完成治疗，患者需要中途退出路径，如术中行心导管检查发现可能影响预后的重度肺动脉高压，或治疗过程中出现严重并发症，

导致必须终止路径或需要转入其他路径进行治疗等。对这些患者，主管医师均应进行变异原因的分析，并在临床路径的表单中予以说明。

■ 动脉导管未闭介入封堵术可能出现的并发症有：残余分流、封堵器脱落/移位、降主动脉狭窄、机械性溶血、各种心导管操作并发症以及感染等。

■ 医师认可的变异原因主要指患者入选路径后，医师在检查及治疗过程中发现患者合并存在一些事前未预知的对本路径治疗可能产生影响的情况，需要终止执行路径或者是延长治疗时间、增加治疗费用，医师需在表单中明确说明。

■ 因患者方面的主观原因导致执行路径出现变异，也需要医师在表单中予以说明。

四、动脉导管未闭临床路径给药方案

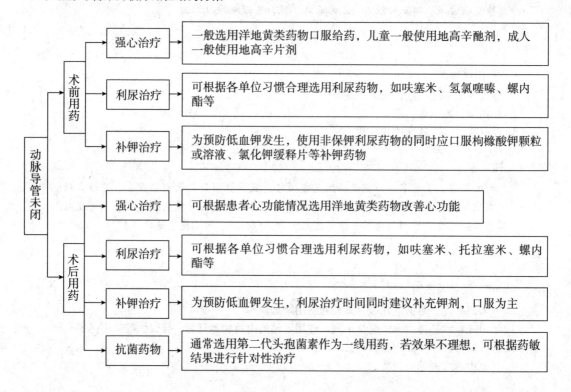

【用药选择】

1. 对于直径>5mm 的动脉导管，术前即可开始给予强心、利尿和补钾药物治疗，合并肺动脉高压者，可间断氧疗，降肺动脉压力的药物可选择波生坦、西地那非或者两药联合应用。

2. 术后常规服用 1 个月强心、利尿及补钾药物。合并肺动脉高压者，继续服用波生坦或西地那非，并根据超声或心导管评估的肺动脉压力情况，决定服用期限。

3. 术中预防性应用抗菌药物，在术前 0.5 小时输注，一般常规使用第二代头孢菌素，对于青霉素或头孢类过敏者，可选用大环内酯类或克林霉素等。术后 48 小时后，若无特殊可停用抗菌药物，若患者血象较高，体温在 38.5℃ 以上，可继续应用抗菌药物，并设法行细菌培养，根据痰培养、血培养结果选择敏感抗菌药物。

【药学提示】

1. 大环内酯类静脉给药可引起血栓性静脉炎，故应用阿奇霉素静脉滴注时要注意监测；此类药物与甲泼尼龙、茶碱、卡马西平、华法林等药物有相互作用。

2. 患者系统收缩压<85mmHg，需慎用波生坦，同时监测肝功能。

【注意事项】

1. 抗菌药物的滥用导致耐药株不断出现，且二重感染机会增加，故在术后48小时后若无明显感染证据，应停用抗菌药物。有必要继续应用抗菌药物的，应根据药敏结果合理选择。

2. 在术后48小时内，注意保证出量占入量的一半，必要时可适当应用静脉利尿药物，减轻心脏负担，48小时后可适当放宽患者出入量情况。

3. 若患者合并传导阻滞等心律失常情况，建议减少或停用地高辛类药物。

五、推荐表单

（一）医师表单

动脉导管未闭临床路径医师表单

适用对象：第一诊断为动脉导管未闭（ICD-10：Q25.0）

行动脉导管未闭介入封堵术（ICD-9-CM-3：39.7901）

患者姓名：	性别： 年龄： 门诊号：	住院号：
住院日期： 年 月 日	出院日期： 年 月 日	标准住院日：2~5 天

时间	住院第 1 天	住院第 2~3 天 （手术日）	住院第 3~5 天 （出院日）
主要诊疗工作	□ 询问病史，体格检查 □ 完成入院病历 □ 完善相关检查 □ 上级医师查房 □ 术前讨论，确定治疗方案 □ 向患者及家属交代病情及围术期注意事项 □ 签署手术知情同意书、自费用品协议书等	□ 局部麻醉或全身麻醉下穿刺右股动、静脉 □ 行左、右心导管检查 □ 降主动脉造影 □ 动脉导管封堵 □ 测压评估封堵器是否造成降主动脉狭窄 □ 评估包扎后足背动脉搏动情况 □ 术者完成手术记录 □ 完成病程记录 □ 向患者及家属交代病情及术中基本情况	□ 医师查房 □ 拆除穿刺点弹力绷带，检查穿刺伤口 □ 复查心电图、超声心动图及胸部 X 线片 □ 安排出院
重点医嘱	**长期医嘱** □ 二级护理 □ 饮食 □ 患者既往基础用药 **临时医嘱** □ 血、尿常规，血型，凝血功能，电解质+肝肾功能，感染性疾病筛查 □ 胸部 X 线片、心电图、超声心动图 □ 留置针穿刺，建立静脉通路 □ 拟于明日行动脉导管介入封堵术 □ 备皮 □ 预防用抗菌药物	**长期医嘱** □ 二级护理 □ 饮食 □ 心电监测 □ 平卧 12~24 小时 **临时医嘱** □ 预防用抗菌药物 □ 穿刺点弹力绷带包扎 □ 其他特殊医嘱	**临时医嘱** □ 穿刺部位换药 □ 通知出院
病情变异记录	□ 无 □ 有，原因： 1. 2.	□ 无 □ 有，原因： 1. 2.	□ 无 □ 有，原因： 1. 2.
医师签名			

（二）护士表单

动脉导管未闭临床路径护士表单

适用对象：第一诊断为动脉导管未闭（ICD-10：Q25.0）

行动脉导管未闭介入封堵术（ICD-9-CM-3：39.7901）

患者姓名：	性别： 年龄： 门诊号：	住院号：
住院日期： 年 月 日	出院日期： 年 月 日	标准住院日：2~5 天

时间	住院第 1 天	住院第 2~3 天 （手术日）	住院第 3~5 天 （术后第 1~2 日，出院日）
主要护理工作	□ 入院宣教 　介绍主管医师、护士 　介绍医院内相关制度 　介绍环境、设施 　介绍住院注意事项 　介绍疾病相关知识 　介绍各项安全事项 □ 核对患者姓名，佩戴腕带 □ 护理评估（营养状况、性格变化等） □ 病史询问，相应查体 □ 联系相关检查 □ 汇总检查结果 □ 完成术前准备 □ 留置套管针、备皮	□ 术前宣教 　介绍术前饮食注意事项，全身麻醉患儿禁食、禁水 　触摸双侧足背动脉搏动情况，并作标记 　再次核对检查结果及各项签字单 □ 术后宣教 　告知体位要求（患侧肢体制动，卧床 16~24 小时） 　全身麻醉患儿完全清醒后方可进食、进水 　不适及时通知医师 □ 观察患者病情变化，倾听患者主诉 □ 观察穿刺点及下肢血运情况 □ 心理护理 □ 观察心律变化	□ 协助患者做检查 □ 出院宣教 　介绍出院注意事项 　饮食指导 □ 协助办理出院手续
重点医嘱	**长期医嘱** □ 二级护理 □ 饮食 □ 患者基础用药 □ 遥控心电监测 **临时医嘱** □ 血、尿常规，血型，凝血功能，血生化，感染性疾病筛查（乙型肝炎、丙型肝炎、艾滋病、梅毒），甲状腺功能（T_3、T_4） □ 胸部 X 线片、心电图、超声心动图 □ 留置套管针 □ 拟于明日在局部麻醉/全身麻醉下行动脉导管未闭封堵术 □ 备皮 □ 预防用抗菌药物	**长期医嘱** □ 二级护理 □ 饮食 □ 患者基础用药 □ 遥控心电监测 **临时医嘱** □ 预防用抗菌药物 □ 术中换药 □ 复查胸部 X 线片、心电图、超声心动图 □ 复查血、尿常规，电解质+肝肾功能，凝血功能 □ 其他特殊医嘱	**重点诊疗** □ 今日出院
病情变异记录	□ 无 □ 有，原因： 1. 2.	□ 无 □ 有，原因： 1. 2.	□ 无 □ 有，原因： 1. 2.
护士签名			

（三）患者表单

动脉导管未闭临床路径患者表单

适用对象：第一诊断为动脉导管未闭（ICD-10：Q25.0）

行动脉导管未闭介入封堵术（ICD-9-CM-3：39.7901）

患者姓名：	性别： 年龄： 门诊号：	住院号：
住院日期： 年 月 日	出院日期： 年 月 日	标准住院日：2~5 天

时间	住院第 1 天 （术前第 1 日）	住院第 2~3 天 （手术日）	住院第 3~5 天 （术后第 1~2 日，出院日）
医患配合	□ 接受入院宣教 □ 接受入院护理评估 □ 接受病史询问 □ 进行体格检查 □ 交代既往用药情况 □ 进行相关检查 □ 接受术前宣教 □ 患者和家属与医师交流了解病情 □ 了解手术方案及围术期注意事项 □ 签署手术知情同意书、自费用品协议书等	□ 接受手术治疗 □ 患者和家属与医师交流，了解手术情况及术后注意事项 □ 接受术后治疗 □ 接受术后宣教	□ 接受出院前康复宣教 □ 学习出院注意事项 □ 了解复查程序 □ 接受相关复查：胸部 X 线片、心电图和超声心动图 □ 配合医师进行伤口换药 □ 获取出院诊断证明书 □ 办理出院手续
重点诊疗及检查	**重点诊疗** □ 分级护理 □ 饮食安排 □ 既往基础用药 □ 遥控心电监测 □ 备皮 □ 留置针穿刺，建立静脉通路 □ 预防应用抗菌药物 **重要检查** □ 血、尿常规，血型，凝血功能，血生化，感染性疾病筛查，甲状腺功能（T_3、T_4） □ 胸部 X 线片、心电图、超声心动图 □ 根据病情补充安排其他检查	**重点诊疗** □ 分级护理 □ 饮食安排 □ 心电监测 □ 平卧 12~24 小时 □ 预防应用抗菌药物 □ 穿刺点弹力绷带包扎，沙袋压迫 **重要检查** □ 按医师要求进行相关检查	**重点诊疗** □ 拆除穿刺点弹力绷带，检查穿刺伤口愈合情况 □ 出院

附：原表单（2009 年版）

动脉导管未闭临床路径表单

适用对象：第一诊断为动脉导管未闭（ICD-10：Q25.0）

行动脉导管未闭介入封堵术（ICD-9-CM-3：39.7901）

患者姓名：	性别：　　年龄：　　门诊号：	住院号：
住院日期：　　年　月　日	出院日期：　　年　月　日	标准住院日：2~5 天

时间	住院第 1 天	住院第 2~3 天 （手术日）	住院第 3~5 天 （出院日）
主要诊疗工作	□ 询问病史，体格检查 □ 完成入院病历 □ 完善相关检查 □ 上级医师查房 □ 术前讨论，确定治疗方案 □ 向患者及家属交代病情及围术期注意事项 □ 签署手术知情同意书、自费用品协议书、输血同意书	□ 局部麻醉或全身麻醉下穿刺右股动、静脉 □ 行左、右心导管检查 □ 降主动脉造影 □ 动脉导管封堵 □ 术者完成手术记录 □ 完成病程记录 □ 向患者及家属交代病情及术中基本情况	□ 医师查房 □ 拆除穿刺点弹力绷带，检查穿刺伤口 □ 复查心电图、超声心动图及胸部 X 线片 □ 安排出院
重点医嘱	**长期医嘱** □ 二级护理 □ 饮食 □ 患者既往基础用药 **临时医嘱** □ 血、尿常规，血型，凝血功能，电解质+肝肾功能，感染性疾病筛查 □ 胸部 X 线片、心电图、超声心动图 □ 留置针穿刺，建立静脉通路 □ 拟于明日行动脉导管介入封堵术备皮 □ 预防用抗菌药物	**长期医嘱** □ 二级护理 □ 饮食 □ 心电监测 □ 平卧 24 小时 **临时医嘱** □ 预防用抗菌药物 □ 穿刺点弹力绷带包扎 □ 其他特殊医嘱	**临时医嘱** □ 穿刺部位换药 □ 通知出院
主要护理工作	□ 入院宣教 □ 术前准备（备皮等）	□ 观察患者病情变化 □ 观察穿刺点及下肢血运情况 □ 术后康复指导	□ 帮助患者办理出院手续 □ 康复宣教
病情变异记录	□ 无　□ 有，原因： 1. 2.	□ 无　□ 有，原因： 1. 2.	□ 无　□ 有，原因： 1. 2.
护士签名			
医师签名			

第二章

动脉导管未闭（体外循环直视缝闭术）临床路径释义

一、动脉导管未闭编码

疾病名称及编码：动脉导管未闭（ICD-10：Q25.000）

手术操作名称及编码：体外循环下动脉导管直视缝闭术（ICD-9-CM-3：38.85+39.61）

二、临床路径检索方法

Q25.000 伴（38.85+39.61）

三、动脉导管未闭临床路径标准住院流程

（一）适用对象

第一诊断为动脉导管未闭（ICD-10：Q25.001），行体外循环下动脉导管直视闭合术（ICD-9-CM-3：38.85 伴 39.61）。

> **释义**
>
> ■ 动脉导管未闭是指在主动脉降部与肺动脉之间相连的管道，在胎儿期，动脉导管未闭是胎儿循环系统正常生理存在，在出生后（一般2~3周）应自然闭合，如未能闭合，就会产生左向右分流，导致一系列病理、生理变化。
>
> ■ 动脉导管未闭体外循环直视缝闭术是指在体外循环下进行动脉导管的直视缝合手术。其他治疗方式包括介入封堵手术，常温下结扎、缝扎或断缝合手术，见另外的临床路径指南。

（二）诊断依据

根据《临床诊疗指南·心血管外科学分册》（中华医学会编著，人民卫生出版社，2009）。

1. 病史：可有反复呼吸道感染、乏力、发育迟缓、发现心脏杂音等，轻者可无症状。病程早期常有上呼吸道感染病史，中期可有心悸、气短，晚期可有发绀、杵状指（趾）等表现。

2. 体征：听诊可有胸骨左缘第1、2肋间连续性机械性杂音，粗糙、传导广、伴震颤，婴幼儿期或晚期病例常仅有收缩期杂音。可伴有周围血管征。

3. 辅助检查：心电图、胸部X线平片、超声心动图等。

（1）心电图：正常或左心室肥厚表现，大分流量时双心室肥厚表现，晚期右心室肥厚心电图表现。

（2）胸部X线平片：肺血量增多，左心室或左、右心室增大，肺动脉段突出，主动脉结增宽。

（3）超声心动图：主肺动脉分叉与降主动脉之间异常通道分流即可确诊。

4. 鉴别诊断：注意与主-肺动脉间隔缺损、冠状动静脉瘘、主动脉窦瘤破裂进行鉴别。

> **释义**
>
> ■ 动脉导管未闭产生的动脉水平左向右分流，使肺循环血量增加，左心负荷加重，患者常有呼吸道感染、乏力、生长迟缓等表现，而且在胸骨左缘第 2 肋间可闻及连续性机械性杂音。随着肺动脉压力的逐步升高，产生动脉水平右向左分流，患者可有发绀、杵状指等表现。
>
> ■ 动脉水平左向右分流，使肺循环血量增加，左心负荷加重，心电图可表现为左心室增大，胸部 X 线检查提示肺血增多，左心室增大，肺动脉段突出。随着肺动脉压力的逐步升高，心电图可表现为右心室肥厚，胸部 X 线检查可有右心室增大表现。经心脏超声检查可发现未闭的动脉导管而明确诊断。
>
> ■ 主-肺动脉间隔缺损、冠状动静脉瘘、主动脉窦瘤破裂的患者由于都可闻及连续性的杂音，而需与动脉导管未闭相鉴别，经心脏超声检查多可明确诊断。

（三）治疗方案的选择

根据《临床技术操作规范·心血管外科学分册》（中华医学会编著，人民军医出版社，2009）。

行体外循环下动脉导管直视闭合术。

（1）合并重度肺动脉高压，或合并感染性心内膜炎。

（2）预计在非体外循环下的手术中可能发生意外大出血，或急性心力衰竭。

（3）同时合并其他心内畸形拟在一次心脏手术中同时处理的动脉导管未闭。

> **释义**
>
> ■ 动脉导管未闭合并重度肺动脉高压、合并感染性心内膜炎、预计在非体外循环下手术中可能发生意外大出血的患者可在体外循环下行动脉导管直视缝合术。手术可在心脏停跳或在并行循环下，开肺动脉直接缝合或补片修补未闭的动脉导管。
>
> ■ 并发细菌性心内膜炎者，最好在抗菌药物控制感染 2 个月后施行动脉导管未闭手术。
>
> ■ 动脉导管未闭合并重度肺动脉高压的患者、肺动脉壁通常较薄弱，且承受较大压力，结扎或缝扎动脉导管有出血风险；合并感染性心内膜炎的患者，动脉壁可能受炎症累及而变得脆弱，结扎或缝扎动脉导管有意外出血的风险，因此选择体外循环下动脉导管直视缝合术。

（四）标准住院日

通常≤18 天。

> **释义**
>
> ■ 是指患者从入院到出院的时间不超过 18 天，包括术前准备、外科手术和术后恢复的时间。

（五）进入路径标准

1. 第一诊断必须符合 ICD-10：Q25.001 动脉导管未闭疾病编码。

2. 年龄>3 岁或体重>15kg。

3. 有适应证，无禁忌证。

4. 当患儿同时具有其他疾病诊断，只要住院期间不需要特殊处理也不影响第一诊断的临床路径流程实施时，可以进入路径。

> **释义**
>
> ■ 动脉导管未闭的患者行体外循环直视缝合手术，进入临床路径的条件包括：①诊断明确；②不适合介入封堵手术；③不适合常温下导管结扎、缝扎或断缝合；④合并重度肺动脉高压、合并感染性心内膜炎、预计在非体外循环下手术可能发生意外大出血。本路径将年龄>3岁或体重>15kg作为进入路径的入选标准。
>
> ■ 只要是采用体外循环直视修补，无论是直接缝闭还是补片修补，均适用本路径。
>
> ■ 经检查发现以往所没有发现的疾病，而该病可能对患者健康影响更为严重，或者该疾病可能影响手术实施、提高手术和麻醉风险、影响预后，则应优先考虑治疗该种疾病，暂不宜进入路径。如高血压、糖尿病、心功能不全、肝肾功能不全、凝血功能障碍等。
>
> ■ 若患儿同时具有其他疾病诊断，只要住院期间不需要特殊处理，也不影响第一诊断的临床路径流程实施，不增加手术和麻醉风险、不影响预后的，可以进入本路径。

（六）术前准备（术前评估）

≤6 天。

1. 必须的检查项目：

（1）血常规、尿常规。

（2）肝肾功能、血型、凝血功能、感染性疾病筛查（乙型肝炎、丙型肝炎、梅毒、艾滋病等）。

（3）心电图、胸部 X 线平片、超声心电图。

（4）血压、经皮氧饱和度。

2. 根据情况可选择的检查项目：如大便常规、心肌酶、24 小时动态心电图、肺功能检查、血气分析、心脏增强 CT 等。

> **释义**
>
> ■ 必查项目是确保手术安全的基础，术前必须完成。相关人员应认真分析检查结果，发现异常要积极处理。
>
> ■ 近期患者有感冒、发热、咳嗽、咳痰等症状，需除外呼吸道感染，若有呼吸道感染暂不宜进入路径治疗。
>
> ■ 患者年龄>50岁，或有明确心绞痛症状、心电图提示有心肌缺血表现，应行冠状动脉造影检查。

■ 既往有呼吸系统病史、长期吸烟史或胸廓明显畸形患者，应行肺功能检查。
■ 为缩短术前等待时间，一些检查项目可在入院前于门诊完成。

（七）预防性抗菌药物选择与使用时机

1. 抗菌药物：按照《抗菌药物临床应用指导原则》（卫医发〔2004〕285 号）选择用药。可以考虑使用第一、第二代头孢菌素。
2. 预防性用抗菌药物，时间为术前 0.5 小时，手术超过 3 小时加用 1 次抗菌药物；总预防性用药时间一般不超过 24 小时，个别情况可延长至 48 小时。

> 释义
>
> ■ 动脉导管未闭修补手术属于Ⅰ类切口手术，由于有心内手术操作、异物植入等易感因素存在，而且一旦发生感染可导致严重后果。因此按规定选择预防性应用抗菌药物，通常选用第二代头孢菌素。

（八）手术日

一般在入院 7 天内。
1. 麻醉方式：全身麻醉。
2. 体外循环辅助。
3. 手术植入物：缺损补片材料、胸骨固定钢丝等。
4. 术中用药：麻醉和体外循环常规用药。
5. 输血及血液制品：视术中情况而定。

> 释义
>
> ■ 本路径规定的动脉导管修补手术均是在全身麻醉、体外循环下进行。其他一些非体外循环下动脉导管封堵手术、动脉导管结扎、缝扎或断缝合手术不包含在路径中。
>
> ■ 并发症及防治：
>
> 1. 术中大出血：这是最严重且常导致死亡的意外事故。发生大出血的破口较隐蔽，通常在导管后壁或上角。出现大出血，手术医师应保持镇静，迅速用手指按压出血部位。暂时止血后，吸净手术野血液，若降主动脉已先游离（忌乱下钳夹），可牵起条带，用两把动脉钳阻断主动脉上下血流，同时钳夹导管，然后切断导管，寻找出血破口，再连同切端一并用 3-0 或 4-0 无创伤聚丙烯缝线做连续或 "8" 字形间断缝合。
>
> 2. 喉返神经损伤：损伤原因：①分离纵隔胸膜过程中伤及迷走神经；②分离动脉导管时直接伤及喉返神经；③结扎动脉导管时，特别在婴儿，不慎将喉返神经一并扎入；④切断缝合动脉导管时，钳夹或缝及喉返神经。熟悉局部解剖关系，操作中注意保护，少做不必要的分离，并于喉返神经表面留一层纤维结缔组织，可明显减少损伤机会。

　　3. 急性左心衰竭：常发生于阻断导管后，患者心率增快，吸出泡沫痰或血性分泌物，听诊闻及肺部啰音，及时给予对症治疗。

　　4. 假性动脉瘤：极严重的并发症，由局部感染或手术损伤造成，常于术后 2 周发热，声音嘶哑或咯血，左前胸听诊有杂音，造影可确诊，及时体外循环下修补。

（九）术后住院恢复

≤11 天。

1. 术后早期持续监测治疗，观察生命体征。

2. 必须复查的项目：血常规、血电解质、心电图、胸部 X 线平片、超声心动图。

3. 抗菌药物使用：按照《抗菌药物临床应用指导原则》（卫医发〔2004〕285 号）执行，并根据患者的病情决定抗菌药物的选择与使用时间。

4. 根据病情需要进行强心、利尿、扩血管等治疗。

> **释义**
>
> 　　■ 术后早期应对患者进行持续的监测治疗，以便及时掌握病情变化。主管医师评估患者病情，平稳后方可终止持续监测。
>
> 　　■ 根据患者病情需要，开展相应的检查及治疗。检查内容不只限于路径中规定的必须复查项目，可根据需要增加，如血气分析、凝血功能分析等。必要时可增加同一项目的检查频次。
>
> 　　■ 根据患者的体温、血象及是否合并感染等情况，调整抗菌药物使用种类及时间。
>
> 　　■ 术后通常使用强心、利尿、扩血管等药物，根据患者的具体情况由主管医师调整。

（十）出院标准

1. 患者一般情况良好，完成复查项目。

2. 引流管拔除，切口愈合无感染。

3. 没有需要住院处理的并发症。

> **释义**
>
> 　　■ 患者出院前不仅应完成必须复查项目，且复查项目应无明显异常。若检查结果明显异常，主管医师应进行仔细分析并作出对应处置。

（十一）变异及原因分析

1. 围术期并发症等造成住院日延长或费用超出最高限价。

2. 手术耗材的选择：由于病情不同，使用不同的内植物和耗材，导致住院费用存在差异。

3. 患儿入院时已发生严重的肺部感染、心功能不良，需进行积极对症治疗和检查，导致住院时间延长，增加住院费用等。

4. 其他患者方面的原因等。

释义

■ 变异是指入选临床路径的患者未能按路径流程完成医疗行为或未达到预期的医疗质量控制目标。这包含三方面情况：①按路径流程完成治疗，但出现非预期结果，可能需要后续进一步处理，如本路径治疗后动脉导管再通、存在残余分流等；②按路径流程完成治疗，但超出了路径规定的时限或限定的费用，如实际住院日超出标准住院日要求，或未能在规定的手术期限内实施手术等；③不能按路径流程完成治疗，患者需要中途退出路径，如治疗过程中出现严重并发症，导致必须终止路径或需要转入其他路径进行治疗等。对这些患者，主管医师均应进行变异原因的分析，并在临床路径的表单中予以说明。

■ 医师认可的变异原因主要指患者入选路径后，医师在检查及治疗过程中发现患者合并存在一些事前未预知的对本路径治疗可能产生影响的情况，需要终止执行路径或者是延长治疗时间、增加治疗费用，医师需在表单中明确说明。

■ 因患者方面的主观原因导致执行路径出现变异，也需要医师在表单中予以说明。

四、动脉导管未闭临床路径给药方案

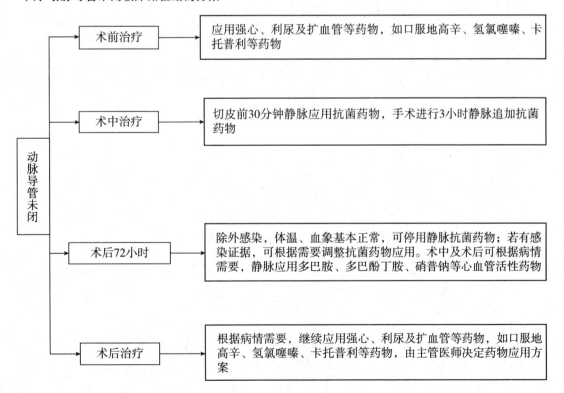

【用药选择】

1. 术前根据病情给予强心、利尿及扩血管药物。

2. 术中及术后预防性应用抗菌药物，根据病情应用心血管活性药物。

3. 术后根据病情继续应用强心、利尿及扩血管药物。

【药学提示】

1. 长期应用地高辛，应监测地高辛血药浓度，防止地高辛中毒；如果出现心率过慢，需停用地高辛。

2. 长期应用抗菌药物，出现腹泻症状，应警惕抗菌药物引起的菌群失调。

3. 应用扩血管药物卡托普利，出现干咳症状，应警惕由卡托普利引起的不良反应。

【注意事项】

1. 应用利尿和补钾药物，需监测血清钾浓度，调整药物剂量，避免高钾血症及低钾血症。

2. 利尿和补钾药物，根据病情需同时应用，或同时停用，注意避免电解质紊乱。

五、推荐表单

（一）医师表单

动脉导管未闭临床路径医师表单

适用对象：第一诊断为动脉导管未闭（ICD-10：Q25.001）

行体外循环下动脉导管直视闭合术（ICD-9-CM-3：38.85 伴 39.61）

患者姓名：	性别： 年龄： 门诊号：	住院号：
住院日期： 年 月 日	出院日期： 年 月 日	标准住院日：≤18 天

时间	住院第 1~2 天	住院第 1~6 天	住院第 2~7 天（手术日）
主要诊疗工作	□ 病史询问，体格检查 □ 完成入院病历书写 □ 安排相关检查 □ 上级医师查房	□ 汇总检查结果 □ 完成术前准备与术前评估 □ 术前讨论，确定手术方案 □ 完成术前小结、上级医师查房记录等病历书写 □ 向患者及家属交代病情及围术期注意事项 □ 签署手术知情同意书、自费用品协议书、输血同意书	□ 气管插管，建立深静脉通路 □ 手术 □ 术后转入监护病房 □ 术者完成手术记录 □ 完成术后病程记录 □ 向患者家属交代手术情况及术后注意事项
重点医嘱	**长期医嘱** □ 按先天性心脏病护理常规 □ 二级护理 □ 饮食 □ 患者既往基础用药 **临时医嘱** □ 血尿便常规，血型，凝血功能，电解质，肝肾功能，感染性疾病筛查 □ 胸部 X 线片、心电图、超声心动图	**长期医嘱** □ 强心、利尿、补钾治疗 **临时医嘱** □ 拟于明日在全身麻醉、体外循环下行动脉导管直视缝闭手术 □ 备皮 □ 备血 □ 血型 □ 术前晚灌肠 □ 术前禁食、禁水 □ 术前镇静药（酌情） □ 其他特殊医嘱	**长期医嘱** □ 按心脏体外循环直视术后护理 □ 禁食 □ 持续血压、心电及经皮血氧饱和度监测 □ 呼吸机辅助呼吸 □ 预防用抗菌药物 **临时医嘱** □ 床旁胸部 X 线片 □ 其他特殊医嘱
病情变异记录	□ 无 □ 有，原因： 1. 2.	□ 无 □ 有，原因： 1. 2.	□ 无 □ 有，原因： 1. 2.
医师签名			

时间	住院第 3~8 天（术后第 1 日）	住院第 4~17 天（术后第 2 日至出院前）	住院第 6~18 天（术后第 5~11 日）
主要诊疗工作	□ 医师查房 □ 观察有无血肿、渗血 □ 拔除胸管（根据引流量） □ 拔除尿管	□ 医师查房 □ 安排相关复查并分析检查结果 □ 观察伤口情况	□ 检查伤口愈合情况 □ 确定患者可以出院 □ 向患者交代出院注意事项复查日期 □ 通知出院处 □ 开出院诊断书 □ 完成出院记录
重点医嘱	**长期医嘱** □ 一级护理 □ 半流质饮食 □ 氧气吸入 □ 心电、无创血压及经皮血氧饱和度监测 □ 预防用抗菌药物 □ 强心、利尿、补钾治疗 **临时医嘱** □ 心电图 □ 大换药 □ 复查血常规及相关指标 □ 其他特殊医嘱	**长期医嘱** □ 饮食 □ 改二级护理（视病情恢复定） □ 停止监测（视病情恢复定） □ 停用抗菌药物（视病情恢复定） **临时医嘱** □ 拔除深静脉置管并行留置针穿刺（视病情恢复定） □ 复查胸部 X 线片、心电图、超声心动图以及血常规、血生化全套 □ 大换药	**临时医嘱** □ 通知出院 □ 出院带药 □ 伤口换药
病情变异记录	□ 无　□ 有，原因： 1. 2.	□ 无　□ 有，原因： 1. 2.	□ 无　□ 有，原因： 1. 2.
医师签名			

（二）护士表单

动脉导管未闭临床路径护士表单

适用对象：第一诊断为动脉导管未闭（ICD-10：Q25.001）

行体外循环下动脉导管直视闭合术（ICD-9-CM-3：38.85 伴 39.61）

患者姓名：	性别： 年龄： 门诊号：	住院号：
住院日期： 年 月 日	出院日期： 年 月 日	标准住院日：≤18 天

时间	住院第 1~2 天	住院第 1~6 天	住院第 2~7 天 （手术日）
主要护理工作	□ 入院宣教（环境、设施、人员等） □ 入院护理评估（营养状况、性格变化等） □ 病史询问，相应查体 □ 联系相关检查	□ 汇总检查结果 □ 完成术前评估 □ 术前宣教（提醒患者按时禁水等） □ 完成术前准备（备皮等）	□ 协助手术 □ 观察患者病情变化 □ 定期记录重要监测指标
重点医嘱	**长期医嘱** □ 按先天性心脏病护理常规 □ 二级护理 □ 饮食 □ 患者既往基础用药 **临时医嘱** □ 血尿便常规，血型，凝血功能，电解质，肝肾功能，感染性疾病筛查 □ 胸部 X 线片、心电图、超声心动图	**长期医嘱** □ 强心、利尿、补钾治疗 **临时医嘱** □ 拟于明日在全身麻醉、体外循环下行动脉导管直视缝闭手术 □ 备皮 □ 备血 □ 血型 □ 术前晚灌肠 □ 术前禁食、禁水 □ 术前镇静药（酌情） □ 其他特殊医嘱	**长期医嘱** □ 按心脏体外循环直视术后护理 □ 禁食 □ 持续血压、心电及经皮血氧饱和度监测 □ 呼吸机辅助呼吸 □ 预防用抗菌药物 **临时医嘱** □ 床旁胸部 X 线片 □ 其他特殊医嘱
病情变异记录	□ 无 □ 有，原因： 1. 2.	□ 无 □ 有，原因： 1. 2.	□ 无 □ 有，原因： 1. 2.
护士签名			

时间	住院第 3~8 天 （术后第 1 日）	住院第 4~17 天 （术后第 2 日至出院前）	住院第 6~18 天 （术后第 5~11 日）
主要 护理 工作	□ 观察患者情况 □ 记录生命体征 □ 记录 24 小时出入量 □ 术后康复指导	□ 患者一般状况及伤口情况 □ 联系相关复查 □ 鼓励患者下床活动，利于恢复 　观察情况 □ 术后康复指导	□ 向患者交代出院注意事 　项及复查日期 □ 帮助患者办理出院手续 □ 通知出院处 □ 康复宣教
重点医嘱	**长期医嘱** □ 一级护理 □ 半流质饮食 □ 氧气吸入 □ 心电、无创血压及经皮血氧 　饱和度监测 □ 预防用抗菌药物 □ 强心、利尿、补钾治疗 **临时医嘱** □ 心电图 □ 大换药 □ 复查血常规及相关指标 □ 其他特殊医嘱	**长期医嘱** □ 饮食 □ 改二级护理（视病情恢复定） □ 停止监测（视病情恢复定） □ 停用抗菌药物（视病情恢复 　定） **临时医嘱** □ 拔除深静脉置管并行留置针穿 　刺（视病情恢复定） □ 复查胸部 X 线片、心电图、超 　声心动图以及血常规，血生化 　全套 □ 大换药	**临时医嘱** □ 通知出院 □ 出院带药 □ 伤口换药
病情 变异 记录	□ 无　□ 有，原因： 1. 2.	□ 无　□ 有，原因： 1. 2.	□ 无　□ 有，原因： 1. 2.
护士 签名			

（三）患者表单

动脉导管未闭临床路径患者表单

适用对象：第一诊断为动脉导管未闭（ICD-10：Q25.001）

行体外循环下动脉导管直视闭合术（ICD-9-CM-3：38.85 伴 39.61）

患者姓名：		性别：　　年龄：　　门诊号：	住院号：
住院日期：　　年　月　日		出院日期：　　年　月　日	标准住院日：≤18 天

时间	住院第 1~2 天	住院第 1~6 天	住院第 2~7 天 （手术日）
医患配合	□ 接受入院宣教 □ 接受入院护理评估 □ 接受病史询问 □ 进行体格检查 □ 交代既往用药情况 □ 进行相关检查	□ 患者及家属与医师交流了解病情 □ 了解手术方案及围术期注意事项 □ 签署手术知情同意书、自费用品协议书、输血同意书 □ 接受术前宣教	□ 接受手术治疗 □ 患者家属与医师交流了解手术情况及术后注意事项 □ 接受术后监护治疗
重点诊疗及检查	**重点诊疗** □ 分级护理 □ 饮食安排 □ 既往基础用药 **重要检查** □ 血、尿常规，血型，凝血功能，电解质，肝肾功能，感染性疾病筛查 □ 胸部 X 线片、心电图、超声心动图 □ 根据病情补充安排其他检查	**重点诊疗** □ 接受医师安排的治疗 □ 备皮 □ 备血 □ 术前晚灌肠（按医护人员指导） □ 术前禁食、禁水（按医护人员指导） □ 术前镇静药（酌情）	**重点诊疗** □ 禁食 □ 持续血压、心电及经皮血氧饱和度监测 □ 呼吸机辅助呼吸 □ 预防用抗菌药物 **重要检查** □ 床旁胸部 X 线片 □ 其他必要检查
病情变异记录	□ 无　□ 有，原因： 1. 2.	□ 无　□ 有，原因： 1. 2.	□ 无　□ 有，原因： 1. 2.

时间	住院第 3~8 天 （术后第 1 日）	住院第 4~17 天 （术后第 2 日至出院前）	住院第 6~18 天 （术后第 5~11 日）
医患配合	□ 接受术后康复指导 □ 配合记录 24 小时出入量 □ 配合医师拔除胸管（根据引流量） □ 配合医师拔除尿管（根据病情）	□ 接受术后康复指导 □ 下床活动，促进恢复 □ 配合拔除深静脉置管并行留置针穿刺（视病情恢复定） □ 接受相关复查 □ 配合医师进行伤口换药	□ 接受出院前康复宣教 □ 学习出院注意事项 □ 了解复查程序 □ 办理出院手续 □ 获取出院诊断书 □ 获取出院带药
重点诊疗及检查	**重点诊疗** □ 一级护理 □ 半流质饮食 □ 氧气吸入 □ 生命指标监测 □ 预防用抗菌药物 □ 药物治疗 **重要检查** □ 心电图 □ 按医师要求进行相关检查	**重点诊疗** □ 饮食 □ 改二级护理（视病情恢复定） □ 停止监测（视病情恢复定） □ 停用抗菌药物（视病情恢复定） **重要检查** □ 复查胸部 X 线片、心电图、超声心动图 □ 血常规、血生化全套复查	**重点诊疗** □ 出院
病情变异记录	□ 无　□ 有，原因： 1. 2.	□ 无　□ 有，原因： 1. 2.	□ 无　□ 有，原因： 1. 2.

附：原表单（2011 年版）

动脉导管未闭临床路径表单

适用对象：第一诊断为动脉导管未闭（ICD-10：Q25.001）

行体外循环下动脉导管直视闭合术（ICD-9-CM-3：38.85 伴 39.61）

| 患者姓名： | 性别：　　年龄：　　门诊号： | 住院号： |
| 住院日期：　　年　月　日 | 出院日期：　　年　月　日 | 标准住院日：≤18 天 |

时间	住院第 1~2 天	住院第 1~6 天	住院第 2~7 天（手术日）
主要诊疗工作	□ 病史询问，体格检查 □ 完成入院病历书写 □ 安排相关检查 □ 上级医师查房	□ 汇总检查结果 □ 完成术前准备与术前评估 □ 术前讨论，确定手术方案 □ 完成术前小结、上级医师查房记录等病历书写 □ 向患者及家属交代病情及围术期注意事项 □ 签署手术知情同意书、自费用品协议书、输血同意书	□ 气管插管，建立深静脉通路 □ 手术 □ 术后转入监护病房 □ 术者完成手术记录 □ 完成术后病程记录 □ 向患者家属交代手术情况及术后注意事项
重点医嘱	**长期医嘱** □ 先天性心脏病护理常规 □ 二级护理 □ 饮食 □ 患者既往基础用药 **临时医嘱** □ 血、尿常规，血型，凝血功能，电解质，肝肾功能，感染性疾病筛查 □ 心电图、胸部 X 线平片、超声心动图 □ 经皮血氧饱和度检测 □ 测四肢血压	**长期医嘱** □ 强心、利尿、补钾治疗 **临时医嘱** □ 拟于明日在全身麻醉体外循环下行动脉导管直视闭合术 □ 备皮 □ 备血 □ 血型 □ 术前晚灌肠 □ 术前禁食、禁水 □ 术前镇静药（酌情） □ 其他特殊医嘱	**长期医嘱** □ 按心脏体外循环直视术后护理 □ 禁食 □ 持续血压、心电及血氧饱和度监测 □ 呼吸机辅助呼吸 □ 预防用抗菌药物 **临时医嘱** □ 床旁胸部 X 线平片 □ 扩血管降血压治疗：硝普钠、卡托普利 □ 补液 □ 对症治疗 □ 必要时复查血气分析 □ 复查胸部 X 线片、心电图 □ 复查血常规 □ 其他特殊医嘱
主要护理工作	□ 入院宣教（环境、设施、人员等） □ 入院护理评估（营养状况、性格变化等）	□ 术前准备（备皮等） □ 术前宣教（提醒患者按时禁水等）	□ 观察患者病情变化 □ 定期记录重要监测指标
病情变异记录	□ 无　□ 有，原因： 1. 2.	□ 无　□ 有，原因： 1. 2.	□ 无　□ 有，原因： 1. 2.
护士签名			
医师签名			

时间	住院第 3~8 天 （术后第 1 日）	住院第 4~17 天 （术后第 2 日至出院前）	住院第 6~18 天 （术后第 5~11 日）
主要诊疗工作	□ 医师查房 □ 观察切口有无血肿、渗血 □ 拔除胸管（根据引流量） □ 拔除尿管	□ 医师查房 □ 安排相关复查并分析检查结果 □ 观察切口情况	□ 检查切口愈合情况 □ 确定患者可以出院 □ 向患者交代出院注意事项、复查日期 □ 通知出院处 □ 开出院诊断书 □ 完成出院记录
重点医嘱	**长期医嘱** □ 一级护理 □ 半流质饮食 □ 氧气吸入 □ 心电、无创血压及血氧饱和度监测 □ 预防用抗菌药物 □ 强心、利尿、补钾治疗 □ 扩血管降血压治疗：硝普钠、卡托普利 **临时医嘱** □ 心电图 □ 大换药 □ 复查血常规及相关指标 □ 其他特殊医嘱	**长期医嘱** □ 二级护理（酌情） □ 饮食 □ 停止监测（酌情） □ 停用抗菌药物（酌情） **临时医嘱** □ 拔除深静脉置管并行留置针穿刺（酌情） □ 复查心电图、胸部 X 线平片、超声心动图以及血常规、电解质 □ 大换药 □ 其他特殊医嘱	**临时医嘱** □ 通知出院 □ 出院带药 □ 切口换药
主要护理工作	□ 观察患者情况 □ 记录生命体征 □ 记录 24 小时出入量 □ 术后康复指导	□ 患者一般状况及切口情况 □ 鼓励患者下床活动，利于恢复 □ 术后康复指导	□ 帮助患者办理出院手续 □ 康复宣教
病情变异记录	□ 无　□ 有，原因： 1. 2.	□ 无　□ 有，原因： 1. 2.	□ 无　□ 有，原因： 1. 2.
护士签名			
医师签名			

第三章

肺动脉瓣狭窄临床路径释义

一、肺动脉瓣狭窄成形术编码

疾病名称及编码：肺动脉瓣狭窄（ICD-10：Q22.1）

手术操作名称及编码：经皮肺动脉瓣球囊成形术（ICD-9-CM-3：35.96）

二、临床路径检索方法

Q22.1 伴 35.96

三、肺动脉瓣狭窄临床路径标准住院流程

（一）适用对象

第一诊断为肺动脉瓣狭窄（ICD-10：Q22.1/I09.801/I37.0），行经皮肺动脉瓣球囊成形术（ICD-9-CM-3：35.9603）。

> **释义**
>
> ■ 本路径对象为单纯先天性肺动脉瓣狭窄。不包括右心室流出道、肺动脉狭窄。发生率为先天性心脏病的 8%~10%。
>
> ■ 肺动脉瓣狭窄的治疗手段有多种。经皮肺动脉瓣球囊成形术具有操作简便、安全有效、住院时间短、经济等优点，近年来，已成为治疗肺动脉瓣狭窄的首选方法。本路径针对的是经皮肺动脉瓣球囊成形术，其他治疗方式见另外的路径指南。

（二）诊断依据

根据《临床诊疗指南·心血管外科学分册》（中华医学会编著，人民卫生出版社，2009）。

1. 病史：可无症状；也可有活动后呼吸困难、心悸、晕厥甚至猝死等。

2. 体征：胸骨左缘第 2、3 肋间粗糙的收缩期喷射样杂音等。

3. 辅助检查：心电图、胸部 X 线平片、超声心动图等。

> **释义**
>
> ■ 肺动脉瓣狭窄的主要病理改变表现为瓣叶交界粘连融合，瓣叶本身增厚，开启受限。严重的肺动脉瓣狭窄者，瓣膜是一增厚的圆顶隔膜，顶部仅有一针状小孔。主肺动脉呈狭窄后扩张改变，右心室不同程度的继发性肥厚或异常粗大腱索形成。严重肺动脉瓣狭窄可产生右心室心内膜下缺血、心肌梗死或纤维化。重度狭窄患者可合并三尖瓣和右心室发育不良，以及三尖瓣关闭不全，右心房扩大。

■临床症状与肺动脉瓣狭窄程度呈正相关。轻度狭窄（压力阶差<50mmHg），在临床上多无明显症状，生长发育良好；多数因体检发现心脏杂音而进一步检查确诊。中度以上的狭窄（压力阶差为50~79mmHg）可出现症状，主要有活动后气促、胸闷、乏力，偶有晕厥；新生儿可表现为呼吸困难、发绀等。重度狭窄（压力阶差>80mmHg）伴有卵圆孔未闭，除有呼吸困难外，尚可有青紫、杵状指（趾）及心力衰竭等症状。

■典型的肺动脉瓣狭窄心脏杂音为在肺动脉瓣区闻及喷射性收缩期杂音，传导广泛，并伴有震颤。重度狭窄患者肺动脉瓣第二音减弱或消失。

■根据本病的临床表现尤其是闻及肺动脉瓣区杂音，结合必要的辅助检查，尤其是超声心动图即可确诊。中度以上狭窄心电图表现为右心室肥厚，电轴右偏。胸部X线平片显示肺血减少，右心室、右心房增大。二维超声心动图能明确观察肺动脉瓣发育，瓣环大小，跨瓣压差以及是否合并其他畸形。右心导管和心血管造影目前仅作为超声心动图检查的补充手段，能较好地显示肺动脉瓣狭窄的部位和严重程度。

■由于本病常是其他复杂性心脏病的病变之一，在鉴别诊断上主要应与其他肺血减少的先天性心脏病相鉴别，如法洛四联症和其他发绀型右心室流出道梗阻性疾病如肺动脉闭锁、三尖瓣闭锁等相鉴别。通过超声心动图或心导管和心血管造影可以鉴别。

（三）选择治疗方案的依据

根据《临床技术操作规范·心血管外科学分册》（中华医学会编著，人民军医出版社，2009）。

经皮肺动脉瓣球囊成形术。

> **释义**
>
> ■肺动脉瓣狭窄的治疗方法随着介入技术的进步和医用材料的完善而不断发展变化。各单位应根据自身条件，依据患者病变的病理类型和特点，合理选择球囊导管，经放射线及超声辅助下经股静脉途径实施肺动脉瓣球囊成形术，开展安全、有效的治疗。

（四）标准住院日

≤5天。

> **释义**
>
> ■肺动脉瓣狭窄患者入院后，术前准备1~2天，在第2~3天实施手术，术后恢复1~2天出院。总住院时间不超过5天均符合路径要求。

（五）进入路径标准

1. 第一诊断必须符合 ICD-10：Q22.1/I09.801/I37.0 肺动脉瓣狭窄疾病编码。

2. 有适应证，无禁忌证。

3. 年龄>2 岁或体重>12kg。

4. 40mmHg≤肺动脉瓣跨瓣压差≤100mmHg。

5. 当患者同时具有其他疾病诊断，但在住院期间不需要特殊处理也不影响第一诊断的临床路径流程实施时，可以进入路径。

释义

■ 年龄>2 岁或体重>12kg：经皮操作受患者股静脉直径的影响，为避免置管操作过程中损伤患儿下肢股静脉，便于进行统一的医疗质量管理，本路径将年龄>2 岁或体重>12kg 作为进入路径的入选标准。

■ 40mmHg≤肺动脉瓣跨瓣压差≤100mmHg。轻度狭窄（压力阶差<40mmHg），患者在临床上多无明显症状，生长发育良好。重度狭窄（压力阶差>100mmHg）可合并三尖瓣和右心室发育不良，以及三尖瓣关闭不全，右心房扩大。轻度和重度狭窄不宜纳入本路径管理。

■ 肺动脉瓣狭窄合并其他需要一同处理的心血管畸形，或肺动脉瓣狭窄造成心肺功能损害者，临床需要相应的综合治疗手段处理，从而导致住院时间延长、治疗费用增加，治疗效果亦受影响，因此不应入选本路径管理。

■ 若患者同时具有其他疾病诊断，但在住院期间不需要特殊处理也不影响第一诊断的临床路径流程实施，可以进入本路径。

■ 只要是经皮肺动脉瓣球囊扩张，无论是放射线引导还是超声心动图引导，均适用本路径。

■ 经入院常规检查发现以往所没有发现的疾病，而该疾病可能对患者健康影响更为严重，或者该疾病可能影响手术实施、提高手术和麻醉风险、影响预后，则应优先考虑治疗该种疾病，暂不宜进入本路径。如高血压、糖尿病、心功能不全、肝肾功能不全、凝血功能障碍等。

■ 若既往患有上述疾病，经合理治疗后达到稳定，或目前尚需持续用药，经评估无手术及麻醉禁忌，则可进入本路径。但可能会增加医疗费用，延长住院时间。

（六）术前准备（术前评估）

≤2 天。

1. 必须的检查项目：

（1）血常规、尿常规。

（2）肝功能、肾功能，电解质，血型，凝血功能，感染性疾病筛查（乙型肝炎、丙型肝炎、梅毒、艾滋病等）。

（3）心电图、胸部 X 线平片、超声心动图。

2. 根据情况可选择的检查项目，如心肌酶、大便常规、冠状动脉造影检查、肺功能检查等。

> **释义**
>
> ■ 必查项目是确保手术治疗安全、有效开展的基础，在术前必须完成。相关人员应认真分析检查结果，以便及时发现异常情况并采取对应处置。
>
> ■ 患者近期有过感冒、发热，可检查心肌酶，若异常增高则不宜进入路径治疗。
>
> ■ 通常年龄>50岁，或有明确心绞痛主诉、心电图提示有明显心肌缺血表现者，应行冠状动脉造影检查。年龄在40~50岁，合并一定冠心病危险因素的患者，也可考虑实施冠状动脉CT检查。
>
> ■ 既往有呼吸疾病史或胸廓明显畸形患者，应行肺功能检查。
>
> ■ 为缩短患者术前等待时间，检查项目可以在患者入院前于门诊完成。

（七）预防性抗菌药物选择与使用时机

1. 抗菌药物：按照《抗菌药物临床应用指导原则》（卫医发〔2004〕285号）选择用药。可以考虑使用第一、第二代头孢菌素。

2. 预防性用抗菌药物，时间为术前0.5小时，手术超过3小时加用1次抗菌药物；总预防性用药时间一般不超过24小时，个别情况可延长至48小时。

> **释义**
>
> ■ 经皮肺动脉瓣球囊成形术属于Ⅰ类切口手术，但由于在腹股沟区穿刺股静脉并置入导管至心腔内进行操作，操作过程中存在细菌污染风险，且一旦感染可导致严重后果。因此可按规定适当预防性应用抗菌药物，通常选用第二代头孢菌素。

（八）手术日

一般在入院3天内。

1. 麻醉方式：局部麻醉（成人和能配合的儿童）或全身麻醉（不能配合的儿童）。
2. 手术器械：用于肺动脉瓣球囊成形术的球囊导管及其他辅助导管、导丝等。
3. 术中用药：麻醉常规用药。
4. 术中影像学监测。

> **释义**
>
> ■ 本路径规定的肺动脉瓣球囊成形手术均是在非体外循环辅助下经股静脉穿刺置管实施。其他一些常规开胸下肺动脉瓣球囊扩张成形治疗技术不包含在本路径中。

（九）术后住院恢复

≤2天。

1. 术后回普通病房。
2. 观察生命体征、穿刺部位情况及下肢血液循环情况等。
3. 必须复查的检查项目：血常规、电解质、肝功能、肾功能、心电图、胸部X线平片、超声心动图。

> **释义**
>
> ■ 经皮肺动脉瓣球囊成形术后早期应对患者进行持续的监测治疗，以便及时掌握病情变化。主管医师评估患者病情平稳后，方可终止持续监测。
>
> ■ 根据患者病情需要，开展相应的检查及治疗。检查内容不只限于路径中规定的必须复查项目，可根据需要增加，如血气分析、凝血功能分析等。必要时可增加同一项目的检查频次。

（十）出院标准

1. 患者一般情况良好，体温正常，完成复查项目。
2. 穿刺部位无出血或感染。
3. 没有需要住院处理的并发症。

> **释义**
>
> ■ 患者出院前不仅应完成必须复查的项目，且复查项目应无明显异常。若检查结果明显异常，主管医师应进行仔细分析并做出对应处置。

（十一）变异及原因分析

1. 围术期并发症等造成住院日延长和费用增加。
2. 手术耗材的选择：由于病情不同，使用不同的球囊导管和耗材，导致住院费用存在差异。
3. 患儿入院时已发生严重的肺部感染、心功能不良，需进行积极对症治疗和检查，导致住院时间延长，增加住院费用等。
4. 医师认可的变异原因分析。
5. 其他患者方面的原因等。

> **释义**
>
> ■ 变异是指入选临床路径的患者未能按路径流程完成医疗行为或未达到预期的医疗质量控制目标。这包含三方面情况：①按路径流程完成治疗，但出现非预期结果，可能需要后续进一步处理，如本路径治疗后肺动脉瓣狭窄改善不明显、球囊无法扩张肺动脉瓣、术前症状体征无明显改善等；②按路径流程完成治疗，但超出了路径规定的时限或限定的费用，如实际住院日超出标准住院日要求，或未能在规定的手术日时间限定内实施手术等；③不能按路径流程完成治疗，患者需要中途退出路径，如治疗过程中出现严重并发症，导致必须终止路径或需要转入其他路径进行治疗等。对这些患者，主管医师均应进行变异原因的分析，并在临床路径的表单中予以说明。
>
> ■ 经皮肺动脉瓣球囊成形术可能出现的并发症有：右心室流出道穿孔、肺动脉瓣环撕裂、三尖瓣撕裂、中重度肺动脉瓣反流、肺水肿、神经系统或其他重要脏器并发症以及下肢血肿、感染、静脉血栓等。

■医师认可的变异原因主要指患者入选路径后，医师在检查及治疗过程中发现患者合并存在一些事前未预知的对本路径治疗可能产生影响的情况，需要终止执行路径或者是延长治疗时间、增加治疗费用，医师需在表单中明确说明。

■因患者方面的主观原因导致执行路径出现变异，也需要医师在表单中予以说明。

四、肺动脉瓣狭窄临床路径给药方案

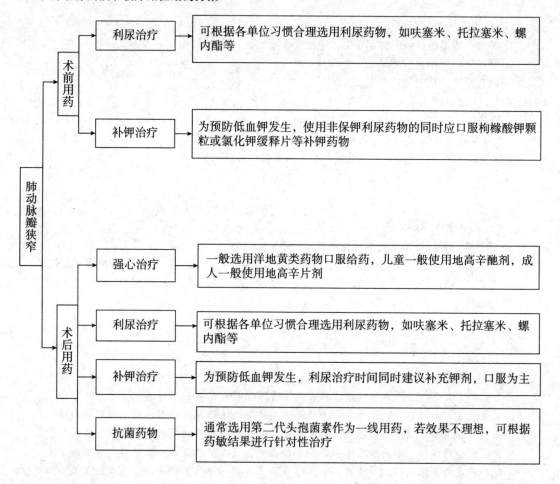

【用药选择】

1. 对于肺动脉瓣狭窄患者，术前应避免给予洋地黄类强心药物；仅给予利尿和补钾药物治疗。

2. 术后常规服用1个月强心、利尿及补钾药物。

3. 术中预防性应用抗菌药物，在术前0.5小时输注，一般常规使用第二代头孢菌素，对于青霉素或头孢类过敏者，可选用大环内酯类或克林霉素等。术后48小时后，若无特殊可停用抗菌药物，若患者血象较高，体温在38.5℃以上，可继续应用抗菌药物，建议完善细菌培养检查，并根据痰培养、血培养结果选择敏感抗菌药物。

【药学提示】

大环内酯类静脉给药可引起血栓性静脉炎，故应用阿奇霉素静脉滴注时要注意监测；此类药物与甲泼尼龙、茶碱、卡马西平、华法林等药物有相互作用。

【注意事项】

1. 抗菌药物的滥用导致耐药株不断出现，且二重感染机会增加。故在术后48小时后，若无明显感染证据，应停用抗菌药物。有必要继续应用抗菌药物的，应根据药敏结果合理选择。

2. 在术后48小时内，注意保证出量占入量的一半，必要时可适当应用静脉利尿药物，减轻心脏负担，48小时后可适当放宽患者出入量情况。

3. 若患者合并传导阻滞等心律失常情况，建议术后减少或停用地高辛类药物。

五、推荐表单

（一）医师表单

肺动脉瓣狭窄临床路径医师表单

适用对象：第一诊断为肺动脉瓣狭窄（ICD-10：Q22.1/I09.801/I37.0）
行经皮肺动脉瓣球囊成形术（ICD-9-CM-3：35.9603）

患者姓名：	性别： 年龄： 门诊号：	住院号：
住院日期： 年 月 日	出院日期： 年 月 日	标准住院日：≤5 天

时间	住院第 1~2 天	住院第 2~3 天（手术日）	住院第 3~5 天
主要诊疗工作	□ 询问病史，体格检查 □ 完成入院病历 □ 完善相关检查、汇总检查结果 □ 上级医师查房 □ 确定治疗方案 □ 向患者及家属交代病情及围术期注意事项 □ 签署手术知情同意书、自费用品协议书、麻醉同意书等	□ 建立静脉通路 □ 术中超声心动图监测 □ 局部麻醉或全身麻醉下穿刺右股静脉 □ 行右心导管检查 □ 行右心室造影 □ 经皮肺动脉瓣球囊成形术 □ 术者完成手术记录 □ 完成病程记录 □ 向患者及家属交代病情及术中基本情况	□ 医师查房 □ 拆除穿刺点弹力绷带，检查穿刺伤口 □ 安排相关复查并分析检查结果 □ 向患者交代出院后的后续治疗及相关注意事项等 □ 安排出院
重点医嘱	**长期医嘱** □ 先天性心脏病护理常规 □ 二级护理 □ 饮食 □ 患者既往基础用药 **临时医嘱** □ 血常规、尿常规 □ 血型、凝血功能、电解质、肝肾功能、感染性疾病筛查 □ 心电图、胸部 X 线平片、超声心动图 □ 留置针穿刺，建立静脉通路 □ 拟于明日在全身/局部麻醉下行经皮肺动脉瓣狭窄球囊成形术 □ 备皮 □ 预防用抗菌药物 □ 需全身麻醉者术前禁食、禁水 □ 术前镇静药（酌情） □ 其他特殊医嘱	**长期医嘱** □ 二级护理 □ 饮食 □ 持续血压、心电监测 □ 全身麻醉者同时行血氧饱和度监测 □ 平卧 24 小时 **临时医嘱** □ 预防用抗菌药物 □ 穿刺点弹力绷带包扎 □ 其他特殊医嘱	**长期医嘱** □ 二级护理 □ 饮食 **临时医嘱** □ 穿刺部位换药 □ 复查血尿常规、电解质 □ 复查心电图、胸部 X 线平片、超声心动图 □ 通知出院 □ 其他特殊医嘱 □ 不适随诊

续　表

时间	住院第 1~2 天	住院第 2~3 天 （手术日）	住院第 3~5 天
主要 护理 工作	□ 入院宣教 □ 术前准备（备皮等）	□ 观察患者病情变化 □ 观察穿刺点及下肢血运情况 □ 术后康复指导	□ 帮助患者办理出院手续 □ 康复宣教
病情 变异 记录	□ 无　□ 有，原因： 1. 2.	□ 无　□ 有，原因： 1. 2.	□ 无　□ 有，原因： 1. 2.
医师 签名			

（二）护士表单

肺动脉瓣狭窄临床路径护士表单

适用对象：第一诊断为肺动脉瓣狭窄（ICD-10：Q22.1/I09.801/I37.0）
行经皮肺动脉瓣球囊成形术（ICD-9-CM-3：35.9603）

患者姓名：	性别： 年龄： 门诊号：	住院号：
住院日期： 年 月 日	出院日期： 年 月 日	标准住院日：≤5 天

时间	住院第 1~2 天	住院第 2~3 天 （手术日）	住院第 3~5 天
主要护理工作	□ 入院宣教（环境、设施、人员等） □ 入院护理评估（营养状况、性格变化等） □ 病史询问 □ 联系、汇总检查结果 □ 术前宣教（提醒患者按时禁水等） □ 完成术前准备（备皮等）	□ 观察患者病情变化 □ 观察穿刺点及下肢血运情况 □ 术后康复指导	□ 向患者交代出院注意事项及复查日期 □ 帮助患者办理出院手续 □ 通知出院处 □ 康复宣教
重点医嘱	**长期医嘱** □ 按先天性心脏病护理常规 □ 二级护理 □ 饮食 □ 患者既往基础用药 **临时医嘱** □ 血、尿常规 □ 血型，凝血功能，电解质，肝肾功能，感染性疾病筛查 □ 心电图、胸部 X 线平片、超声心动图 □ 拟于明日在全身/局部麻醉下行经皮肺动脉瓣狭窄球囊成形术 □ 备皮 □ 留置针穿刺，建立静脉通路 □ 需全身麻醉者术前禁食、禁水 □ 术前镇静药（酌情） □ 其他特殊医嘱	**长期医嘱** □ 一级护理 □ 饮食 □ 持续血压、心电监测 □ 全身麻醉者同时行经皮血氧饱和度监测 **临时医嘱** □ 穿刺点弹力绷带包扎 □ 预防用抗菌药物 □ 其他特殊医嘱	**长期医嘱** □ 二级护理 □ 饮食 **临时医嘱** □ 穿刺部位换药 □ 复查血尿常规、电解质 □ 复查心电图、胸部 X 线平片、超声心动图 □ 通知出院 □ 其他特殊医嘱 □ 不适随诊
病情变异记录	□ 无 □ 有，原因： 1. 2.	□ 无 □ 有，原因： 1. 2.	□ 无 □ 有，原因： 1. 2.
护士签名			

（三）患者表单

肺动脉瓣狭窄临床路径患者表单

适用对象：第一诊断为肺动脉瓣狭窄（ICD-10：Q22.1/I09.801/I37.0）
行经皮肺动脉瓣球囊成形术（ICD-9-CM-3：35.9603）

患者姓名：	性别： 年龄： 门诊号：	住院号：
住院日期：　年　月　日	出院日期：　年　月　日	标准住院日：≤5 天

时间	住院第 1~2 天	住院第 2~3 天 （手术日）	住院第 3~5 天
医患配合	□ 接受入院宣教、护理评估、病史询问 □ 进行相关检查 □ 患者及家属与医师交流了解病情 □ 了解手术方案及围术期注意事项 □ 签署手术知情同意书、自费用品协议书、输血同意书 □ 接受术前宣教	□ 接受手术治疗 □ 患者家属与医师交流了解手术 □ 情况及术后注意事项 □ 接受术后监护及治疗	□ 接受术后复查及治疗 □ 接受出院前康复宣教 □ 学习出院注意事项 □ 了解复查程序 □ 办理出院手续 □ 获取出院诊断书 □ 获取出院带药
重点诊疗及检查	**重点诊疗** □ 分级护理、饮食安排、既往基础用药 □ 备皮、备血 □ 术前晚灌肠或镇静 □ 术前禁食、禁水 **重要检查** □ 血、尿常规，血型，凝血功能，电解质，肝肾功能，感染性疾病筛查 □ 胸部 X 线片、心电图、超声心动图 □ 根据病情补充安排其他检查	**重点诊疗** □ 接受医师安排的治疗 □ 持续血压、心电及经皮血氧饱和度监测 □ 必要时呼吸机辅助呼吸 □ 预防用抗菌药物 **重要检查** □ 床旁胸部 X 线片 □ 其他必要检查	**重点诊疗** □ 复查心电图、超声心动图 □ 血常规、血生化全套复查 □ 出院
病情变异记录	□ 无　□ 有，原因： 1. 2.	□ 无　□ 有，原因： 1. 2.	□ 无　□ 有，原因： 1. 2.

附：原表单（2011 年版）

肺动脉瓣狭窄临床路径表单

适用对象：第一诊断为肺动脉瓣狭窄（ICD-10：Q22.1/I09.801/I37.0）
行经皮肺动脉瓣球囊成形术（ICD-9-CM-3：35.9603）

患者姓名：　　　　　性别：　　年龄：　　门诊号：　　住院号：

住院日期：　　年　月　日　　出院日期：　　年　月　日　　标准住院日：≤5 天

时间	住院第 1~2 天	住院第 2~3 天 （手术日）	住院第 3~5 天
主要诊疗工作	□ 询问病史，体格检查 □ 完成入院病历 □ 完善相关检查、汇总检查结果 □ 上级医师查房 □ 确定治疗方案 □ 向患者及家属交代病情及围术期注意事项 □ 签署手术知情同意书、自费用品协议书、麻醉同意书等	□ 局部麻醉或全身麻醉下穿刺右股静脉 □ 行右心导管检查 □ 行右心室造影 □ 经皮肺动脉瓣球囊成形术 □ 术者完成手术记录 □ 完成病程记录 □ 向患者及家属交代病情及术中基本情况	□ 医师查房 □ 拆除穿刺点弹力绷带，检查穿刺伤口 □ 安排相关复查并分析检查结果 □ 向患者交代出院后的后续治疗及相关注意事项，如阿司匹林治疗等 □ 安排出院
重点医嘱	**长期医嘱** □ 先天性心脏病护理常规 □ 二级护理 □ 饮食 □ 患者既往基础用药 **临时医嘱** □ 血常规、尿常规 □ 血型、凝血功能、电解质、肝肾功能、感染性疾病筛查 □ 心电图、胸部 X 线平片、超声心动图 □ 留置针穿刺，建立静脉通路 □ 拟于明日在全身/局部麻醉下行经皮肺动脉瓣狭窄球囊成形术 □ 备皮 □ 预防用抗菌药物 □ 需全身麻醉者术前禁食、禁水 □ 术前镇静药（酌情） □ 其他特殊医嘱	**长期医嘱** □ 二级护理 □ 饮食 □ 持续血压、心电监测 □ 全身麻醉者同时行血氧饱和度监测 □ 平卧 24 小时 **临时医嘱** □ 预防用抗菌药物 □ 穿刺点弹力绷带包扎 □ 其他特殊医嘱	**长期医嘱** □ 二级护理 □ 饮食 **临时医嘱** □ 穿刺部位换药 □ 复查血尿常规、电解质 □ 复查心电图、胸部 X 线平片、超声心动图 □ 通知出院 □ 其他特殊医嘱
主要护理工作	□ 入院宣教 □ 术前准备（备皮等）	□ 观察患者病情变化 □ 观察穿刺点及下肢血运情况 □ 术后康复指导	□ 帮助患者办理出院手续 □ 康复宣教

时间	住院第1~2天	住院第2~3天 （手术日）	住院第3~5天
病情 变异 记录	□无　□有，原因： 1. 2.	□无　□有，原因： 1. 2.	□无　□有，原因： 1. 2.
护士 签名			
医师 签名			

第四章

房间隔缺损（直视修补术）临床路径释义

一、房间隔缺损编码

先天性房间隔缺损是左右心房之间的间隔发育不全遗留缺损，分为原发孔型和继发孔型两类。原发孔型房间隔缺损又称部分心内膜垫缺损或房室管畸形。继发孔型分为四型。ICD-10 中 Q21.1 为继发孔型房间隔缺损。

编码包括：中央型房间隔缺损（卵圆孔型）（ICD-10：Q21.101）

下腔型房间隔缺损（低位缺损）（ICD-10：Q21.102）

上腔型房间隔缺损（高位缺损或静脉窦缺损）（ICD-10：Q21.103）

混合型房间隔缺损（ICD-10：Q21.104）

疾病名称及编码：先天性房间隔缺损（继发孔型）（ICD-10：Q21.1）

手术操作及编码：房间隔缺损修补术伴假体（ICD-9-CM-3：35.51）

房间隔缺损修补术伴移植物（ICD-9-CM-3：35.61）

房间隔缺损修补术（ICD-9-CM-3：35.71）

二、临床路径检索方法

Q21.1 伴（35.51 或 35.61 或 35.71），除外 I27.002（肺动脉高压中度）或 I27.003（肺动脉高压重度），不包括：年龄≤3 岁或体重<15kg。

肺动脉高压中度：36~45mmHg。

肺动脉高压重度：>45mmHg。

三、房间隔缺损临床路径标准住院流程

（一）适用对象

第一诊断为房间隔缺损（继发孔型）（ICD-10：Q21.102），行房间隔缺损直视修补术（ICD-9-CM-3：35.51/35.61/ 35.71）。

> **释义**
>
> ■ 第一诊断为继发孔型房间隔缺损（ICD-10：Q21.0），行继发孔型房间隔缺损直视修补术（ICD-9-CM-3：35.51/35.61/35.71）。继发孔型房间隔缺损，包括常见的上腔型、中央型、下腔型及混合型房间隔缺损。
>
> ■ 继发孔型房间隔缺损的治疗手段多样，本路径针对的是外科直视修补术，其他治疗方式见另外的路径指南。

（二）诊断依据

根据《临床诊疗指南·心血管外科学分册》（中华医学会编著，人民卫生出版社，2009）。

1. 病史：可有心脏杂音，活动后心悸、气促等。

2. 体征：可以出现胸骨左缘第 2、3 肋间收缩期柔和杂音，第二心音固定分裂等。

3. 辅助检查：心电图、胸部 X 线平片、超声心动图等。

> **释义**
>
> ■ 继发孔型房间隔缺损的临床症状取决于分流量的大小。缺损越大，肺血管床阻力越小，心房水平分流量越多。由于肺血管床通常有良好的耐受性，因此分流量不大的继发孔型房间隔缺损早期临床上无明显症状。部分患者因查体时发现心脏杂音而进一步检查时确诊。分流量大的患者，可有呼吸困难、反复呼吸道感染、生长发育迟缓。严重者可在婴儿期发生充血性心力衰竭。继发孔型房间隔缺损时，心房水平的左向右分流，使右心和肺循环的负担加重。随着年龄的增长，可发生肺小动脉痉挛，以后逐渐产生内膜增生和中层增厚，引起管腔狭小和阻力增高，形成肺动脉高压。肺动脉高压阶段的患者，右心排血受阻，进一步加重右心房室扩大和肥厚，出现右侧心力衰竭和房性心律失常。虽然继发孔型房间隔缺损较少发生肺血管梗阻性疾病，但是，当肺动脉压力及肺血管阻力显著增加时，心房水平产生右向左分流，患者临床上出现发绀。逆向分流成为继发孔型房间隔缺损直视修补术的禁忌证。
>
> ■ 典型的继发孔型房间隔缺损心脏杂音为胸骨左缘第 2、3 肋间收缩期杂音，少部分患者可伴有震颤。肺动脉瓣区第二音亢进，呈固定性分裂。
>
> ■ 心电图检查：可因分流量的不同及肺动脉压力的不同，表现为正常心电图，电轴右偏，右心房室肥大，不完全性右束传导阻滞等。晚期患者可出现房性心律失常，表现为心房扑动、心房颤动、房性心动过速等。
>
> ■ 胸部 X 线检查：可因分流量的不同及肺动脉压力的不同，表现为大致正常，右心房室增大，肺动脉段突出，肺血量增多。肺血管阻力显著升高者，心影可不大，肺动脉干及主支明显增粗，周围血管影不粗甚至变细。继发孔型房间隔缺损较大且分流量大者，胸部 X 线平片会显示全心增大，主动脉弓大小正常或偏小，肺动脉主干及其分支明显增粗，呈明显肺血量增多征象。
>
> ■ 超声心动图检查：是临床上诊断继发孔型房间隔缺损的主要检查手段。可以明确缺损的部位及大小。明确是否合并其他心脏畸形。可以对心功能进行测定，对肺动脉压力进行评估。
>
> ■ 右心导管检查：适用于重度肺动脉高压、手术适应证可疑的患者。可测定肺血流量、肺动脉压力，计算出肺血管阻力，为手术适应证的选择提供精确的数据。

（三）选择治疗方案的依据

根据《临床技术操作规范·心血管外科学分册》（中华医学会编著，人民军医出版社，2009）。

房间隔缺损（继发孔型）直视修补术（ICD-9-CM-3：35.51/35.61/35.71）。

> **释义**
>
> ■ 继发孔型房间隔缺损的治疗方法随着外科技术的进步和医用材料的完善而不断发展变化。各单位应根据自身条件，依据患者病变的病理类型和特点，合理选择常规胸骨正中切口手术、右腋下切口手术、微创手术及介入封堵等各种方式，开展安全、有效的治疗。

（四）标准住院日

11~15 天。

> **释义**
>
> ■ 继发孔型房间隔缺损患者入院后，术前准备 1~3 天，在第 2~4 天实施手术，术后恢复 5~11 天出院。总住院时间不超过 15 天均符合路径要求。

（五）进入路径标准

1. 第一诊断必须符合 ICD-10：Q21.102 房间隔缺损（继发孔型）疾病编码。
2. 有适应证，无禁忌证。
3. 年龄>3 岁或体重>15kg，不合并中度以上肺动脉高压的患者。
4. 当患者同时具有其他疾病诊断，但在住院期间不需要特殊处理也不影响第一诊断的临床路径流程实施时，可以进入路径。

> **释义**
>
> ■ 低龄、低体重手术患儿会增加围术期及术后恢复管理方面的难度，也相应地增加治疗费用。年龄>50 岁的患者，术前特殊检查较多，术后恢复过程缓慢，往往住院时间长，为便于进行统一的医疗质量管理，本路径将年龄>3 岁或体重>15kg 及年龄<50 岁作为进入路径的入选标准。
>
> ■ 继发孔型房间隔缺损合并其他心血管畸形，或继发孔型房间隔缺损造成心肺功能损害者，临床需要相应的综合治疗手段处理，从而导致住院时间延长、治疗费用增加，治疗效果亦受影响，因此不应入选本路径管理。
>
> ■ 因继发孔型房间隔缺损而导致重度继发性肺动脉高压的患者，术前对适应证的充分评估以及围术期针对肺动脉高压的严格处理是治疗成功的关键，这些特殊检查和处理会导致在治疗时间及治疗费用上出现较大变异。为便于进行统一的医疗质量管理，本路径将合并重度肺动脉高压的患者排除在入选标准以外。
>
> ■ 只要是采用体外循环下直视修补，无论是继发孔型房间隔缺损直接缝闭还是补片修补，均适用本路径。
>
> ■ 经入院常规检查发现以往所没有发现的疾病，而该疾病可能对患者健康影响更为严重，或者该疾病可能影响手术实施、提高手术和麻醉风险、影响预后，则应优先考虑治疗该种疾病，暂不宜进入本路径。如高血压、糖尿病、心功能不全、肝肾功能不全、凝血功能障碍等。
>
> ■ 若既往患有上述疾病，经合理治疗后达到稳定，或目前尚需持续用药，经评估无手术及麻醉禁忌，则可进入本路径。但可能会增加医疗费用，延长住院时间。

（六）术前准备（术前评估）

2~3 天。
1. 必须的检查项目：
（1）实验室检查：血常规+血型，尿常规，血生化（肝肾功能+电解质），凝血功能，感染性疾病筛查（乙型肝炎、丙型肝炎、梅毒、艾滋病等）。

（2）胸部 X 线片、心电图、超声心动图。

2. 根据患者具体情况可选择的检查项目，如心肌酶、冠状动脉造影检查、肺功能检查等。

> **释义**
>
> ■ 必查项目是确保手术治疗安全、有效开展的基础，在术前必须完成。相关人员应认真分析检查结果，以便及时发现异常情况并采取对应处置。
>
> ■ 患者近期有过感冒、发热，可检查心肌酶，若异常增高则不宜进入本路径治疗。
>
> ■ 通常年龄>50 岁或有明确心绞痛主诉、心电图提示有明显心肌缺血表现者，应行冠状动脉造影检查。
>
> ■ 既往有呼吸疾病史或胸廓明显畸形患者，应行肺功能检查。
>
> ■ 为缩短患者术前等待时间，检查项目可以在患者入院前于门诊完成。

（七）预防性抗菌药物选择与使用时机

抗菌药物使用：按照《抗菌药物临床应用指导原则》（卫医发〔2004〕285 号）执行，并根据患者的病情决定抗菌药物的选择与使用时间。

> **释义**
>
> ■ 继发孔型房间隔缺损修补手术属于Ⅰ类切口手术，但由于有心腔内手术操作、异物植入等易感因素存在，且一旦感染可导致严重后果。因此可按规定适当预防性应用抗菌药物，通常选用第二代头孢菌素。

（八）手术日

入院第 3~4 天。

1. 麻醉方式：全身麻醉。

2. 体外循环辅助。

3. 手术植入物：缺损补片材料、胸骨固定钢丝等。

4. 术中用药：麻醉和体外循环常规用药。

5. 输血及血液制品：视术中情况而定。

> **释义**
>
> ■ 本路径规定的继发孔型房间隔缺损修补手术均是在全身麻醉、体外循环辅助下实施。其他一些非体外循环辅助下继发孔型房间隔缺损封堵治疗技术不包含在本路径中。

（九）术后住院恢复

8~11 天。

1. 术后转监护病房，持续监测治疗。

2. 病情平稳后转回普通病房。

3. 必须复查的检查项目：血常规、电解质、肝肾功能，胸部 X 线片、心电图、超声心动图。

4. 抗菌药物使用：按照《抗菌药物临床应用指导原则》（卫医发〔2004〕285 号）执行，并根据患者的病情决定抗菌药物的选择与使用时间。

> **释义**
>
> ■ 继发孔型房间隔缺损修补术后早期应对患者进行持续的监测治疗，以便及时掌握病情变化。主管医师评估患者病情平稳后，方可终止持续监测。
>
> ■ 根据患者病情需要，开展相应的检查及治疗。检查内容不只限于路径中规定的必须复查项目，可根据需要增加，如血气分析、凝血功能分析等。必要时可增加同一项目的检查频次。

（十）出院标准

1. 患者一般情况良好，体温正常，完成复查项目。

2. 切口愈合好：引流管拔除，伤口无感染。

3. 没有需要住院处理的并发症。

> **释义**
>
> ■ 患者出院前不仅应完成必须复查项目，且复查项目应无明显异常。若检查结果明显异常，主管医师应进行仔细分析并做出对应处置。

（十一）变异及原因分析

1. 围术期并发症等造成住院日延长和费用增加。

2. 手术耗材的选择：由于病情不同，使用不同的内植物和耗材，导致住院费用存在差异。

3. 医师认可的变异原因分析。

4. 其他患者方面的原因等。

> **释义**
>
> ■ 变异是指入选临床路径的患者未能按路径流程完成医疗行为或未达到预期的医疗质量控制目标。这包含三方面情况：①按路径流程完成治疗，但出现非预期结果，可能需要后续进一步处理，如本路径治疗后继发孔型房间隔缺损再通、存在残余分流等；②按路径流程完成治疗，但超出了路径规定的时限或限定的费用，如实际住院日超出标准住院日要求或未能在规定的手术时限内实施手术等；③不能按路径流程完成治疗，患者需要中途退出路径，如治疗过程中出现严重并发症，导致必须终止路径或需要转入其他路径进行治疗等。对这些患者，主管医师均应进行变异原因的分析，并在临床路径的表单中予以说明。

■ 继发孔型房间隔缺损修补术可能出现的并发症有：低心排血量综合征、心律失常（房性心律失常、房室传导阻滞）、缺损再通（残余分流）、主动脉瓣关闭不全、下腔静脉部分或全部引流入左心房、神经系统或其他重要脏器并发症以及伤口感染、延迟愈合等。

■ 医师认可的变异原因主要指患者入选路径后，医师在检查及治疗过程中发现患者合并存在一些事前未预知的对本路径治疗可能产生影响的情况，需要终止执行路径或者是延长治疗时间、增加治疗费用，医师需在表单中明确说明。

■ 因患者方面的主观原因导致执行路径出现变异，也需要医师在表单中予以说明。

四、房间隔缺损临床路径给药方案

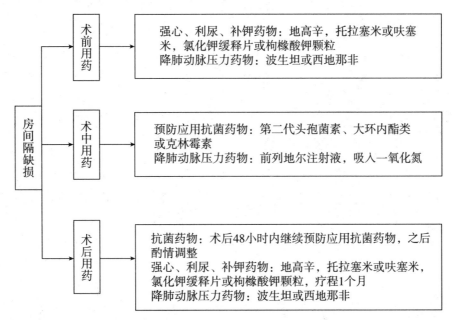

【用药选择】

1. 对于分流量大的房间隔缺损，术前即可开始予以强心、利尿和补钾药物治疗。合并肺动脉高压者，可间断吸氧治疗，降肺动脉压力药物可选用波生坦或西地那非。

2. 术中预防性应用抗菌药物，在切皮前 0.5 小时输注，一般常规使用第二代头孢菌素，对于青霉素或头孢类过敏者，可选用大环内酯类或克林霉素等。对于合并肺动脉高压者，可采取术中吸入一氧化氮，静脉滴注前列地尔等。

3. 术后 48 小时后，若无特殊情况，应停用抗菌药物。若患者血象较高或体温 38℃ 以上，或胸部 X 线片提示肺部有炎症等情况，可继续应用抗菌药物。同时行痰培养、血培养等，并根据痰培养、血培养结果选择敏感抗菌药物。术后常规服用 1 个月强心、利尿及补钾药物，病情需要时合理延长服用强心、利尿及补钾药物的时间。合并肺动脉高压者，继续服用波生坦或西地那非，并根据超声或心导管评估的肺动脉压力情况，决定服用期限。

【药学提示】

1. 大环内酯类静脉给药可引起血栓性静脉炎，故红霉素静脉滴注时药物浓度不宜超过 1mg/ml；

此类药物与甲泼尼龙、茶碱、卡马西平、华法林等药物有相互作用。

2. 患者体循环收缩压过低时，需慎用波生坦。应用波生坦者，应定期监测肝功能。

【注意事项】

抗菌药物的滥用导致耐药株不断出现，且二重感染机会增加。故在术后48小时后，若无明显感染证据，应停用抗菌药物。有必要继续应用抗菌药物的，应根据痰培养或血培养的药敏结果合理选择抗菌药物。在术后72小时内，应加大利尿药物，减轻心脏负担，尽量使患者处于负平衡，72小时后可适当放宽患者出入量情况。

五、推荐表单

（一）医师表单

房间隔缺损临床路径医师表单

适用对象：第一诊断为房间隔缺损继发孔型（ICD-10：Q21.102）
　　　　　行房间隔缺损直视修补术（ICD-9-CM-3：35.51/35.61/35.71）

患者姓名：	性别： 年龄： 门诊号：	住院号：
住院日期： 年 月 日	出院日期： 年 月 日	标准住院日：11~15 天

时间	住院第 1~2 天	住院第 2~3 天	住院第 3~4 天 （手术日）
主要诊疗工作	□ 病史询问，体格检查 □ 完成入院病历书写 □ 安排相关检查 □ 上级医师查房	□ 汇总检查结果 □ 完成术前准备与术前评估 □ 术前讨论，确定手术方案 □ 完成术前小结、上级医师查房记录等病历书写 □ 向患者及家属交代病情及围术期注意事项 □ 签署手术知情同意书、自费用品协议书、输血同意书	□ 气管插管，建立深静脉通路 □ 手术 □ 术后转入监护病房 □ 术者完成手术记录 □ 完成术后病程记录 □ 向患者家属交代手术情况及术后注意事项
重点医嘱	**长期医嘱** □ 按先天性心脏病护理常规 □ 二级护理 □ 饮食 □ 患者既往基础用药 **临时医嘱** □ 血尿便常规，血型，凝血功能，电解质，肝肾功能，感染性疾病筛查 □ 胸部 X 线片、心电图、超声心动图	**长期医嘱** □ 强心、利尿、补钾治疗 **临时医嘱** □ 拟于明日在全身麻醉体外循环下行继发孔型房间隔缺损修补术 □ 备皮 □ 备血 □ 血型 □ 术前晚灌肠 □ 术前禁食、禁水 □ 术前镇静药（酌情） □ 其他特殊医嘱	**长期医嘱** □ 按心脏体外循环直视术后护理 □ 禁食 □ 持续血压、心电及经皮血氧饱和度监测 □ 呼吸机辅助呼吸 □ 预防用抗菌药物 **临时医嘱** □ 床旁胸部 X 线片 □ 其他特殊医嘱
主要护理工作	□ 入院宣教（环境、设施、人员等） □ 入院护理评估（营养状况、性格变化等）	□ 术前准备（备皮等） □ 术前宣教（提醒患者按时禁水等）	□ 观察患者病情变化 □ 定期记录重要监测指标
病情变异记录	□ 无 □ 有，原因： 1. 2.	□ 无 □ 有，原因： 1. 2.	□ 无 □ 有，原因： 1. 2.
医师签名			

时间	住院第 4~5 天 （术后第 1 日）	住院第 5~10 天 （术后第 2~6 日）	住院第 11~15 天 （术后第 7~11 日）
主要诊疗工作	□ 医师查房 □ 观察切口有无血肿，渗血 □ 拔除尿管	□ 医师查房 □ 安排相关复查并分析检查结果 □ 观察切口情况 □ 术后 24 小时后根据引流量，拔出引流管	□ 检查切口愈合情况 □ 确定患者可以出院 □ 向患者交代出院注意事项复查日期 □ 通知出院处 □ 开出院诊断书 □ 完成出院记录
重点医嘱	**长期医嘱** □ 一级护理 □ 半流质饮食 □ 氧气吸入 □ 心电、无创血压及经皮血氧饱和度监测 □ 预防用抗菌药物 □ 强心、利尿、补钾治疗 **临时医嘱** □ 心电图 □ 大换药 □ 复查血常规及相关指标 □ 其他特殊医嘱	**长期医嘱** □ 饮食 □ 改二级护理（视病情恢复定） □ 停止监测（视病情恢复定） □ 停用抗菌药物（视病情恢复定） **临时医嘱** □ 拔除深静脉置管并行留置针穿刺（视病情恢复定） □ 复查胸部 X 线片、心电图、超声心动图以及血常规，血生化全套 □ 大换药	**临时医嘱** □ 通知出院 □ 出院带药 □ 伤口换药
主要护理工作	□ 观察患者情况 □ 记录生命体征 □ 记录 24 小时出入量 □ 术后康复指导	□ 患者一般状况及伤口情况 □ 鼓励患者下床活动，利于恢复 □ 术后康复指导	□ 帮助患者办理出院手续 □ 康复宣教
病情变异记录	□ 无　□ 有，原因： 1. 2.	□ 无　□ 有，原因： 1. 2.	□ 无　□ 有，原因： 1. 2.
医师签名			

（二）护士表单

房间隔缺损临床路径护士表单

适用对象：第一诊断为房间隔缺损继发孔型（ICD-10：Q21.102）
行房间隔缺损直视修补术（ICD-9-CM-3：35.51/35.61/35.71）

患者姓名：		性别： 年龄： 门诊号：	住院号：
住院日期： 年　月　日		出院日期： 年　月　日	标准住院日：11~15 天

时间	住院第 1~2 天	住院第 2~3 天	住院第 3~4 天 （手术日）
主要护理工作	□ 入院宣教（环境、设施、人员等） □ 入院护理评估（营养状况、性格变化等） □ 病史询问，相应查体 □ 联系相关检查	□ 汇总检查结果 □ 完成术前评估 □ 术前宣教（提醒患者按时禁水等） □ 完成术前准备（备皮等）	□ 协助手术 □ 观察患者病情变化 □ 定期记录重要监测指标
重点医嘱	**长期医嘱** □ 按先天性心脏病护理常规 □ 二级护理 □ 饮食 □ 患者既往基础用药 **临时医嘱** □ 血尿便常规，血型，凝血功能，电解质，肝肾功能，感染性疾病筛查 □ 胸部 X 线片、心电图、超声心动图	**长期医嘱** □ 强心、利尿、补钾治疗 **临时医嘱** □ 拟于明日在全身麻醉体外循环下行继发孔型房间隔缺损修补术 □ 备皮 □ 备血 □ 血型 □ 术前晚灌肠 □ 术前禁食、禁水 □ 术前镇静药（酌情） □ 其他特殊医嘱	**长期医嘱** □ 按心脏体外循环直视术后护理 □ 禁食 □ 持续血压、心电及经皮血氧饱和度监测 □ 呼吸机辅助呼吸 □ 预防用抗菌药物 **临时医嘱** □ 床旁胸部 X 线片 □ 其他特殊医嘱
病情变异记录	□ 无　□ 有，原因： 1. 2.	□ 无　□ 有，原因： 1. 2.	□ 无　□ 有，原因： 1. 2.
护士签名			

时间	住院第 4~5 天 （术后第 1 日）	住院第 5~10 天 （术后第 2~6 日）	住院第 11~15 天 （术后第 7~11 日）
主要护理工作	□ 观察患者情况 □ 记录生命体征 □ 记录 24 小时出入量 □ 术后康复指导	□ 患者一般状况及切口情况 □ 联系相关复查 □ 鼓励患者下床活动，利于恢复 □ 观察切口情况 □ 术后康复指导	□ 向患者交代出院注意事项及复查日期 □ 帮助患者办理出院手续 □ 通知出院处 □ 康复宣教
重点医嘱	**长期医嘱** □ 一级护理 □ 半流质饮食 □ 氧气吸入 □ 心电、无创血压及经血氧饱和度监测 □ 预防用抗菌药物 □ 强心、利尿、补钾治疗 **临时医嘱** □ 心电图 □ 大换药 □ 复查血常规及相关指标 □ 其他特殊医嘱	**长期医嘱** □ 饮食 □ 改二级护理（视病情恢复定） □ 停止监测（视病情恢复定） □ 停用抗菌药物（视病情恢复定） **临时医嘱** □ 拔除深静脉置管并行留置针穿刺（视病情恢复定） □ 复查胸部 X 线片、心电图、超声心动图以及血常规、血生化全套 □ 大换药	**临时医嘱** □ 通知出院 □ 出院带药 □ 伤口换药
病情变异记录	□ 无　□ 有，原因： 1. 2.	□ 无　□ 有，原因： 1. 2.	□ 无　□ 有，原因： 1. 2.
护士签名			

（三）患者表单

房间隔缺损临床路径患者表单

适用对象：第一诊断为房间隔缺损继发孔型（ICD-10：Q21.102）

行房间隔缺损直视修补术（ICD-9-CM-3：35.51/35.61/35.71）

患者姓名：	性别： 年龄： 门诊号：	住院号：
住院日期： 年 月 日	出院日期： 年 月 日	标准住院日：11~15 天

时间	住院第 1~2 天	住院第 2~3 天	住院第 3~4 天 （手术日）
医患配合	□ 接受入院宣教 □ 接受入院护理评估 □ 接受病史询问 □ 进行体格检查 □ 交代既往用药情况 □ 进行相关检查	□ 患者及家属与医师交流了解病情 □ 了解手术方案及围术期注意事项 □ 签署手术知情同意书、自费用品协议书、输血同意书 □ 接受术前宣教	□ 接受手术治疗 □ 患者家属与医师交流了解手术情况及术后注意事项 □ 接受术后监护治疗
重点诊疗及检查	**重点诊疗** □ 分级护理 □ 饮食安排 □ 既往基础用药 **重要检查** □ 血、尿常规，血型，凝血功能，电解质，肝肾功能，感染性疾病筛查 □ 胸部 X 线片、心电图、超声心动图 □ 根据病情补充安排其他检查	**重点诊疗** □ 接受医师安排的治疗 □ 备皮 □ 备血 □ 术前晚灌肠（按医护人员指导） □ 术前禁食、禁水（按医护人员指导） □ 术前镇静药（酌情）	**重点诊疗** □ 禁食 □ 持续血压、心电及经皮血氧饱和度监测 □ 呼吸机辅助呼吸 □ 预防用抗菌药物 **重要检查** □ 床旁胸部 X 线片 □ 其他必要检查
病情变异记录	□ 无 □ 有，原因： 1. 2.	□ 无 □ 有，原因： 1. 2.	□ 无 □ 有，原因： 1. 2.

时间	住院第 4~5 天 （术后第 1 日）	住院第 5~10 天 （术后第 2~6 日）	住院第 11~15 天 （术后第 7~11 日）
医患配合	□ 接受术后康复指导 □ 配合记录 24 小时出入量 □ 配合医师拔除胸管（根据引流量） □ 配合医师拔除尿管（根据病情）	□ 接受术后康复指导 □ 下床活动，促进恢复 □ 配合拔除深静脉置管并行留置针穿刺（视病情恢复定） □ 接受相关复查 □ 配合医师进行伤口换药	□ 接受出院前康复宣教 □ 学习出院注意事项 □ 了解复查程序 □ 办理出院手续 □ 获取出院诊断书 □ 获取出院带药
重点诊疗及检查	**重点诊疗** □ 一级护理 □ 半流质饮食 □ 氧气吸入 □ 生命指标监测 □ 预防用抗菌药物 □ 药物治疗 **重要检查** □ 心电图 □ 按医师要求进行相关检查	**重点诊疗** □ 饮食 □ 改二级护理（视病情恢复定） □ 停止监测（视病情恢复定） □ 停用抗菌药物（视病情恢复定） **重要检查** □ 复查胸部 X 线片、心电图、超声心动图 □ 血常规、血生化全套复查	**重点诊疗** □ 出院
病情变异记录	□ 无 □ 有，原因： 1. 2.	□ 无 □ 有，原因： 1. 2.	□ 无 □ 有，原因： 1. 2.

附：原表单（2009 年版）

房间隔缺损临床路径表单

适用对象：第一诊断为房间隔缺损继发孔型（ICD-10：Q21.102）
行房间隔缺损直视修补术（ICD-9-CM-3：35.51/35.61/35.71）

患者姓名：	性别： 年龄： 门诊号：	住院号：
住院日期： 年 月 日	出院日期： 年 月 日	标准住院日：11~15 天

时间	住院第 1~2 天	住院第 2~3 天	住院第 3~4 天（手术日）
主要诊疗工作	□ 病史询问，体格检查 □ 完成入院病历书写 □ 安排相关检查 □ 上级医师查房	□ 汇总检查结果 □ 完成术前准备与术前评估 □ 术前讨论，确定手术方案 □ 完成术前小结、上级医师查房记录等病历书写 □ 向患者及家属交代病情及围术期注意事项 □ 签署手术知情同意书、自费用品协议书、输血同意书	□ 气管插管，建立深静脉通路 □ 手术 □ 术后转入监护病房 □ 术者完成手术记录 □ 完成术后病程记录 □ 向患者家属交代手术情况及术后注意事项
重点医嘱	**长期医嘱** □ 按先天性心脏病护理常规 □ 二级护理 □ 饮食 □ 患者既往基础用药 **临时医嘱** □ 血尿便常规，血型，凝血功能，电解质，肝肾功能，感染性疾病筛查 □ 胸部 X 线片、心电图、超声心动图	**长期医嘱** □ 强心、利尿、补钾治疗 **临时医嘱** □ 拟于明日在全身麻醉体外循环下行房间隔缺损修补术 □ 备皮 □ 备血 □ 血型 □ 术前晚灌肠 □ 术前禁食、禁水 □ 术前镇静药（酌情） □ 其他特殊医嘱	**长期医嘱** □ 按心脏体外循环直视术后护理 □ 禁食 □ 持续血压、心电及经皮血氧饱和度监测 □ 呼吸机辅助呼吸 □ 预防用抗菌药物 **临时医嘱** □ 床旁胸部 X 线片 □ 其他特殊医嘱
主要护理工作	□ 入院宣教（环境、设施、人员等） □ 入院护理评估（营养状况、性格变化等）	□ 术前准备（备皮等） □ 术前宣教（提醒患者按时禁水等）	□ 观察患者病情变化 □ 定期记录重要监测指标
病情变异记录	□ 无 □ 有，原因： 1. 2.	□ 无 □ 有，原因： 1. 2.	□ 无 □ 有，原因： 1. 2.
护士签名			
医师签名			

时间	住院第 4~5 天 （术后第 1 日）	住院第 5~10 天 （术后第 2~6 日）	住院第 11~15 天 （术后第 7~11 日）
主要诊疗工作	□ 医师查房 □ 观察伤口有无血肿、渗血 □ 拔除胸管（根据引流量） □ 拔除尿管	□ 医师查房 □ 安排相关复查并分析检查结果 □ 观察伤口情况	□ 检查伤口愈合情况并拆线 □ 确定患者可以出院 □ 向患者交代出院注意事项复查日期 □ 通知出院处 □ 开出院诊断书 □ 完成出院记录
重点医嘱	**长期医嘱** □ 一级护理 □ 半流质饮食 □ 氧气吸入 □ 心电、无创血压及经皮血氧饱和度监测 □ 预防用抗菌药物 □ 强心、利尿、补钾治疗 **临时医嘱** □ 心电图 □ 大换药 □ 复查血常规及相关指标 □ 其他特殊医嘱	**长期医嘱** □ 饮食 □ 改二级护理（视病情恢复定） □ 停止监测（视病情恢复定） □ 停用抗菌药物（视病情恢复定） **临时医嘱** □ 拔除深静脉置管并行留置针穿刺（视病情恢复定） □ 复查胸部 X 线片、心电图、超声心动图以及血常规、血生化全套 □ 大换药	**临时医嘱** □ 通知出院 □ 出院带药 □ 拆线换药
主要护理工作	□ 观察患者情况 □ 记录生命体征 □ 记录 24 小时出入量 □ 术后康复指导	□ 患者一般状况及伤口情况 □ 鼓励患者下床活动，利于恢复 □ 术后康复指导	□ 帮助患者办理出院手续 □ 康复宣教
病情变异记录	□ 无 □ 有，原因： 1. 2.	□ 无 □ 有，原因： 1. 2.	□ 无 □ 有，原因： 1. 2.
护士签名			
医师签名			

第五章
房间隔缺损（经皮封堵术）临床路径释义

一、房间隔缺损编码

疾病名称及编码：房间隔缺损（继发孔型）（ICD-10：Q21.102）

手术操作名称及编码：经皮房间隔缺损封堵术（ICD-9-CM-3：35.52）

二、临床路径检索方法

Q21.102 伴 35.52

三、房间隔缺损临床路径标准住院流程

（一）适用对象

第一诊断为房间隔缺损（继发孔型）（ICD-10：Q21.101），行经皮房间隔缺损封堵术（ICD-9-CM-3：35.52）。

> **释义**
>
> ■ 房间隔缺损的发生率约占先天性心脏病的 10%，按解剖特点分为继发孔及原发孔型房间隔缺损，前者占房间隔缺损的 60%~70%，是介入治疗主要选择的类型。本路径对象为适合行经皮介入治疗的继发孔型房间隔缺损。
>
> ■ 继发孔型房间隔缺损的治疗手段有多种，本路径针对的是经皮房间隔缺损封堵术，其他治疗方式见相关的路径指南。

（二）诊断依据

根据《临床诊疗指南·心血管外科学分册》（中华医学会编著，人民卫生出版社，2009）。

1. 病史：可无症状，也可有活动后心悸、气促等。
2. 体征：可出现胸骨左缘第 2、3 肋间收缩期柔和杂音，第二心音固定分裂等。
3. 辅助检查：心电图、胸部 X 线平片、超声心动图等。

> **释义**
>
> ■ 房间隔缺损分流量的大小是决定其临床表现的重要因素。大多数房间隔缺损（ASD）儿童一般无症状，亦不影响活动，多数患者到了青春期后才出现症状。中、大型 ASD 患者在 20~30 岁左右将发生充血性心力衰竭和肺动脉高压，特别是 35 岁后病情发展迅速，如果不采取干预措施，患者会因肺动脉高压而使右心室容量和压力负荷均增加，进而出现右侧心力衰竭，而且无论是否手术治疗，均可在术后出现房性心律失常（心房扑动或心房颤动），此外部分患者可因矛盾性血栓而引起脑血管栓塞。

■ 典型的房间隔缺损心脏杂音为胸骨左缘第2、3肋间柔和的收缩期杂音，呈固定性分裂，常不伴有震颤。

■ 房间隔缺损较小者，心电图一般正常。房间隔缺损较大时，心电图会提示右侧心房、心室肥大。心电轴右偏、右心室肥大和不完全性右束支传导阻滞是房间隔缺损特征性心电图表现。

■ 房间隔缺损较小者，胸部X线平片可正常或变化轻微。房间隔缺损较大时胸部X线平片表现为右心房、右心室增大，肺动脉段突出，肺血增多及主动脉结缩小。

■ 超声心动图是对房间隔缺损数目、部位及大小进行确诊性检查的手段。同时可明确是否合并肺静脉异位引流、肺动脉狭窄及房室瓣情况，以利于对房间隔缺损是否合并其他心脏畸形加以判断。此外还可对心功能进行测定，对肺动脉压力进行评估。但与心导管检查相比，其对肺血流量的测定、肺动脉压力的测定仍缺乏精确的数据。对合并重度肺动脉高压的患者，心导管检查仍是确定手术适应证的重要依据。

（三）选择治疗方案的依据

根据《临床技术操作规范·心血管外科学分册》（中华医学会编著，人民军医出版社，2009）。

经皮房间隔缺损（继发孔型）封堵术。

释义

■ 房间隔缺损的治疗方法随着技术的进步和医用材料的完善而不断发展变化。各单位应根据自身条件，依据患者病变的特点，对符合封堵条件的患儿合理选择经皮房间隔缺损封堵术，开展安全、微创、有效的治疗。

（四）标准住院日

≤5天。

释义

■ 房间隔缺损患者入院后，术前准备1~2天，在第2~3天实施手术，术后恢复1~2天出院。总住院时间不超过5天均符合路径要求。

（五）进入路径标准

1. 第一诊断必须符合ICD-10：Q21.101房间隔缺损（继发孔型）疾病编码。
2. 有介入治疗适应证，无禁忌证。
3. 年龄>3岁或体重>15kg，不合并中度以上肺动脉高压的患者。
4. 当患者同时具有其他疾病诊断，但在住院期间不需要特殊处理也不影响第一诊断的临床路径流程实施时，可以进入路径。

释义

■ 继发孔型房间隔缺损的自然愈合年龄为7个月至6岁，中位数为1.6岁。右心室增大者的自愈率为9.5%，右心室正常的自愈率为63.6%。同时考虑到股静脉需要有足够的直径插入鞘管，本路径将年龄>3岁或体重>15kg作为进入路径的入选标准。

■ 特殊类型房间隔缺损如多孔型或筛孔型房间隔缺损，因病情较复杂，造成封堵失败而需外科手术概率较大，不宜纳入本路径管理。

■ 房间隔缺损造成心肺功能损害者，临床需要相应的综合治疗手段处理，从而导致住院时间延长、治疗费用增加，治疗效果亦受影响，因此不应入选本路径管理。

■ 因房间隔缺损而导致重度继发性肺动脉高压的患者，其肺血管的病理改变均较为严重。对此类患者，术前对适应证的充分评估以及围术期针对肺动脉高压的严格处理是治疗成功的关键，这些特殊检查和处理会导致在治疗时间及治疗费用上出现较大的变异。为便于进行统一的医疗质量管理，本路径将合并重度肺动脉高压患者排除在入选标准以外。

■ 经入院常规检查发现以往所没有发现的疾病，而该疾病可能对患者健康影响更为严重，或者该疾病可能影响手术实施、提高手术和麻醉风险、影响预后，则应优先考虑治疗该种疾病，暂不宜进入路径。如高血压、糖尿病、心功能不全、肝肾功能不全、凝血功能障碍等。

■ 若既往患有上述疾病，经合理治疗后达到稳定，或目前尚需持续用药，经评估无手术及麻醉禁忌，则可进入路径。但可能会增加医疗费用，延长住院时间。

（六）术前准备（术前评估）

≤2天。

1. 必须的检查项目：

（1）血常规、尿常规。

（2）肝肾功能，电解质，血型、凝血功能，感染性疾病筛查（乙型肝炎、丙型肝炎、梅毒、艾滋病等）。

（3）心电图、胸部X线平片、超声心动图。

2. 根据情况可选择的检查项目，如心肌酶、大便常规、冠状动脉造影检查、肺功能检查等。

释义

■ 必查项目是确保手术治疗安全、有效开展的基础，在术前必须完成。相关人员应认真分析检查结果，以便及时发现异常情况并采取对应处置。

■ 患者近期有过感冒、发热，可检查心肌酶，若异常增高则不宜进入路径治疗。

■ 通常年龄>50岁，或有明确心绞痛主诉、心电图提示有明显心肌缺血表现者，应行冠状动脉造影检查。

■ 既往有呼吸疾病史或胸廓明显畸形患者，应行肺功能检查。

■ 为缩短患者术前等待时间，检查项目可以在患者入院前于门诊完成。

（七）预防性抗菌药物选择与使用时机

1. 抗菌药物：按照《抗菌药物临床应用指导原则》（卫医发〔2004〕285号）选择用药。可以考虑使用第一、第二代头孢菌素。

2. 预防性用抗菌药物，时间为术前 0.5 小时，手术超过 3 小时加用 1 次抗菌药物；总预防性用药时间一般不超过 24 小时，个别情况可延长至 48 小时。

> **释义**
>
> ■ 房间隔缺损经皮封堵术有静脉穿刺口，加之有心腔内操作、异物植入等易感因素存在，且一旦感染可导致严重后果。因此可按规定适当预防性应用抗菌药物，通常选用第二代头孢菌素。

（八）手术日

一般在入院 3 天内。

1. 麻醉方式：局部麻醉（成人和能配合的儿童）或全身麻醉（不能配合的儿童）。

2. 手术植入物：房间隔缺损封堵器。

4. 术中用药：麻醉常规用药。

5. 术中所有其他辅助器械：动脉鞘、右心导管、输送鞘管、导丝等。

6. 术中影像学监测：透视和超声心动图（包括经食管超声心动图）。

> **释义**
>
> ■ 本路径规定的房间隔缺损经皮封堵术可能为局部麻醉（成人和能配合的儿童）或全身麻醉（不能配合的儿童）。术中影像学监测设备包括 X 线透视、经胸或食管超声心动图。

（九）术后住院恢复

≤2 天。

1. 术后 24 小时持续监测，并使用低分子肝素抗凝治疗。

2. 术后第 2 日起口服阿司匹林（3~5 mg/kg 体重），持续治疗 6 个月。

3. 必须复查的检查项目：血常规、电解质、肝肾功能、心电图、胸部 X 线平片、超声心动图。

4. 抗菌药物使用：按照《抗菌药物临床应用指导原则》（卫医发〔2004〕285 号）执行。

> **释义**
>
> ■ 房间隔缺损经皮封堵术后早期应对患者进行持续的监测治疗，以便及时掌握病情变化。主管医师评估患者病情平稳后，方可终止持续监测。
>
> ■ 根据患者病情需要，开展相应的检查及治疗。检查内容不只限于路径中规定的必须复查项目，可根据需要增加，如血气分析、凝血功能分析等。必要时可增加同一项目的检查频次。

（十）出院标准

1. 患者一般情况良好，体温正常，完成复查项目。

2. 穿刺部位无出血、感染。

3. 没有需要住院处理的并发症。

释义

■ 患者出院前不仅应完成必须复查项目，且复查项目应无明显异常。若检查结果明显异常，主管医师应进行仔细分析并作出对应处置。对穿刺部位有血管并发症的患者，经主管医师评价后如该并发症无需立即处理，可出院后随诊观察。

（十一）变异及原因分析

1. 围术期并发症等造成住院日延长和费用增加。

2. 由于病情不同，使用不同的封堵器和耗材，导致住院费用存在差异。

3. 医师认可的变异原因分析。

4. 其他患者方面的原因等。

释义

■ 变异是指入选临床路径的患者未能按路径流程完成医疗行为或未达到预期的医疗质量控制目标。这包含三方面情况：①按路径流程完成治疗，但出现非预期结果，可能需要后续进一步处理，如本路径治疗后封堵器脱落或残余分流造成溶血等；②按路径流程完成治疗，但超出了路径规定的时限或限定的费用，如实际住院日超出标准住院日要求或未能在规定的手术日时间限定内实施手术等；③不能按路径流程完成治疗，患者需要中途退出路径，如治疗过程中出现严重并发症，导致必须终止路径或需要转入其他路径进行治疗等。对这些患者，主管医师均应进行变异原因的分析，并在临床路径的表单中予以说明。

■ 房间隔缺损经皮封堵术可能出现的并发症有：残余分流、血栓或气体栓塞、头痛或偏头痛、封堵器脱落或移位、心律失常、主动脉至右心房或左心房瘘、溶血等。

■ 医师认可的变异原因主要指患者入选路径后，医师在检查及治疗过程中发现患者合并存在一些事前未预知的对本路径治疗可能产生影响的情况，需要终止执行路径或者是延长治疗时间、增加治疗费用，医师需在表单中明确说明。

■ 因患者方面的主观原因导致执行路径出现变异，也需要医师在表单中予以说明。

四、房间隔缺损临床路径给药方案

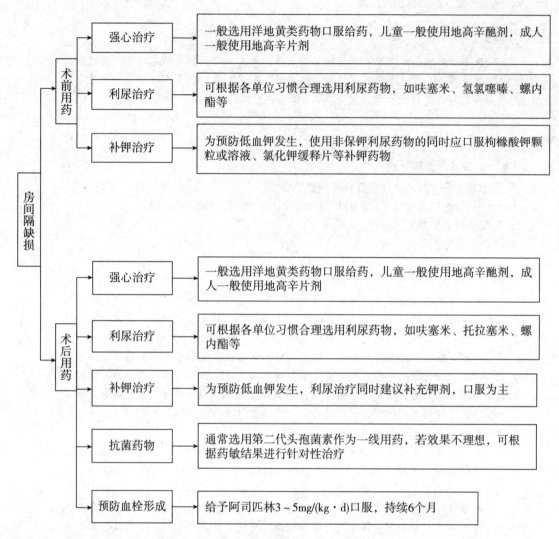

【用药选择】

1. 对于中、大型房间隔缺损患者，术前即可开始给予强心、利尿和补钾药物治疗，合并肺动脉高压者，可间断氧疗，降肺动脉压力的药物可选择波生坦、西地那非或者两药联合应用。

2. 术后常规服用 1 个月强心、利尿及补钾药物。合并肺动脉高压者，继续服用波生坦或西地那非，并根据超声或心导管评估的肺动脉压力情况，决定服用期限。

3. 术中预防性应用抗菌药物，在术前 0.5 小时输注，一般常规使用第二代头孢菌素，对于青霉素或头孢类过敏者，可选用大环内酯类或克林霉素等。术后 48 小时后，若无特殊可停用抗菌药物，若患者血象较高，体温在 38.5℃以上，可继续应用抗菌药物，或根据痰培养、血培养结果选择敏感抗菌药物。

【药学提示】

1. 大环内酯类静脉给药可引起血栓性静脉炎，故应用阿奇霉素静脉滴注时要注意监测；此类药物与甲泼尼龙、茶碱、卡马西平、华法林等药物有相互作用。

2. 患者体循环收缩压<85mmHg，需慎用波生坦，同时监测肝功能。

【注意事项】

1. 抗菌药物的滥用导致耐药株不断出现，且二重感染机会增加。故在术后 48 小时后，若无明显感染证据，应停用抗菌药物。有必要继续应用抗菌药物的，应根据药敏结果合理选择。

2. 在术后 48 小时内，注意保证出量占入量的一半，必要时可适当应用静脉利尿药物，减轻心脏负担，48 小时后可适当放宽患者出入量情况。

3. 若患者合并传导阻滞等心律失常情况，建议减少或停用地高辛类药物。

五、推荐表单

（一）医师表单

房间隔缺损临床路径医师表单

适用对象：第一诊断为房间隔缺损继发孔型（ICD-10：Q21.101）
行经皮房间隔缺损封堵术（ICD-9-CM-3：35.52）

患者姓名：	性别： 年龄： 门诊号：	住院号：
住院日期： 年 月 日	出院日期： 年 月 日	标准住院日：≤5 天

时间	住院第 1~2 天	住院第 2~3 天 （手术日）	住院第 3~5 天
主要诊疗工作	□ 病史询问，体格检查 □ 完成入院病历书写 □ 完善相关检查，汇总检查结果 □ 上级医师查房 □ 完成术前准备与术前评估 □ 向患者及家属交代病情及围术期注意事项 □ 签署手术知情同意书、自费用品协议书、麻醉同意书等	□ 建立静脉通路 □ 术中超声心动图检测 □ 局部麻醉或全身麻醉下穿刺右股静脉 □ 行右心导管检查 □ 经皮房间隔缺损封堵术 □ 术者完成手术记录 □ 完成术后病程记录 □ 向患者家属交代手术情况及术后注意事项	□ 医师查房 □ 拆除穿刺点弹力绷带，检查穿刺伤口 □ 安排相关复查并分析检查结果 □ 向患者交代出院后的后续治疗及相关注意事项，如阿司匹林治疗等 □ 安排出院
重点医嘱	**长期医嘱** □ 按先天性心脏病护理常规 □ 二级护理 □ 饮食 □ 患者既往基础用药 **临时医嘱** □ 血、尿常规，血型，凝血功能，电解质，肝肾功能，感染性疾病筛查 □ 心电图、胸部 X 线平片、超声心动图 □ 拟于明日在全身/局部麻醉下行经皮房间隔缺损封堵术 □ 备皮 □ 留置针穿刺，建立静脉通路 □ 需全身麻醉者术前禁食、禁水 □ 术前镇静药（酌情） □ 其他特殊医嘱	**长期医嘱** □ 一级护理 □ 饮食 □ 持续血压、心电监测 □ 全身麻醉者同时行经皮血氧饱和度监测 **临时医嘱** □ 穿刺点弹力绷带包扎 □ 预防用抗菌药物 □ 低分子肝素抗凝治疗 □ 其他特殊医嘱	**长期医嘱** □ 二级护理 □ 饮食 □ 阿司匹林治疗（3~5mg/kg 体重） **临时医嘱** □ 穿刺部位换药 □ 复查血尿常规、电解质 □ 复查心电图、胸部 X 线平片、超声心动图 □ 通知出院 □ 其他特殊医嘱 □ 不适随诊
主要护理工作	□ 入院宣教（环境、设施、人员等） □ 备皮等	□ 观察患者病情变化 □ 观察穿刺点及下肢血运情况 □ 术后康复指导	□ 帮助患者办理出院手续 □ 康复宣教
病情变异记录	□ 无 □ 有，原因： 1. 2.	□ 无 □ 有，原因： 1. 2.	□ 无 □ 有，原因： 1. 2.
医师签名			

（二）护士表单

房间隔缺损临床路径护士表单

适用对象：第一诊断为房间隔缺损继发孔型（ICD-10：Q21.101）
　　　　　行经皮房间隔缺损封堵术（ICD-9-CM-3：35.52）

患者姓名：	性别：　　年龄：　　门诊号：	住院号：
住院日期：　　年　月　日	出院日期：　　年　月　日	标准住院日：≤5 天

时间	住院第 1~2 天	住院第 2~3 天 （手术日）	住院第 3~5 天
主要护理工作	□ 入院宣教（环境、设施、人员等） □ 入院护理评估（营养状况、性格变化等） □ 病史询问 □ 联系、汇总检查结果 □ 术前宣教（提醒患者按时禁水等） □ 完成术前准备（备皮等）	□ 观察患者病情变化 □ 观察穿刺点及下肢血运情况 □ 术后康复指导	□ 向患者交代出院注意事项及复查日期 □ 帮助患者办理出院手续 □ 通知出院处 □ 康复宣教
重点医嘱	**长期医嘱** □ 按先天性心脏病护理常规 □ 二级护理 □ 饮食 □ 患者既往基础用药 **临时医嘱** □ 血、尿常规，血型，凝血功能，电解质，肝肾功能，感染性疾病筛查 □ 心电图、胸部 X 线平片、超声心动图 □ 拟于明日在全身/局部麻醉下行经皮房间隔缺损封堵术 □ 备皮 □ 留置针穿刺，建立静脉通路 □ 需全身麻醉者术前禁食、禁水 □ 术前镇静药（酌情） □ 其他特殊医嘱	**长期医嘱** □ 一级护理 □ 饮食 □ 持续血压、心电监测 □ 全身麻醉者同时行经皮血氧饱和度监测 **临时医嘱** □ 穿刺点弹力绷带包扎 □ 预防用抗菌药物 □ 低分子肝素抗凝治疗 □ 其他特殊医嘱	**长期医嘱** □ 二级护理 □ 饮食 □ 阿司匹林治疗（3~5mg/kg 体重） **临时医嘱** □ 穿刺部位换药 □ 复查血尿常规、电解质 □ 复查心电图、胸部 X 线平片、超声心动图 □ 通知出院 □ 其他特殊医嘱 □ 不适随诊
病情变异记录	□ 无　□ 有，原因： 1. 2.	□ 无　□ 有，原因： 1. 2.	□ 无　□ 有，原因： 1. 2.
护士签名			

（三）患者表单

房间隔缺损临床路径患者表单

适用对象：第一诊断为房间隔缺损继发孔型（ICD-10：Q21.101）

行经皮房间隔缺损封堵术（ICD-9-CM-3：35.52）

患者姓名：		性别： 年龄： 门诊号：	住院号：
住院日期： 年 月 日		出院日期： 年 月 日	标准住院日：≤5天

时间	住院第1~2天	住院第2~3天（手术日）	住院第3~5天
医患配合	□ 接受入院宣教、护理评估、病史询问 □ 进行相关检查 □ 患者及家属与医师交流了解病情 □ 了解手术方案及围术期注意事项 □ 签署手术知情同意书、自费用品协议书、输血同意书 □ 接受术前宣教	□ 接受手术治疗 □ 患者家属与医师交流了解手术情况及术后注意事项 □ 接受术后监护及治疗	□ 接受术后复查及治疗 □ 接受出院前康复宣教 □ 学习出院注意事项 □ 了解复查程序 □ 办理出院手续 □ 获取出院诊断书 □ 获取出院带药
重点诊疗及检查	**重点诊疗** □ 分级护理、饮食安排、既往基础用药 □ 备皮、备血 □ 术前晚灌肠或镇静 □ 术前禁食、禁水 **重要检查** □ 血、尿常规，血型，凝血功能，电解质，肝肾功能，感染性疾病筛查 □ 胸部X线片、心电图、超声心动图 □ 根据病情补充安排其他检查	**重点诊疗** □ 接受医师安排的治疗 □ 持续血压、心电及经皮血氧饱和度监测 □ 必要时呼吸机辅助呼吸 □ 预防用抗菌药物 □ 低分子肝素治疗 **重要检查** □ 床旁胸部X线片 □ 其他必要检查	**重点诊疗** □ 复查心电图、超声心动图 □ 血常规、血生化全套复查 □ 出院
病情变异记录	□ 无 □ 有，原因： 1. 2.	□ 无 □ 有，原因： 1. 2.	□ 无 □ 有，原因： 1. 2.

附：原表单（2011 年版）

房间隔缺损临床路径表单

适用对象：第一诊断为房间隔缺损继发孔型（ICD-10：Q21.101）
行经皮房间隔缺损封堵术（ICD-9-CM-3：35.52）

| 患者姓名： | 性别： | 年龄： | 门诊号： | 住院号： |

| 住院日期： 年 月 日 | 出院日期： 年 月 日 | 标准住院日：≤5 天 |

时间	住院第 1~2 天	住院第 2~3 天（手术日）	住院第 3~5 天
主要诊疗工作	□ 病史询问，体格检查 □ 完成入院病历书写 □ 完善相关检查，汇总检查结果 □ 上级医师查房 □ 完成术前准备与术前评估 □ 向患者及家属交代病情及围术期注意事项 □ 签署手术知情同意书、自费用品协议书、麻醉同意书等	□ 建立静脉通路 □ 术中超声心动图检测 □ 局部麻醉或全身麻醉下穿刺右股静脉 □ 行右心导管检查 □ 经皮房间隔缺损封堵术 □ 术者完成手术记录 □ 完成术后病程记录 □ 向患者家属交代手术情况及术后注意事项	□ 医师查房 □ 拆除穿刺点弹力绷带，检查穿刺伤口 □ 安排相关复查并分析检查结果 □ 向患者交代出院后的后续治疗及相关注意事项，如阿司匹林治疗等 □ 安排出院
重点医嘱	**长期医嘱** □ 按先天性心脏病护理常规 □ 二级护理 □ 饮食 □ 患者既往基础用药 **临时医嘱** □ 血、尿常规，血型，凝血功能，电解质，肝肾功能，感染性疾病筛查 □ 心电图、胸部 X 线平片、超声心动图 □ 拟于明日在全身/局部麻醉下行经皮房间隔缺损封堵术 □ 备皮 □ 留置针穿刺，建立静脉通路 □ 需全身麻醉者术前禁食、禁水 □ 术前镇静药（酌情） □ 其他特殊医嘱	**长期医嘱** □ 一级护理 □ 饮食 □ 持续血压、心电监测 □ 全身麻醉者同时行经皮血氧饱和度监测 **临时医嘱** □ 穿刺点弹力绷带包扎 □ 预防用抗菌药物 □ 低分子肝素抗凝治疗 □ 其他特殊医嘱	**长期医嘱** □ 二级护理 □ 饮食 □ 阿司匹林治疗（3~5mg/kg 体重） **临时医嘱** □ 穿刺部位换药 □ 复查血尿常规、电解质 □ 复查心电图、胸部 X 线平片、超声心动图 □ 通知出院 □ 其他特殊医嘱 □ 不适随诊
主要护理工作	□ 入院宣教（环境、设施、人员等） □ 备皮等	□ 观察患者病情变化 □ 观察穿刺点及下肢血运情况 □ 术后康复指导	□ 帮助患者办理出院手续 □ 康复宣教
病情变异记录	□ 无 □ 有，原因： 1. 2.	□ 无 □ 有，原因： 1. 2.	□ 无 □ 有，原因： 1. 2.
护士签名			
医师签名			

第六章

室间隔缺损（直视修补术）临床路径释义

一、室间隔缺损编码

疾病名称及编码：室间隔缺损（ICD-10：Q21.0）

手术操作及编码：室间隔缺损直视修补术（ICD-9-CM-3：35.53 /35.62/35.72）

二、临床路径检索方法

Q21.102 伴（35.53/35.62/35.72）

三、室间隔缺损临床路径标准住院流程

（一）适用对象

第一诊断为室间隔缺损（ICD-10：Q21.0），行室间隔缺损直视修补术（ICD-9-CM-3：35.53/35.62/ 35.72）。

> **释义**
>
> ■ 适用对象编码参见第一部分。
>
> ■ 本路径对象为先天性室间隔连续中断，包括常见的漏斗部缺损（干下型、嵴内型）、膜周部缺损、肌部缺损。室间隔缺损的发生率居各种先天性心脏病的首位，约占先天性心脏病的 20%。
>
> ■ 室间隔缺损的治疗手段有多种，本路径针对的是外科直视修补术，其他治疗方式见其他相应路径。

（二）诊断依据

根据《临床诊疗指南·心血管外科学分册》（中华医学会编著，人民卫生出版社，2009）。

1. 病史：可有反复呼吸道感染，生长发育迟缓，发现心脏杂音等。
2. 体征：可有胸骨左缘第 3、4 肋间全收缩期粗糙杂音等。
3. 辅助检查：心电图，胸部 X 线平片，超声心动图等。

> **释义**
>
> ■ 室间隔缺损分流量的大小及方向是决定室间隔缺损临床表现的重要因素。小型室间隔缺损（缺损直径在 0.5cm 以内或小于主动脉开口直径一半）由于限制了左向右分流，患者在临床上无明显症状，多数因查体时发现心脏杂音而进一步检查确诊。

　　■ 大型室间隔缺损（缺损直径>1.0cm或接近主动脉开口直径）患者，临床症状与胎儿期肺血管高阻力生后下降程度密切相关。下降迅速者，可于生后短期内出现呼吸急促、苍白多汗、喂养困难，易并发呼吸道感染、心力衰竭、肺水肿。这类患者因体循环灌注不足，皮肤血容量减少而苍白，即使动脉氧分压降低，青紫亦不易出现。临床症状可因左心房压上升致心室间分流减少而暂时缓解，表现为症状时轻时重，反复变化。随年龄增长患者可出现发育迟缓、胸骨突出以及肺血管高阻力的临床表现。

　　■ 而胎儿期肺血管高阻力生后下降缓慢或无明显下降的大型室间隔缺损患者，整个婴儿期可无心力衰竭表现，但由于其肺循环阻力易出现波动，活动量大时，可出现心室间右向左分流而出现青紫。多数患者生长发育落后、胸骨鸡胸。婴儿期可无呼吸道感染增多现象，但出现下呼吸道感染时可发绀。

　　■ 典型的室间隔缺损心脏杂音为胸骨左缘第3、4肋间全收缩期杂音，常伴有震颤。室间隔缺损的大小及部位对杂音的变化可产生一定的影响，如大型室间隔缺损伴有肺动脉高压者，收缩期杂音缩短，多无震颤，肺动脉瓣关闭音明显亢进。肌小梁部室间隔缺损，其直径随心肌收缩而变化，杂音最响部位常偏低，可在心尖部，收缩晚期可消失。干下型室间隔缺损，杂音最响部位常偏高，可出现在胸骨左缘第2、3肋间。

　　■ 室间隔缺损较小者，心电图正常或仅提示左心室肥大。室间隔缺损较大并伴有肺血管阻力升高者，心电图会提示左、右心均增大。若心电图以右心增大为主要表现，常提示存在阻力性肺动脉高压。

　　■ 室间隔缺损较小者，胸部X线平片可正常或显示左心室及左心房增大，主动脉弓大小基本正常。室间隔缺损较大并伴有肺血管阻力升高者，心影可不大，肺动脉干及主支明显增粗，但周围血管影不粗甚至变细。室间隔缺损较大且分流量大者，胸部X线平片会显示全心增大，主动脉弓大小正常或偏小，肺动脉主干及其分支明显增粗，呈明显肺血增多征象，随时间延长出现肺动脉高阻力改变。

　　■ 超声心动图是对室间隔缺损部位及大小进行确诊性检查的手段。同时可精确描述心室流出道、主动脉瓣及房室瓣情况，以利于对室间隔缺损是否合并其他心脏畸形加以判断，而且可以对心功能进行测定，对肺动脉压力进行评估。但与导管检查相比，其对肺血流量的测定、肺动脉压力的测定仍缺乏精确的数据。对合并重度肺动脉高压的患者，心导管检查仍是确定手术适应证的重要依据。

（三）选择治疗方案的依据

根据《临床技术操作规范·心血管外科学分册》（中华医学会编著，人民军医出版社，2009）。

室间隔缺损直视修补术（ICD-9-CM-3：35.53/35.62/35.72）。

> **释义**
>
> 　　■ 室间隔缺损的治疗方法随着外科技术的进步和医用材料的完善而不断发展变化。各单位应根据自身条件，依据患者病变的病理类型和特点，合理选择常规胸骨正中切口手术、右腋下切口手术、微创手术及介入封堵等各种方式，开展安全、有效的治疗。

（四）标准住院日

11~15 天。

> **释义**
>
> ■ 室间隔缺损患者入院后，术前准备 1~3 天，在第 2~4 天实施手术，术后恢复 5~11 天出院。总住院时间不超过 15 天均符合路径要求。

（五）进入路径标准

1. 第一诊断必须符合 ICD-10：Q21.0 室间隔缺损疾病编码。
2. 有适应证，无禁忌证。
3. 年龄>3 岁或体重>15kg，不合并重度肺动脉高压的患者。
4. 当患者同时具有其他疾病诊断，但在住院期间不需要特殊处理也不影响第一诊断的临床路径流程实施时，可以进入路径。

> **释义**
>
> ■ 中小型室间隔缺损由于存在自行闭合的可能，可在密切随诊的情况下，择期手术。较为理想的手术年龄为 2~4 岁的学龄前儿童。大型室间隔缺损出现充血性心力衰竭及肺炎内科治疗困难者，生后 3 个月内予以限期手术。内科治疗效果满意或无心力衰竭者，可在出生 6 个月进行手术。低龄、低体重手术患儿会增加围术期及术后恢复管理方面的难度，也相应地增加治疗费用。为便于进行统一的医疗质量管理，本路径将年龄>3 岁或体重>15kg 作为进入路径的入选标准。
>
> ■ 多发室间隔缺损病理改变较为复杂，手术矫治技术要求高，术后并发症发生概率高；少数病例需分期手术治疗，不宜纳入本路径管理。
>
> ■ 室间隔缺损合并其他心血管畸形或室间隔缺损造成心肺功能损害者，临床需要相应的综合治疗手段处理，从而导致住院时间延长、治疗费用增加，治疗效果亦受影响，因此不应入选本路径管理。
>
> ■ 因室间隔缺损而导致重度继发性肺动脉高压的患者，其肺血管的病理改变均较为严重。对此类患者，术前对适应证的充分评估以及围术期针对肺动脉高压的严格处理是治疗成功的关键，这些特殊检查和处理会导致在治疗时间及治疗费用上出现较大的变异。为便于进行统一的医疗质量管理，本路径将合并重度肺动脉高压患者排除在入选标准以外。
>
> ■ 只要是采用直视修补，无论是室间隔缺损直接缝闭还是补片修补，均适用本路径。
>
> ■ 经入院常规检查发现以往所没有发现的疾病，而该疾病可能对患者健康影响更为严重，或者该疾病可能影响手术实施、提高手术和麻醉风险、影响预后，则应优先考虑治疗该种疾病，暂不宜进入本路径。如高血压、糖尿病、心功能不全、肝肾功能不全、凝血功能障碍等。
>
> ■ 若既往患有上述疾病，经合理治疗后达到稳定，或目前尚需持续用药，经评估无手术及麻醉禁忌，则可进入本路径。但可能会增加医疗费用，延长住院时间。

（六）术前准备（术前评估）

2~3 天。

1. 必须的检查项目：

（1）实验室检查：血常规+血型，尿常规，血生化（肝肾功能+电解质），凝血功能，感染性疾病筛查（乙型肝炎、丙型肝炎、梅毒、艾滋病）。

（2）胸部 X 线片、心电图、超声心动图。

2. 根据患者具体情况可选择的检查项目，如心肌酶、冠状动脉造影检查、肺功能检查等。

> **释义**
>
> ■ 必查项目是确保手术治疗安全、有效开展的基础，在术前必须完成。相关人员应认真分析检查结果，以便及时发现异常情况并采取对应处置。
>
> ■ 患者近期有过感冒、发热，可检查心肌酶，若异常增高则不宜进入本路径治疗。
>
> ■ 通常年龄>50 岁，或有明确心绞痛主诉、心电图提示有明显心肌缺血表现者，应行冠状动脉造影检查。应注意对比剂肾病的发生，造影后应嘱患者多饮水，复查肾功能。
>
> ■ 既往有呼吸疾病史，或胸廓明显畸形患者，应行肺功能检查。
>
> ■ 为缩短患者术前等待时间，检查项目可以在患者入院前于门诊完成。

（七）预防性抗菌药物选择与使用时机

抗菌药物使用：按照《抗菌药物临床应用指导原则》（卫医发〔2004〕285 号）执行，并根据患者的病情决定抗菌药物的选择与使用时间。

> **释义**
>
> ■ 室间隔缺损修补手术属于Ⅰ类切口手术，但由于有心腔内手术操作、异物植入等易感因素存在，且一旦感染可导致严重后果。因此，可按规定适当预防性应用抗菌药物，通常选用第二代头孢菌素。而对于青霉素过敏或头孢类过敏的患者，可选用大环内酯类或克林霉素作为预防性抗菌用药。

（八）手术日

入院第 3~4 天。

1. 麻醉方式：全身麻醉。

2. 体外循环辅助。

3. 手术植入物：缺损补片材料、胸骨固定钢丝等。

4. 术中用药：麻醉和体外循环常规用药。

5. 输血及血液制品：视术中情况而定。

> **释义**
>
> ■本路径规定的室间隔缺损修补手术均是在全身麻醉、体外循环辅助下实施。其他一些非体外循环辅助下室间隔缺损封堵治疗技术不包含在本路径中。
> ■补片材料可选择涤纶片、人工血管片或自体心包片以及其他生物补片材料。

（九）术后住院恢复

8~11天。

1. 术后转监护病房，持续监测治疗。
2. 病情平稳后转回普通病房。
3. 必须复查的检查项目：血常规、电解质、肝肾功能，胸部X线片、心电图、超声心动图。
4. 抗菌药物使用：按照《抗菌药物临床应用指导原则》（卫医发〔2004〕285号）执行，并根据患者的病情决定抗菌药物的选择与使用时间。

> **释义**
>
> ■室间隔缺损修补术后早期应对患者进行持续的监测治疗，以便及时掌握病情变化。主管医师评估患者病情平稳后，方可终止持续监测。
> ■根据患者病情需要，开展相应的检查及治疗。检查内容不只限于路径中规定的必须复查项目，可根据需要增加，如血气分析、凝血功能分析等。必要时可增加同一项目的检查频次。

（十）出院标准

1. 患者一般情况良好，体温正常，完成复查项目。
2. 切口愈合好：引流管拔除，伤口无感染。
3. 没有需要住院处理的并发症。

> **释义**
>
> ■患者出院前不仅应完成必须复查的项目，且复查项目应无明显异常。若检查结果明显异常或出现并发症，主管医师应进行仔细分析并作出对应处置。

（十一）变异及原因分析

1. 围术期并发症等造成住院日延长和费用增加。
2. 手术耗材的选择：由于病情不同，使用不同的内植物和耗材，导致住院费用存在差异。
3. 医师认可的变异原因分析。
4. 其他患者方面的原因等。

释义

■ 变异是指入选临床路径的患者未能按路径流程完成医疗行为或未达到预期的医疗质量控制目标。这包含三方面情况：①按路径流程完成治疗，但出现非预期结果，可能需要后续进一步处理，如本路径治疗后室间隔缺损再通、存在残余分流等；②按路径流程完成治疗，但超出了路径规定的时限或限定的费用，如实际住院日超出标准住院日要求或未能在规定的手术日时间限定内实施手术等；③不能按路径流程完成治疗，患者需要中途退出路径，如治疗过程中出现严重并发症，导致必须终止路径或需要转入其他路径进行治疗等。对这些患者，主管医师均应进行变异原因的分析，并在临床路径的表单中予以说明。

■ 室间隔缺损修补术可能出现的并发症有：心律失常（房室传导阻滞）、缺损再通（残余分流）、主动脉瓣关闭不全、三尖瓣关闭不全、神经系统或其他重要脏器并发症以及伤口感染、延迟愈合等。

■ 医师认可的变异原因主要指患者入选路径后，医师在检查及治疗过程中发现患者合并存在一些事前未预知的对本路径治疗可能产生影响的情况，需要终止执行路径或者是延长治疗时间、增加治疗费用，医师需在表单中明确说明。

■ 因患者方面的主观原因导致执行路径出现变异，也需要医师在表单中予以说明。

四、室间隔缺损临床路径给药方案

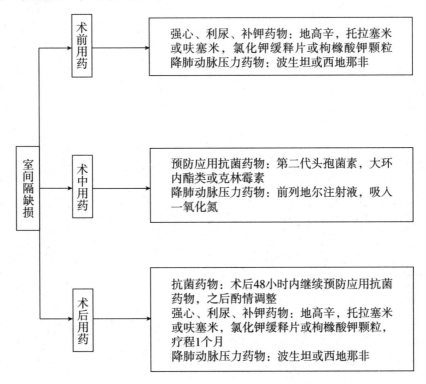

【用药选择】

1. 对于中、大型室间隔缺损，术前即可开始予以强心、利尿和补钾药物治疗，合并肺动脉高压者，可间断吸氧治疗，降肺动脉压力药物首选波生坦，但因其价格较高，可用西地那非替代。

2. 术中预防性应用抗菌药物，在切皮前 0.5 小时输注，一般常规使用第二代头孢菌素，对于青霉素或头孢类过敏者，可选用大环内酯类或克林霉素等。对于合并肺动脉高压者，可采取术中吸入一氧化氮，静脉输注前列地尔。

3. 术后 48 小时后，若无特殊可停用抗菌药物，若患者血象较高，体温在 38.5℃ 以上，可继续应用抗菌药物，同时进行痰培养、血培养等，并根据痰培养、血培养结果选择敏感抗菌药物。术后常规服用 1 个月强心、利尿及补钾药物。合并肺动脉高压者，继续服用波生坦或西地那非，并根据超声或心导管评估的肺动脉压力情况，决定服用期限。

【药学提示】

1. 大环内酯类静脉给药可引起血栓性静脉炎，故红霉素静脉滴注时药物浓度不宜超过 1mg/ml；此类药物与甲泼尼龙、茶碱、卡马西平、华法林等药物有相互作用。

2. 系统收缩压低于 85mmHg 患者须慎用波生坦，同时监测肝功能。

【注意事项】

抗菌药物的滥用导致耐药株不断出现，且二重感染概率增加，故在术后 48 小时后，若无明显感染证据，应停用抗菌药物。有必要继续应用抗菌药物的，应根据痰培养或血培养的药敏结果合理选择抗菌药物。在术后 72 小时内，应加大利尿药物用量，减轻心脏负担，尽量使患者处于负平衡，72 小时后可适当放宽患者出入量限制。

五、推荐表单

（一）医师表单

室间隔缺损临床路径医师表单

适用对象：第一诊断为室间隔缺损（ICD-10：Q21.0）

行室间隔缺损直视修补术（ICD-9-CM-3：35.53/35.62/35.72）

患者姓名：	性别：	年龄：	门诊号：	住院号：
住院日期：　年　月　日	出院日期：　年　月　日			标准住院日：11~15 天

时间	住院第 1~2 天	住院第 2~3 天	住院第 3~4 天（手术日）
主要诊疗工作	□ 病史询问，体格检查 □ 完成入院病历书写 □ 安排相关检查 □ 上级医师查房	□ 汇总检查结果 □ 完成术前准备与术前评估 □ 术前讨论，确定手术方案 □ 完成术前小结、上级医师查房记录等病历书写 □ 向患者及家属交代病情及围术期注意事项 □ 签署手术知情同意书、自费用品协议书、输血同意书	□ 气管插管，建立深静脉通路 □ 手术 □ 术后转入监护病房 □ 术者完成手术记录 □ 完成术后病程记录 □ 向患者家属交代手术情况及术后注意事项
重点医嘱	**长期医嘱** □ 按先天性心脏病护理常规 □ 二级护理 □ 饮食 □ 患者既往基础用药 **临时医嘱** □ 血尿便常规，血型，凝血功能，电解质，肝肾功能，感染性疾病筛查 □ 胸部 X 线片、心电图、超声心动图	**长期医嘱** □ 强心、利尿、补钾治疗 **临时医嘱** □ 拟于明日在全身麻醉、体外循环下行室间隔缺损修补术 □ 备皮 □ 备血 □ 血型 □ 术前晚灌肠 □ 术前禁食、禁水 □ 术前镇静药（酌情） □ 其他特殊医嘱	**长期医嘱** □ 按心脏体外循环直视术后护理 □ 禁食 □ 持续血压、心电及经皮血氧饱和度监测 □ 呼吸机辅助呼吸 □ 预防用抗菌药物 **临时医嘱** □ 床旁胸部 X 线片 □ 其他特殊医嘱
病情变异记录	□ 无　□ 有，原因： 1. 2.	□ 无　□ 有，原因： 1. 2.	□ 无　□ 有，原因： 1. 2.
医师签名			

时间	住院第 4~5 天 （术后第 1 日）	住院第 5~10 天 （术后第 2~6 日）	住院第 11~15 天 （术后第 7~11 日）
主要诊疗工作	□ 医师查房 □ 观察切口有无血肿，渗血 □ 拔除尿管	□ 医师查房 □ 安排相关复查并分析检查结果 □ 观察切口情况 □ 拔除胸管（根据引流量）	□ 检查切口愈合情况 □ 确定患者可以出院 □ 向患者交代出院注意事项复查日期 □ 完成出院小结 □ 预约复诊日期
重点医嘱	**长期医嘱** □ 一级护理 □ 半流质饮食 □ 氧气吸入 □ 心电、无创血压及经皮血氧饱和度监测 □ 预防用抗菌药物 □ 强心、利尿、补钾治疗 **临时医嘱** □ 心电图 □ 大换药 □ 复查血常规及相关指标 □ 其他特殊医嘱	**长期医嘱** □ 饮食 □ 改二级护理（视病情恢复定） □ 停止监测（视病情恢复定） □ 停用抗菌药物（视病情恢复定） **临时医嘱** □ 拔除深静脉置管并行留置针穿刺（视病情恢复定） □ 复查胸部 X 线片、心电图、超声心动图以及血常规、血生化全套 □ 大换药	**出院医嘱** □ 出院带药 □ 伤口拆线+换药 □ 门诊随诊
病情变异记录	□ 无　□ 有，原因： 1. 2.	□ 无　□ 有，原因： 1. 2.	□ 无　□ 有，原因： 1. 2.
医师签名			

（二）护士表单

室间隔缺损临床路径护士表单

适用对象：第一诊断为室间隔缺损（ICD-10：Q21.0）

行室间隔缺损直视修补术（ICD-9-CM-3：35.53/35.62/35.72）

患者姓名：	性别：　　年龄：　　门诊号：	住院号：
住院日期：　　年　月　日	出院日期：　　年　月　日	标准住院日：11~15 天

时间	住院第 1~2 天	住院第 2~3 天	住院第 3~4 天（手术日）
健康宣教	□ 介绍主管医师、护士 □ 介绍环境、设施 □ 介绍住院注意事项 □ 向患者宣教戒烟、戒酒的重要性	□ 主管护士与患者及家属沟通，了解并指导心理应对 □ 宣教疾病知识、用药知识及特殊检查操作过程 □ 告知检查及操作前后饮食、活动及探视注意事项和应对方式 □ 术前宣教	□ 手术室注意事项 □ 与患者及家属沟通，消除术前焦虑，指导心理应对
护理处置	□ 核对患者姓名，佩戴腕带 □ 入院护理评估（营养状况、性格变化等） □ 病史询问，相应查体 □ 联系相关检查	□ 汇总检查结果，随时观察患者病情变化 □ 完成术前评估 □ 完成术前准备 □ 禁食、禁水	□ 协助手术 □ 观察患者病情、生命体征变化 □ 定时记录重要监测指标
基础护理	□ 二级护理 □ 晨晚间护理 □ 患者安全管理	□ 二级护理 □ 晨晚间护理 □ 患者安全管理	□ 一级护理 □ 晨晚间护理 □ 患者安全管理
专科护理	□ 护理查体，记录生命体征 □ 需要时填写跌倒及压疮防范表 □ 需要时请家属陪伴 □ 心理护理	□ 记录生命体征 □ 遵医嘱完成相关检查 □ 心理护理 □ 必要时吸氧和心电监测 □ 遵医嘱正确给药	□ 禁食 □ 持续血压、心电及经皮血氧饱和度监测 □ 记 24 小时出入量 □ 遵医嘱正确给药 □ 必要时气管内吸痰
重点医嘱	□ 详见医嘱执行单	□ 详见医嘱执行单	□ 详见医嘱执行单
病情变异记录	□ 无　□ 有，原因： 1. 2.	□ 无　□ 有，原因： 1. 2.	□ 无　□ 有，原因： 1. 2.
护士签名			

时间	住院第 4~5 天 （术后第 1 日）	住院第 5~10 天 （术后第 2~6 日）	住院第 11~15 天 （术后第 7~11 日）
健康宣教	□ 指导患者正确配合医师和护士的治疗 □ 主管护士与患者及家属沟通，了解并指导心理应对 □ 指导患者正确用药，宣传用药知识	□ 指导患者及家属正确记录出入量 □ 指导家属及患者正确拍背和咳痰 □ 指导患者正确用药，宣传用药知识	□ 康复和锻炼 □ 定时复查 □ 出院带药服用方法 □ 饮食休息等注意事项指导 □ 讲解增强体质的方法，减少感染的机会
护理处置	□ 随时观察患者病情变化 □ 遵医嘱正确使用抗菌药物 □ 协助医师完成各项检查	□ 汇总检查结果，随时观察患者病情变化 □ 联系相关复查 □ 鼓励患者下床活动	□ 向患者交代出院注意事项及复查日期 □ 帮助患者办理出院手续 □ 书写出院小结
基础护理	□ 一级护理 □ 晨晚间护理 □ 患者安全管理	□ 一级护理 □ 晨晚间护理 □ 患者安全管理	□ 二级护理 □ 晨晚间护理 □ 患者安全管理
专科护理	□ 持续血压、心电及经皮血氧饱和度监测 □ 遵医嘱完成相关检查 □ 记 24 小时出入量 □ 遵医嘱正确给药 □ 必要时气管内吸痰	□ 记录生命体征 □ 遵医嘱完成相关检查 □ 记 24 小时出入量 □ 遵医嘱正确给药 □ 必要时气管内吸痰	□ 病情观察：评估患者生命体征 □ 心理护理
重点医嘱	□ 详见医嘱执行单	□ 详见医嘱执行单	□ 详见医嘱执行单
病情变异记录	□ 无　□ 有，原因： 1. 2.	□ 无　□ 有，原因： 1. 2.	□ 无　□ 有，原因： 1. 2.
护士签名			

（三）患者表单

室间隔缺损临床路径患者表单

适用对象：第一诊断为室间隔缺损（ICD-10：Q21.0）

行室间隔缺损直视修补术（ICD-9-CM-3：35.53/35.62/35.72）

患者姓名：	性别： 年龄： 门诊号：	住院号：
住院日期： 年 月 日	出院日期： 年 月 日	标准住院日：11~15 天

时间	住院第 1~2 天	住院第 2~3 天	住院第 2~4 天 （手术日）
医患配合	□ 接受入院宣教 □ 接受入院护理评估 □ 接受病史询问 □ 进行体格检查 □ 向医师详述既往用药情况 □ 进行相关检查	□ 患者及家属与医师交流了解病情 □ 了解手术方案及围术期注意事项 □ 签署手术知情同意书、自费用品协议书、输血同意书 □ 接受术前宣教	□ 配合麻醉师的相关治疗 □ 接受手术治疗 □ 患者家属与医师交流了解手术情况及术后注意事项 □ 接受术后监护治疗 □ 配合医师拔出气管插管
护患配合	□ 配合测量体温、脉搏、呼吸、血压、血氧饱和度、体重 □ 配合完成入院护理评估单（简单询问病史、过敏史、用药史） □ 接受入院宣教（环境介绍、病室规定、订餐制度、贵重物品保管等） □ 有任何不适告知护士	□ 配合测量体温、脉搏、呼吸，询问每日排便情况 □ 接受相关实验室检查宣教，正确留取标本，配合检查 □ 有任何不适告知护士 □ 接受输液、服药治疗 □ 注意活动安全，避免坠床或跌倒 □ 配合执行探视及陪护 □ 接受疾病及用药等相关知识指导	□ 配合术前相关信息核对 □ 有任何不适告知护士 □ 配合手术室护士外周静脉穿刺及相关处理 □ 配合监护室护士的护理治疗 □ 在护士指导下咳痰 □ 接受输液治疗
饮食	□ 正常饮食	□ 按照要求术前禁食、禁水	□ 禁食、禁水
排泄	□ 正常排尿便	□ 正常排尿，术前灌肠	□ 留置尿管
活动	□ 适量活动	□ 适量活动	□ 卧床

时间	住院第 3~5 天 （术后第 1 日）	住院第 4~10 天 （术后第 2~6 日）	住院第 7~15 天 （术后第 5~11 日）
医患配合	□ 接受术后康复指导 □ 配合记录 24 小时出入量 □ 配合医师拔除尿管（根据病情）	□ 接受术后康复指导 □ 配合医师拔除胸管（根据引流量） □ 下床活动促进恢复 □ 配合拔除深静脉置管并行留置针穿刺（视病情恢复定） □ 接受相关复查 □ 配合医师进行伤口换药	□ 配合医师进行伤口换药和拆线 □ 接受出院前康复宣教 □ 知道复查程序 □ 获取出院诊断书
护患配合	□ 配合持续血压、心电及经皮血氧饱和度监测 □ 接受相关实验室检查宣教配合检查 □ 有任何不适告知护士 □ 接受输液、服药治疗 □ 配合执行探视及陪护 □ 接受疾病及用药等相关知识指导	□ 配合记录生命体征及每日排便情况 □ 接受相关实验室检查宣教，配合检查 □ 有任何不适告知护士 □ 接受输液、服药治疗 □ 配合执行探视及陪护 □ 接受疾病及用药等相关知识指导	□ 接受出院宣教 □ 办理出院手续 □ 获取出院带药 □ 接受护士指导服药方法、作用、注意事项 □ 知道复印病历方法
饮食	□ 清淡为主的流质饮食或半流质饮食	□ 正常饮食	□ 正常饮食
排泄	□ 拔除尿管后正常排尿便	□ 正常排尿便	□ 正常排尿便
活动	□ 卧床	□ 适量活动	□ 适量活动

附：原表单（2009 年版）

室间隔缺损临床路径表单

适用对象：第一诊断为室间隔缺损（ICD-10：Q21.0）

行室间隔缺损直视修补术（ICD-9-CM-3：35.53/35.62/35.72）

患者姓名：	性别： 年龄： 门诊号：	住院号：
住院日期： 年 月 日	出院日期： 年 月 日	标准住院日：11~15 天

时间	住院第 1 天	住院第 2 天	住院第 2~3 天 （手术日）
主要诊疗工作	□ 病史询问，体格检查 □ 完成入院病历书写 □ 安排相关检查 □ 上级医师查房	□ 汇总检查结果 □ 完成术前准备与术前评估 □ 术前讨论，确定手术方案 □ 完成术前小结、上级医师查房记录等病历书写 □ 向患者及家属交代病情及围术期注意事项 □ 签署手术知情同意书、自费用品协议书、输血同意书	□ 气管插管，建立深静脉通路 □ 手术 □ 术后转入重症监护病房 □ 术者完成手术记录 □ 完成术后病程记录 □ 向患者家属交代手术情况及术后注意事项
重点医嘱	**长期医嘱** □ 按先天性心脏病护理常规 □ 二级护理 □ 饮食 □ 患者既往基础用药 **临时医嘱** □ 血尿便常规，血型，凝血功能，血生化全套，感染性疾病筛查 □ 胸部 X 线片、心电图、超声心动图 □ 肺功能（视患者情况而定） □ 必要时行冠状动脉造影检查	**长期医嘱** □ 强心、利尿、补钾治疗 **临时医嘱** □ 拟于明日在全身麻醉、体外循环下行室间隔缺损修补术 □ 备皮 □ 备血 □ 血型 □ 术前晚灌肠 □ 术前禁食、禁水 □ 术前镇静药（酌情） □ 其他特殊医嘱	**长期医嘱** □ 按心脏体外循环直视术后护理 □ 禁食 □ 持续血压、心电及经皮血氧饱和度监测 □ 呼吸机辅助呼吸 □ 预防用抗菌药物 **临时医嘱** □ 床旁心电图、胸部 X 线片 □ 其他特殊医嘱
主要护理工作	□ 入院宣教（环境、设施、人员等） □ 入院护理评估（营养状况、性格变化等）	□ 术前准备（备皮等） □ 术前宣教（提醒患者按时禁水等）	□ 随时观察患者病情变化 □ 记录生命体征 □ 记录 24 小时出入量 □ 定期记录重要监测指标
病情变异记录	□ 无 □ 有，原因： 1. 2.	□ 无 □ 有，原因： 1. 2.	□ 无 □ 有，原因： 1. 2.
护士签名			
医师签名			

日期	住院第 3~4 天 （术后第 1 日）	住院第 4~10 天 （术后第 2~6 日）	住院第 11~15 天 （术后第 7~11 日）
主要诊疗工作	□ 医师查房 □ 清醒后拔除气管插管 □ 转回普通病房 □ 观察伤口有无血肿、渗血 □ 拔除胸管（根据引流量） □ 拔除尿管	□ 医师查房 □ 安排相关复查并分析检查结果 □ 观察伤口情况	□ 检查伤口愈合情况并拆线 □ 确定患者可以出院 □ 向患者交代出院注意事项复查日期 □ 通知出院处 □ 开出院诊断书 □ 完成出院记录
重点医嘱	**长期医嘱** □ 一级护理 □ 半流质饮食 □ 氧气吸入 □ 心电、无创血压及经皮血氧饱和度监测 □ 预防用抗菌药物 □ 强心、利尿、补钾治疗 **临时医嘱** □ 心电图 □ 大换药 □ 复查血常规及相关指标 □ 其他特殊医嘱	**长期医嘱** □ 饮食 □ 改二级护理（视病情恢复定） □ 停止监测（视病情恢复定） □ 停用抗菌药物（视病情恢复定） **临时医嘱** □ 拔除深静脉置管并行留置针穿刺（视病情恢复定） □ 复查胸部 X 线片、心电图、超声心动图以及血常规，血生化全套 □ 大换药	**临时医嘱** □ 通知出院 □ 出院带药 □ 拆线换药
主要护理工作	□ 随时观察患者情况 □ 记录生命体征 □ 记录 24 小时出入量 □ 术后康复指导	□ 患者一般状况及切口情况 □ 鼓励患者下床活动，利于恢复 □ 术后康复指导	□ 帮助患者办理出院手续 □ 康复宣教
病情变异记录	□ 无 □ 有，原因： 1. 2.	□ 无 □ 有，原因： 1. 2.	□ 无 □ 有，原因： 1. 2.
护士签名			
医师签名			

第七章

二尖瓣病变（生物瓣膜置换术）临床路径释义

一、二尖瓣病变编码

疾病名称及编码：风湿性二尖瓣狭窄（ICD-10：I05）

二尖瓣关闭不全（ICD-10：I34）

先天性二尖瓣狭窄（ICD-10：Q23.2）

先天性二尖瓣关闭不全（ICD-10：Q23.3）

手术操作名称及编码：二尖瓣生物瓣膜置换术（ICD-9-CM-3：35.23）

二、临床路径检索方法

I05 /I34 /Q23.2 /Q23.3 伴 35.23

三、二尖瓣病变临床路径标准住院流程

（一）适用对象

第一诊断为心脏二尖瓣病变（ICD-10：I05.0-I05.2/ I34.-I34.2/Q23.2-Q23.3），行二尖瓣生物瓣膜置换术（ICD-9-CM-3：35.23）。

> **释义**
>
> ■ 本路径针对第一诊断为二尖瓣病变患者，其中绝大多数患者为风湿性心脏病二尖瓣病变，包括二尖瓣狭窄、二尖瓣关闭不全以及二尖瓣狭窄伴关闭不全；本路径也针对其他病因所致的二尖瓣病变，包括退行性变复杂二尖瓣关闭不全修复困难的患者以及感染性心内膜炎二尖瓣结构损毁严重无法修复的患者。
>
> ■ 本路径适用于治疗方法为二尖瓣生物瓣膜置换术的患者。

（二）诊断依据

根据《临床诊疗指南·心脏外科学分册》（中华医学会编著，人民卫生出版社，2009）。

1. 临床症状：可有呼吸困难、不能平卧、尿少、水肿、咯血等。

2. 体征：二尖瓣狭窄者可闻及心尖部舒张中晚期隆隆样杂音；二尖瓣关闭不全者可闻及心尖区收缩期高频吹风样杂音。

3. 辅助检查：心电图、胸部 X 线平片、超声心动图。

> **释义**
>
> ■ 病史：了解症状出现时间，有无心房颤动、心力衰竭和栓塞史。
>
> ■ 心电图：明确有无心房颤动和（或）其他心律失常。
>
> ■ 胸部 X 线平片：可了解心胸比，评价是否出现心脏房室扩大，同时了解肺淤血情况。

■ 超声心动图是诊断的重要依据：通过超声心动图进行基本的病因学判定；了解二尖瓣结构、形态及左心室功能，明确二尖瓣狭窄和（或）关闭不全的严重程度（轻、中、重分级），尤其是瓣口面积大小，瓣叶结构有无改变，瓣叶结构增厚情况，瓣体活动度，有无钙化情况，瓣下结构改变，判断能否球囊扩张；左心房、左心室大小，有无左心房血栓，有无合并主动脉瓣病变，三尖瓣是否有功能性反流。

（三）选择治疗方案的依据

根据《临床技术操作规范·心血管外科学分册》（中华医学会编著，人民军医出版社，2009）。

二尖瓣生物瓣膜置换术。

释义

■ 对于二尖瓣病变诊断明确，具备二尖瓣置换术适应证并排除禁忌证的患者，年龄是决定选择机械瓣或生物瓣的主要因素。目前认为年龄≥70岁的患者考虑进行生物瓣置换；年龄≤50岁的患者一般选择机械瓣；年龄50~70岁的患者两种瓣膜均可，应权衡利弊后进行选择。随着衰败周期显著延长的高端生物瓣膜应用于临床，上述年龄范围有逐渐放宽的趋势。

■ 在选择生物瓣膜时还需要考虑以下问题：

1. 不论年龄限制，凡是有抗凝禁忌证的患者（如既往出血史、出血风险高、合并有需要手术治疗的其他疾病等）需要进行生物瓣置换。

2. 处于生育期女性希望怀孕者，需要进行生物瓣置换。

3. 因个人意愿、生活方式（如无法定期监测INR）、职业等原因要求进行生物瓣置换的患者可行生物瓣置换。

4. 因合并其他疾患（如肿瘤）所致预期寿命有限（短于瓣膜寿命）的患者可考虑进行生物瓣置换。

5. 有慢性肾衰竭或甲状旁腺功能亢进的患者，因高钙血症条件下生物瓣膜寿命较短，一般不考虑使用生物瓣。

6. 处于成长期的青少年因代谢旺盛，生物瓣的寿命缩短，也应尽量避免使用生物瓣。

7. 重度二尖瓣狭窄，左心室缩小严重的患者，生物瓣瓣脚可能会对室间隔或左心室流出道产生影响，慎用或不使用生物瓣。

（四）标准住院日

通常≤18天。

> **释义**
>
> ■ 二尖瓣生物瓣膜置换术患者入院后，一般术前准备1~3天，在第2~4天实施手术，术后在监护室1~3天，普通病房恢复7~13天出院。凡总住院时间不超过18天均符合路径要求。

（五）进入路径标准

1. 第一诊断必须符合 ICD-10：I05.0-I05.2/I34.-I34.2/Q23.2-Q23.3 心脏二尖瓣病变疾病编码。
2. 有适应证，无禁忌证。
3. 心功能≤Ⅲ级或 EF≥45%。
4. 二尖瓣关闭不全患者左心室舒张末期内径≤70mm。
5. 患者知情同意置换人工生物瓣。
6. 当患者同时具有其他疾病诊断，但在住院期间不需要特殊处理也不影响第一诊断的临床路径流程实施时，可以进入路径。

> **释义**
>
> ■ 接受手术的患者应具有下列手术适应证：
> 1. 中重度二尖瓣狭窄，二尖瓣结构已不能行二尖瓣球囊扩张。
> 2. 中度二尖瓣狭窄合并中度二尖瓣关闭不全。
> 3. 重度二尖瓣关闭不全。
>
> ■ 根据最新相关指南，对于未合并其他心内病变的单纯重度二尖瓣狭窄的患者，手术时机应在其出现症状、心功能变差之后（心功能Ⅲ~Ⅳ级）；对于重度原发性二尖瓣反流的患者，只有当其 LVEF≤60% 或左心室收缩末期内径（LVESD）≥40mm 时才具有二尖瓣置换术适应证，这与进入路径标准的第3和第4项内容有所不同。
>
> ■ 其他存在的不应纳入本路径的情况还有：
> 1. 术前冠状动脉造影发现冠心病需要同时行冠状动脉旁路移植术（CABG）者。
> 2. 心房颤动病史长，并伴有左心房血栓者。
> 3. 同时合并主动脉瓣病变或三尖瓣病变需要行瓣膜置换者。
> 4. 继发性二尖瓣反流需要同时处理其他病变者。
> 5. 肺部疾患严重影响呼吸功能者。
> 6. 感染性心内膜炎处于活动期者（应控制感染至少6周以上，感染处于静止期方适宜手术）。
>
> ■ 二尖瓣病变的治疗方法有多种，其费用、围术期及远期的管理重点亦不同。所以只有当患者知情并同意置换人工生物瓣时方可进入本路径。
>
> ■ 当患者同时具有其他疾病诊断，但在住院期间不需要特殊处理，也不会同时产生相应的医疗费用时，方可以进入本路径。

（六）术前准备（评估）

≤5个工作日。

1. 必须的检查项目：

（1）血常规、尿常规。

（2）肝功能、肾功能、电解质、血型、凝血功能、感染性疾病筛查（乙型肝炎、丙型肝炎、梅毒、艾滋病等）。

（3）心电图、胸部 X 线平片、超声心动图。

2. 根据患者具体情况可选择的检查项目，如心肌酶、风湿活动筛查、大便常规、24 小时动态心电图、冠状动脉影像学检查（CT 或造影）（有冠心病发病危险因素及年龄≥50 岁患者）、血气分析和肺功能检查（高龄或既往有肺部病史者）、外周血管超声检查等。

> **释义**
>
> ■ 血、尿常规及肝肾功能，以及感染性疾病筛查这些必查项目是确保手术治疗安全、有效开展的基础，在术前必须完成。主管医师应认真分析检查结果，及时发现异常情况并采取对应处置。
>
> ■ 患者近期有过感冒、发热，可检查心肌酶，若异常增高则不宜进入路径治疗。
>
> ■ 对于风湿性瓣膜病的患者，C 反应蛋白（CRP）和红细胞沉降率（ESR）可以作为风湿活动筛查指标。
>
> ■ 通常年龄≥50 岁，或有明确心绞痛主诉、心电图提示有明显心肌缺血表现者，应行冠状动脉造影检查。年龄 40~50 岁，合并一定冠心病危险因素的患者，也可考虑实施冠状动脉 CT 检查排除冠心病。
>
> ■ 大便常规可发现消化道出血。
>
> ■ 24 小时动态心电图可辅助普通心电图发现并诊断合并的心律失常。
>
> ■ 既往有呼吸疾病史或心力衰竭病史以及高龄患者，应行肺功能检查。
>
> ■ 为缩短患者术前等待时间，检查项目可以在患者入院前于门诊完成。

（七）预防性抗菌药物选择与使用时机

1. 抗菌药物：按照《抗菌药物临床应用指导原则》（卫医发〔2004〕285 号）选择用药。可以考虑使用第一、第二代头孢菌素。

2. 预防性用抗菌药物，时间为术前 0.5 小时，手术超过 3 小时加用 1 次抗菌药物；总预防性用药时间一般不超过 24 小时，个别情况可延长至 48 小时。

> **释义**
>
> ■ 二尖瓣生物瓣膜置换手术属于I类切口手术，有心腔内手术操作、人工材料植入等易感因素存在，且一旦感染可导致严重后果，因此应与人工机械瓣一样选用第二代头孢抗菌药物，应用 72 小时或以上。如果患者存在青霉素、头孢类药物过敏，根据患者的病情决定抗菌药物的选择。

（八）手术日

入院 5 个工作日以内。

1. 麻醉方式：全身麻醉。

2. 体外循环辅助。

3. 手术植入物：人工生物瓣、胸骨固定钢丝等。

4. 术中用药：麻醉及体外循环常规用药。

5. 输血及血液制品：视术中情况而定。

> **释义**
>
> ■ 本路径规定的二尖瓣生物瓣置换手术是在全身麻醉、体外循环辅助下实施，心脏停搏液中可加用磷酸肌酸钠，改善缺血状态下的心肌细胞代谢异常，对抗缺血再灌注损伤。
>
> ■ 生物瓣膜型号及种类的选择，需由手术医师根据患者的具体情况来决定。
>
> ■ 换生物瓣时保留部分或全部二尖瓣装置对于降低并发症、改善近远期疗效有重要意义。

（九）术后住院恢复

≤13 天。

1. 术后早期持续监测治疗，观察生命体征。

2. 必须复查的检查项目：血常规、电解质、肝肾功能、抗凝监测、心电图、胸部 X 线平片、超声心动图。

3. 抗菌药物：按照《抗菌药物临床应用指导原则》（卫医发〔2004〕285 号）执行，并根据患者的病情决定抗菌药物的选择与使用时间。

4. 抗凝：根据所测 INR 值调整抗凝药用量，抗凝治疗至少 3 个月。

5. 根据病情需要进行强心、利尿等治疗。

> **释义**
>
> ■ 二尖瓣病变生物瓣置换术后早期应对患者进行持续的监测（心电、呼吸），以便及时掌握病情变化。当主管医师评估患者病情平稳后，方可终止持续监测。
>
> ■ 根据患者病情需要，开展相应的检查及治疗。检查内容不只限于路径中规定的必须复查项目，可根据需要增加，如血气分析等。凝血功能监测是调整抗凝药物的基础，术后早期应每天查 INR。注意监测血钾，避免利尿剂应用后引起的电解质紊乱。
>
> ■ 术后应特别注意的问题：①观察生物瓣膜置换术后有无感染；②术后需要服用华法林抗凝，因为存在个体用药差异，需根据 INR 调整药物用量。

（十）出院标准

1. 体温正常，血常规、电解质无明显异常。

2. 引流管拔除、伤口愈合无感染。

3. 没有需要住院处理的并发症和（或）其他合并症。

4. 抗凝治疗基本稳定。

5. 胸部 X 线平片、超声心动图证实人工生物瓣功能良好，无相关并发症。

> **释义**
>
> ■ 患者出院前不仅应完成必须复查的项目，且复查项目应无明显异常。若检查结果明显异常，主管医师应进行仔细分析并作出相应处置。
>
> ■ 主管医师必须在患者出院前，对其进行生物瓣膜植入后抗凝治疗的方法及监测手段的宣教，使其真正掌握华法林的药物特性、服药剂量、INR 的目标值 (1.8~2.5) 和理想值 (1.8~2.2)，能够根据检查结果熟练调整药量，知晓影响因素及合理的抽血检测间隔周期，以保证出院后 6 个月内能进行有效的自我管理，防止发生血栓栓塞或出血等并发症。
>
> ■ 强心、利尿药物治疗应根据患者心功能状态在出院继续应用 3~6 个月，心功能改善不佳者可以延长用药时间，甚至长期应用。

（十一）变异及原因分析

1. 围术期并发症：左心室破裂、人工瓣功能障碍、心功能不全、瓣周漏、与抗凝相关的血栓栓塞和出血、溶血、感染性心内膜炎、术后伤口感染、重要脏器功能不全等，造成住院日延长和费用增加。
2. 合并有其他系统疾病：可能出现合并疾病加重而需要治疗，从而延长治疗时间和增加住院费用。
3. 人工生物瓣的选择：根据患者的病情，使用不同的生物瓣（国产和进口），导致住院费用存在差异。
4. 合并心房纤颤等严重心律失常：需要同期行消融手术者，不进入本路径。
5. 非常规路径（胸骨正中切口）的各类微创术式，治疗费用存在差异。
6. 其他因素：术前心功能及其他重要脏器功能不全需调整；特殊原因（如稀有血型短缺等）造成的住院时间延长，费用增加。

> **释义**
>
> ■ 二尖瓣生物瓣置换术可能出现的并发症有：低心排血量综合征、左心室后壁破裂、血栓栓塞、人造瓣膜心内膜炎、人造瓣膜瓣周漏、神经系统或其他重要脏器并发症以及切口感染、延迟愈合等，均可增加住院费用，延长住院时间。主管医师应进行变异原因的分析，并在临床路径的表单中予以说明。
>
> ■ 由于生物瓣的耐久性是影响预后的重要因素，因此，选择市场上经过验证的优良生物瓣十分重要（包括国产和进口生物瓣）。一般来说进口瓣膜价格较国产瓣膜高，各地医疗保险对于进口及国产瓣膜的报销比例不同，不同的选择将对住院费用产生影响。
>
> ■ 年轻女性或因职业所需可以选择进行微创小切口术式，由于术式改变住院费用相较常规术式有一定差异，额外费用自付。
>
> ■ 对于按路径流程完成治疗，但超出了路径规定的时限或限定的费用（如实际住院日超出标准住院日要求，或未能在规定的手术日时间限定内实施手术等）；不能按路径流程完成治疗，患者需要中途退出路径（如治疗过程中出现严重并发症，导致必须终止路径或需要转入其他路径进行治疗等）；或因患者方面的主观原因导致执行路径出现变异等情况，医师均需要在表单中予以说明。

四、二尖瓣病变临床路径给药方案

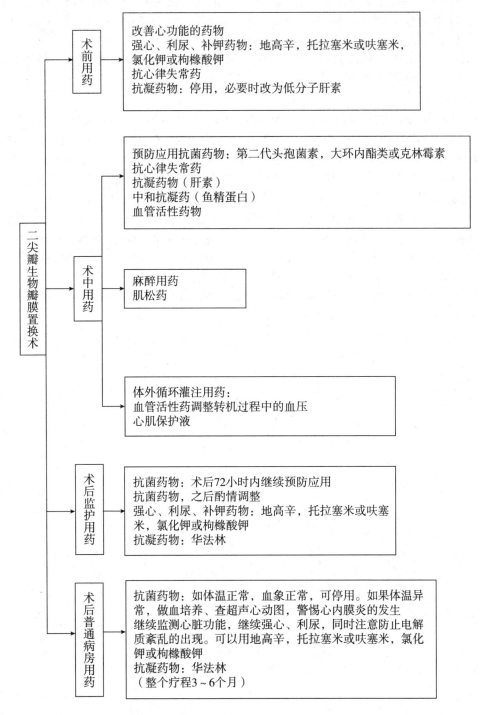

【用药选择】

1. 对于二尖瓣生物瓣置换的患者，术前即可开始予以强心、利尿和补钾药物治疗，需停用抗凝药物和抗血小板的药，如服用华法林、阿司匹林或硫酸氢氯吡格雷，均需停5~7天。

2. 术中预防性应用抗菌药物，在切皮前0.5小时输注，一般常规使用第二代头孢菌素，对于

青霉素或头孢类过敏者，可选用大环内酯类或克林霉素、喹诺酮类等。

3. 术后 72 小时后，若无特殊可停用抗菌药物，若患者血象较高，体温在 38.5℃ 以上，可继续应用抗菌药物，建议完善细菌培养检查，并根据痰培养、血培养结果选择敏感抗菌药物。

4. 术后常规服用 1 个月强心、利尿及补钾药物。

5. 术后第 2 天开始服用华法林，根据 INR 调整药物用量，至少坚持服用 3 个月。如合并心房颤动，且 CHA2DS2-VASc 评分 ≥2 分的患者术后应长期服用华法林。

【药学提示】

1. 大环内酯类静脉给药可引起血栓性静脉炎，故红霉素静脉滴注时药物浓度不宜超过 1mg/ml；此类药物与甲泼尼龙、茶碱、卡马西平、华法林等药物有相互作用，应严密监测 INR。

2. 如果停用大环内酯类抗菌药物，出院之前需检测 INR，以利于指导患者用药剂量。

3. 如果患者同时应用他汀类药物，注意选择对华法林影响小的他汀类药物。

【注意事项】

1. 抗菌药物的滥用将导致耐药株出现，且增加二重感染机会，故在术后 72 小时后，若无明显感染证据，应停用抗菌药物。如有必要继续应用抗菌药物的，应根据痰培养或血培养的药敏结果合理选择抗菌药物。在术后 72 小时内，应加大利尿药物剂量，减轻心脏负担，尽量使患者处于液体的负平衡，72 小时后可适当放宽患者出入量情况。

2. 华法林是换瓣术后患者必须服用的药物，合并多种药物应用时，一定注意了解各个药物的药代动力学，警惕药物间的相互作用。

五、推荐表单

（一）医师表单

二尖瓣病变临床路径医师表单

适用对象：第一诊断为心脏二尖瓣病变（ICD-10：I05.0-I05.2/I34.-I34.2/Q23.2-Q23.3）
行二尖瓣生物瓣置换术（ICD-9-CM-3：35.23）

患者姓名：	性别： 年龄： 门诊号：	住院号：
住院日期： 年 月 日	出院日期： 年 月 日	标准住院日：≤18天

时间	住院第1~2天	住院第2~3天（完成术前准备日）	住院第2~4天（术前第1日）
主要诊疗工作	□ 询问病史及体格检查 □ 上级医师查房 □ 初步的诊断和治疗方案 □ 住院医师完成住院志、首次病程、上级医师查房等病历 □ 开检查及实验室检查单	□ 上级医师查房 □ 继续完成术前实验室检查 □ 完成必要的相关科室会诊 □ 调整心脏及重要脏器功能	□ 上级医师查房，术前评估和决定手术方案 □ 住院医师完成上级医师查房记录等 □ 向患者和（或）家属交代围术期注意事项并签署手术知情同意书、自费用品协议书、输血同意书、委托书（患者本人不能签字时） □ 麻醉医师查房并与患者和（或）家属交代麻醉注意事项并签署麻醉知情同意书 □ 完成各项术前准备
重点医嘱	**长期医嘱** □ 心外科二级护理常规 □ 饮食 □ 术前调整心功能 □ 患者既往基础用药 **临时医嘱** □ 血常规、尿常规 □ 血型，凝血功能，电解质，肝肾功能，感染性疾病筛查，风湿活动筛查 □ 心电图、胸部X线平片、超声心动图 □ 根据患者情况选择肺功能、冠状动脉造影	**长期医嘱** □ 患者基础用药 □ 既往用药 **临时医嘱** □ 根据会诊科室要求开检查和实验室检查单 □ 对症处理	**长期医嘱** 同前 **临时医嘱** □ 术前医嘱 □ 准备明日在全身麻醉、体外循环下行二尖瓣生物瓣置换术 □ 术前禁食、禁水 □ 术前用抗菌药物皮试 □ 术区备皮 □ 术前灌肠 □ 配血 □ 术中特殊用药 □ 其他特殊医嘱
主要护理工作	□ 见护理表单	□ 见护理表单	□ 见护理表单
病情变异记录	□ 无 □ 有，原因： 1. 2.	□ 无 □ 有，原因： 1. 2.	□ 无 □ 有，原因： 1. 2.
医师签名			

时间	住院第 2~5 天（手术日）	住院第 3~6 天（术后第 1 日）	住院第 4~7 天（术后第 2 日）
主要诊疗工作	□ 手术 □ 向家属交代病情、手术过程及术后注意事项 □ 术者完成手术记录 □ 完成术后病程 □ 上级医师查房 □ 麻醉医师查房 □ 观察生命体征及有无术后并发症并做相应处理	□ 上级医师查房 □ 住院医师完成常规病程记录 □ 根据病情变化及时完成病程记录 □ 观察伤口、引流量、体温、生命体征情况、有无并发症等并作出相应处理	□ 上级医师查房 □ 住院医师完成病程记录 □ 根据引流量拔除引流管，伤口换药 □ 观察生命体征情况、有无并发症等并作出相应处理 □ 抗菌药物：如体温正常，伤口情况良好，无明显红肿时可以停止抗菌药物治疗
重点医嘱	**长期医嘱** □ 特级护理常规 □ 饮食 □ 留置引流管并计引流量 □ 生命体征/血流动力学监测 □ 强心、利尿药 □ 抗菌药物 □ 呼吸机辅助呼吸 □ 保留尿管并记录尿量 □ 胃黏膜保护剂 □ 其他特殊医嘱 **临时医嘱** □ 今日在全身麻醉、体外循环下行二尖瓣人工生物瓣置换术 □ 血管活性药 □ 血常规、肝肾功能、电解质、床旁胸部 X 线平片、血气分析、凝血功能检查 □ 输血和（或）补晶体、胶体液（必要时） □ 其他特殊医嘱	**长期医嘱** □ 特级或一级护理，余同前 **临时医嘱** □ 复查血常规 □ 输血和（或）补晶体、胶体液（必要时） □ 换药 □ 镇痛等对症处理 □ 血管活性药 □ 强心、利尿药 □ 拔除气管插管后开始常规抗凝治疗、抗凝监测	**长期医嘱** 同前 **临时医嘱** □ 复查血常规、肝肾功能、电解质（必要时） □ 输血和（或）补晶体、胶体液（必要时） □ 换药，拔引流管 □ 镇痛等对症处理 □ 常规抗凝治疗，根据情况进行抗凝监测
主要护理工作	□ 见护理表单	□ 见护理表单	□ 见护理表单
病情变异记录	□ 无 □ 有，原因： 1. 2.	□ 无 □ 有，原因： 1. 2.	□ 无 □ 有，原因： 1. 2.
医师签名			

时间	住院第 5~8 天 （术后第 3 日）	住院第 6~17 天 （术后第 4 日至出院前）	住院第 9~18 天 （术后第 7~13 日）
主要诊疗工作	□ 上级医师查房 □ 住院医师完成病程记录 □ 伤口换药（必要时） □ 常规抗凝治疗	□ 上级医师查房 □ 住院医师完成病程记录 □ 伤口换药或拆线（必要时） □ 调整各重要脏器功能 □ 指导抗凝治疗 □ 预防感染	□ 上级医师查房，评估患者是否达到出院标准，明确是否出院 □ 完成出院志、病案首页、出院诊断证明书等所有病历 □ 向患者交代出院后的后续治疗及相关注意事项，如抗凝治疗、心功能调整等
重点医嘱	**长期医嘱** 同前 **临时医嘱** □ 复查血尿常规、电解质（必要时） □ 输血和（或）补晶体、胶体液（必要时） □ 换药（必要时） □ 镇痛等对症处理 □ 常规抗凝治疗，根据情况进行抗凝监测	**长期医嘱** □ 根据病情变化调整抗菌药物等 □ 长期医嘱 **临时医嘱** □ 复查血尿常规、血生化（必要时） □ 输血和（或）补晶体、胶体液（必要时） □ 换药（必要时） □ 对症处理 □ 抗凝治疗 □ 复查心电图、胸部 X 线平片、超声心动图	**出院医嘱** □ 出院带药 □ 抗凝治疗 □ 定期复查 □ 不适随诊
主要护理工作	□ 见护理表单	□ 见护理表单	□ 见护理表单
病情变异记录	□ 无　□ 有，原因： 1. 2.	□ 无　□ 有，原因： 1. 2.	□ 无　□ 有，原因： 1. 2.
医师签名			

（二）护士表单

二尖瓣病临床路径护士表单

适用对象：第一诊断为心脏二尖瓣病变（ICD-10：I05.0-I05.2/I34.-I34.2/Q23.2-Q23.3）
行二尖瓣生物瓣置换术（ICD-9-CM-3：35.23）

| 患者姓名： | 性别： | 年龄： | 门诊号： | 住院号： |
| 住院日期： 年 月 日 | 出院日期： 年 月 日 | | | 标准住院日：≤18 天 |

时间	住院第 1~2 天	住院第 2~3 天 （完成术前准备日）	住院第 2~4 天 （术前第 1 天）
健康宣教	□ 介绍主管医师、护士 □ 介绍环境、设施 □ 介绍住院注意事项 □ 向患者宣教戒烟、戒酒的重要性	□ 主管护士与患者及家属沟通，了解并指导心理应对 □ 宣教疾病知识、用药知识及特殊检查操作过程 □ 告知检查及操作前后饮食、活动及探视注意事项和应对方式 □ 术前宣教	□ 手术室注意事项 □ 与患者及家属沟通，消除术前焦虑，指导心理应对
护理处置	□ 核对患者姓名，佩戴腕带 □ 入院护理评估（营养状况、性格变化等） □ 病史询问，相应查体 □ 联系相关检查	□ 汇总检查结果，随时观察患者病情变化 □ 完成术前评估 □ 完成术前准备	□ 观察患者病情、生命体征变化 □ 定时记录重要监测指标 □ 禁食、禁水
基础护理	□ 二级护理 □ 晨晚间护理 □ 患者安全管理	□ 二级护理 □ 晨晚间护理 □ 患者安全管理	□ 二级护理 □ 晨晚间护理 □ 患者安全管理
专科护理	□ 护理查体，记录生命体征 □ 需要时填写跌倒及压疮防范表 □ 需要时请家属陪伴 □ 心理护理	□ 记录生命体征 □ 遵医嘱完成相关检查 □ 心理护理 □ 必要时吸氧和心电监测 □ 遵医嘱正确给药	□ 禁食 □ 持续血压、心电及经皮血氧饱和度监测 □ 记 24 小时出入量 □ 遵医嘱正确给药 □ 备皮、灌肠 □ 心理护理
重点医嘱	□ 详见医嘱执行单	□ 详见医嘱执行单	□ 详见医嘱执行单
病情变异记录	□ 无 □ 有，原因： 1. 2.	□ 无 □ 有，原因： 1. 2.	□ 无 □ 有，原因： 1. 2.
护士签名			

时间	住院第 2~5 天 （手术日）	住院第 3~6 天 （术后第 1 日）	住院第 4~7 天 （术后第 2 日）
健康宣教	□ 指导患者正确配合医师和护士的治疗 □ 主管护士与患者及家属沟通，了解并指导心理应对 □ 指导患者正确用药，宣传用药知识	□ 指导患者及家属正确记录出入量 □ 指导家属及患者正确拍背和咳痰 □ 指导患者正确用药，宣传用药知识	□ 指导患者及家属正确记录出入量 □ 指导家属及患者正确拍背和咳痰 □ 指导患者正确用药，宣传用药知识
护理处置	□ 协助手术 □ 观察患者病情、生命体征变化 □ 定时记录重要监测指标	□ 随时观察患者病情变化 □ 遵医嘱正确使用抗菌药物 □ 协助医师完成各项检查 □ 汇总检查结果，随时观察患者病情变化	□ 注重与患者的心理沟通 □ 联系相关复查 □ 鼓励患者下床活动 □ 协助医师完成各项检查 □ 汇总检查结果，尤其是血钾、血象、肝肾功能 INR □ 随时观察患者病情变化
基础护理	□ 一级护理 □ 晨晚间护理 □ 患者安全管理	□ 一级护理 □ 晨晚间护理 □ 患者安全管理	□ 一级护理 □ 晨晚间护理 □ 患者安全管理
专科护理	□ 持续血压、心电及经皮血氧饱和度监测，尤其是胸腔积液的颜色和量 □ 遵医嘱完成相关检查 □ 记 24 小时出入量 □ 遵医嘱正确给药 □ 必要时气管内吸痰	□ 记录生命体征、皮肤压疮，尤其是胸腔积液的颜色和量 □ 遵医嘱完成相关检查 □ 记 24 小时出入量 □ 遵医嘱正确给药 □ 必要时气管内吸痰	□ 病情观察：评估患者生命体征 □ 心理护理 □ 皮肤压疮
重点医嘱	□ 详见医嘱执行单	□ 详见医嘱执行单	□ 详见医嘱执行单
病情变异记录	□ 无 □ 有，原因： 1. 2.	□ 无 □ 有，原因： 1. 2.	□ 无 □ 有，原因： 1. 2.
护士签名			

时间	住院第 5~8 天 （术后第 3 日）	住院第 6~17 天 （术后第 4 日至出院前）	住院第 9~18 天 （术后第 7~13 日）
健康宣教	□ 指导患者正确配合医师和护士的治疗 □ 主管护士与患者及家属沟通，了解并指导心理应对 □ 指导患者正确用药，宣传用药知识	□ 指导患者及家属正确记录出入量 □ 指导家属及患者正确拍背和咳痰 □ 指导患者正确用药，宣传用药知识 □ 注意观察有无皮肤黏膜出血	□ 康复和锻炼 □ 定时复查 □ 出院带药服用方法 □ 特别强调是华法林应用注意事项及 INR 监测 □ 饮食休息等注意事项指导 □ 讲解增强体质的方法，减少感染的机会，避免外伤
护理处置	□ 随时观察患者病情变化 □ 遵医嘱正确使用抗菌药物 □ 协助医师完成各项检查	□ 汇总检查结果，随时观察患者病情变化 □ 联系相关复查 □ 鼓励患者下床活动	□ 向患者交代出院注意事项及复查日期 □ 帮助患者办理出院手续
基础护理	□ 一级护理 □ 晨晚间护理 □ 患者安全管理	□ 二级护理 □ 晨晚间护理 □ 患者安全管理	□ 二级护理 □ 晨晚间护理 □ 患者安全管理
专科护理	□ 持续血压、心电监测 □ 遵医嘱完成相关检查 □ 记 24 小时出入量 □ 遵医嘱正确给药	□ 记录生命体征 □ 遵医嘱完成相关检查 □ 记 24 小时出入量 □ 遵医嘱正确给药	□ 病情观察：评估患者生命体征 □ 心理护理
重点医嘱	□ 详见医嘱执行单	□ 详见医嘱执行单	□ 详见医嘱执行单
病情变异记录	□ 无　□ 有，原因： 1. 2.	□ 无　□ 有，原因： 1. 2.	□ 无　□ 有，原因： 1. 2.
护士签名			

（三）患者表单

二尖瓣病变临床路径患者表单

适用对象：第一诊断为心脏二尖瓣病变（ICD-10：I05.0-I05.2/I34.-I34.2/Q23.2-Q23.3）
行二尖瓣生物瓣置换术（ICD-9-CM-3：35.23）

患者姓名：	性别： 年龄： 门诊号：	住院号：
住院日期： 年 月 日	出院日期： 年 月 日	标准住院日：≤18天

时间	住院第1~2天	住院第2~3天	住院第2~4天（术前第1日）
医患配合	□ 接受入院宣教 □ 接受入院护理评估 □ 接受病史询问 □ 进行体格检查 □ 向医师详述既往用药情况 □ 进行相关检查	□ 患者及家属与医师交流了解病情 □ 了解手术方案及围术期注意事项 □ 签署手术知情同意书、自费用品协议书、输血同意书 □ 接受术前宣教	□ 配合麻醉师的相关治疗 □ 接受手术治疗的心理准备 □ 患者家属与医师交流了解手术情况及术后注意事项
护患配合	□ 配合测量体温、脉搏、呼吸、血压、血氧饱和度、体重 □ 配合完成入院护理评估单（简单询问病史、过敏史、用药史） □ 接受入院宣教（环境介绍、病室规定、订餐制度、贵重物品保管等） □ 有任何不适告知护士	□ 配合测量体温、脉搏、呼吸，询问每日排便情况 □ 接受相关实验室检查宣教，正确留取标本，配合检查 □ 有任何不适告知护士 □ 接受输液、服药治疗 □ 注意活动安全，避免坠床或跌倒 □ 配合执行探视及陪护 □ 接受疾病及用药等相关知识指导	□ 配合术前相关信息核对 □ 有任何不适告知护士 □ 配合手术室护士备皮及相关处理 □ 在护士指导下练习咳痰 □ 接受皮试治疗
饮食	□ 正常饮食	□ 清淡饮食	□ 按术前禁食12小时
排泄	□ 正常排尿便	□ 正常排尿	□ 留置尿管，术前灌肠
活动	□ 适量活动	□ 适量活动	□ 适量活动

时间	住院第2~5天 （手术日）	住院第3~6天 （术后第1日）	住院第4~7天 （术后第2日）
医患配合	□ 配合记录24小时出入量 □ 如清醒，配合医师拔出气管插管 □ 接受术后监护治疗	□ 接受术后康复指导 □ 接受术后监护治疗 □ 术后开始服用华法林	□ 接受术后康复指导 □ 下床活动，促进恢复 □ 患者家属与医师交流了解手术情况及术后注意事项 □ 配合医师拔除胸管（根据引流量） □ 接受相关复查
护患配合	□ 配合持续血压、心电及经皮血氧饱和度监测 □ 接受相关实验室检查宣教，配合检查 □ 有任何不适告知护士 □ 接受输液、服药治疗、插尿管 □ 配合执行探视及陪护 □ 接受疾病及用药等相关知识指导	□ 配合生命体征记录，询问每日排便情况 □ 接受相关实验室检查宣教，配合检查 □ 有任何不适告知护士接受输液、服药治疗 □ 配合执行探视及陪护 □ 接受疾病及用药等相关知识指导 □ 配合监护室护士的护理治疗 □ 在护士指导下咳痰	□ 有任何不适告知护士 □ 配合手术室护士外周静脉穿刺及相关处理 □ 接受输液治疗 □ 在护士指导下咳痰
饮食	□ 禁食、禁水	□ 清淡为主的流质饮食或半流质饮食	□ 清淡为主的流质饮食或半流质饮食，胃肠功能恢复后正常进食
排泄	□ 留置尿管	□ 拔除尿管后正常排尿便	□ 正常排尿便
活动	□ 卧床	□ 卧床	□ 适量活动（尽早下地）

时间	住院第 5~8 天 （术后第 3 日）	住院第 6~17 天 （术后第 4 日至出院前）	住院第 9~18 天 （术后第 7~13 日）
医患配合	□ 接受术后宣教 □ 接受术后护理评估 □ 配合医师进行伤口换药 □ 进行相关检查	□ 患者及家属与医师交流了解 　病情 □ 接受术后治疗宣教 □ 配合医师进行伤口换药	□ 配合医师进行伤口换药和 　拆线 □ 配合拔除深静脉置管并行 　留置针穿刺（视病情恢复 　定） □ 接受出院前康复宣教 □ 知道复查程序 □ 学会服用抗凝药和 INR 　监测 □ 获取出院诊断书
护患配合	□ 配合测量体温、脉搏、呼吸， 　询问每日排便情况 □ 接受相关实验室检查宣教， 　正确留取标本，配合检查 □ 有任何不适告知护士，尤其 　是注意皮肤黏膜出血 □ 接受治疗 □ 注意活动安全避免坠床或 　跌倒	□ 配合测量体温、脉搏、呼吸， 　询问每日排便情况 □ 接受相关实验室检查宣教， 　正确留取标本，配合检查 □ 有任何不适告知护士，尤其 　是注意皮肤黏膜出血 □ 接受治疗 □ 注意活动安全避免坠床或 　跌倒 □ 配合执行探视及陪护 □ 接受疾病及用药相关知识 　指导	□ 接受出院宣教 □ 办理出院手续 □ 获取出院带药 □ 接受护士指导服药方法、 　作用、注意事项、注意 　INR 的监测及华法林用量 　的调整 □ 知道复印病历方法
饮食	□ 正常饮食	□ 正常饮食	□ 正常饮食
排泄	□ 正常排尿便	□ 正常排尿	□ 正常排尿
活动	□ 适量活动	□ 适量活动	□ 适量活动

附：原表单（2011 年版）

二尖瓣病变临床路径表单

适用对象：第一诊断为心脏二尖瓣病变（ICD-10：I05.0-I05.2/I34.-I34.2 /Q23.2-Q23.3）
行二尖瓣生物瓣置换术（ICD-9-CM-3：35.23）

患者姓名：	性别：　　年龄：　　门诊号：	住院号：
住院日期：　　年　月　日	出院日期：　　年　月　日	标准住院日：≤18 天

时间	住院第 1~2 天	住院第 2~3 天 （完成术前准备日）	住院第 2~4 天 （术前第 1 日）
主要诊疗工作	□ 询问病史及体格检查 □ 上级医师查房 □ 初步的诊断和治疗方案 □ 住院医师完成住院志、首次病程、上级医师查房等病历 □ 开检查、实验室检查单	□ 上级医师查房 □ 继续完成术前实验室检查 □ 完成必要的相关科室会诊 □ 调整心脏及重要脏器功能	□ 上级医师查房，术前评估和决定手术方案 □ 住院医师完成上级医师查房记录等 □ 向患者和（或）家属交代围术期注意事项并签署手术知情同意书、自费用品协议书、输血同意书、委托书（患者本人不能签字时） □ 麻醉医师查房并与患者和（或）家属交代麻醉注意事项并签署麻醉知情同意书 □ 完成各项术前准备
重点医嘱	长期医嘱 □ 心外科二级护理常规 □ 饮食 □ 术前调整心功能 □ 患者既往基础用药 临时医嘱 □ 血常规、尿常规 □ 血型，凝血功能，电解质，肝肾功能，感染性疾病筛查，风湿活动筛查 □ 心电图、胸部 X 线平片、超声心动图 □ 根据患者情况选择肺功能、冠状动脉造影	长期医嘱 □ 患者基础用药 □ 既往用药 临时医嘱 □ 根据会诊科室要求开检查和实验室检查单 □ 对症处理	长期医嘱 同前 临时医嘱 □ 术前医嘱 □ 准备明日在全身麻醉、体外循环下行二尖瓣生物瓣置换术 □ 术前禁食、禁水 □ 术前用抗菌药物皮试 □ 术区备皮 □ 术前灌肠 □ 配血 □ 术中特殊用药 □ 其他特殊医嘱
主要护理工作	□ 介绍病房环境、设施设备 □ 入院护理评估 □ 防止皮肤压疮护理	□ 观察患者病情变化 □ 防止皮肤压疮护理 □ 心理和生活护理	□ 做好备皮等术前准备 □ 提醒患者术前禁食、禁水 □ 术前心理护理

时间	住院第 1~2 天	住院第 2~3 天 （完成术前准备日）	住院第 2~4 天 （术前第 1 日）
病情 变异 记录	□无　□有，原因： 1. 2.	□无　□有，原因： 1. 2.	□无　□有，原因： 1. 2.
护士 签名			
医师 签名			

时间	住院第2~5天 （手术日）	住院第3~6天 （术后第1日）	住院第4~7天 （术后第2日）
主要诊疗工作	□ 手术 □ 向家属交代病情、手术过程及术后注意事项 □ 术者完成手术记录 □ 完成术后病程 □ 上级医师查房 □ 麻醉医师查房 □ 观察生命体征及有无术后并发症并做相应处理	□ 上级医师查房 □ 住院医师完成常规病程记录 □ 根据病情变化及时完成病程记录 □ 观察伤口、引流量、体温、生命体征情况、有无并发症等并作出相应处理	□ 上级医师查房 □ 住院医师完成病程记录 □ 根据引流量拔除引流管，伤口换药 □ 观察生命体征情况、有无并发症等并作出相应处理 □ 抗菌药物：如体温正常，伤口情况良好，无明显红肿时可以停止抗菌药物治疗
重点医嘱	**长期医嘱** □ 特级护理常规 □ 饮食 □ 留置引流管并计引流量 □ 生命体征/血流动力学监测 □ 强心、利尿药 □ 抗菌药物 □ 呼吸机辅助呼吸 □ 保留尿管并记录尿量 □ 胃黏膜保护剂 □ 其他特殊医嘱 **临时医嘱** □ 今日在全身麻醉、体外循环下行二尖瓣人工生物瓣置换术 □ 血管活性药 □ 血常规、肝肾功能、电解质、床旁胸部X线平片、血气分析、凝血功能检查 □ 输血和（或）补晶体、胶体液（必要时） □ 其他特殊医嘱	**长期医嘱** □ 特级或一级护理，余同前 **临时医嘱** □ 复查血常规 □ 输血和（或）补晶体、胶体液（必要时） □ 换药 □ 镇痛等对症处理 □ 血管活性药 □ 强心、利尿药 □ 拔除气管插管后开始常规抗凝治疗、抗凝监测	**长期医嘱** 同前 **临时医嘱** □ 复查血常规、肝肾功能、电解质（必要时） □ 输血和（或）补晶体、胶体液（必要时） □ 换药，拔引流管 □ 镇痛等对症处理 □ 常规抗凝治疗、根据情况进行抗凝监测
主要护理工作	□ 观察患者病情变化并及时报告医师 □ 术后心理与生活护理 □ 防止皮肤压疮处理	□ 观察患者病情并做好引流量等相关记录 □ 术后心理与生活护理 □ 防止皮肤压疮处理	□ 观察患者病情变化 □ 术后心理与生活护理 □ 防止皮肤压疮处理
病情变异记录	□ 无　□ 有，原因： 1. 2.	□ 无　□ 有，原因： 1. 2.	□ 无　□ 有，原因： 1. 2.
护士签名			
医师签名			

时间	住院第 5~8 天 （术后第 3 日）	住院第 6~17 天 （术后第 4 日至出院前）	住院第 9~18 天 （术后第 7~13 日）
主要诊疗工作	□ 上级医师查房 □ 住院医师完成病程记录 □ 伤口换药（必要时） □ 常规抗凝治疗	□ 上级医师查房 □ 住院医师完成病程记录 □ 伤口换药或拆线（必要时） □ 调整各重要脏器功能 □ 指导抗凝治疗 □ 预防感染	□ 上级医师查房，评估患者是否达到出院标准，明确是否出院 □ 完成出院志、病案首页、出院诊断证明书等所有病历 □ 向患者交代出院后的后续治疗及相关注意事项，如抗凝治疗、心功能调整等
重点医嘱	**长期医嘱** 同前 **临时医嘱** □ 复查血尿常规、电解质（必要时） □ 输血和（或）补晶体、胶体液（必要时） □ 换药（必要时） □ 镇痛等对症处理 □ 常规抗凝治疗、根据情况进行抗凝监测	**长期医嘱** □ 根据病情变化调整抗菌药物等长期医嘱 **临时医嘱** □ 复查血尿常规、血生化（必要时） □ 输血和（或）补晶体、胶体液（必要时） □ 换药（必要时） □ 对症处理 □ 抗凝治疗 □ 复查心电图、胸部 X 线平片、超声心动图	**出院医嘱** □ 出院带药 □ 抗凝治疗 □ 定期复查 □ 不适随诊
主要护理工作	□ 观察患者病情变化 □ 术后心理与生活护理	□ 观察患者病情变化 □ 指导患者功能锻炼 □ 心理和生活护理	□ 指导患者办理出院手续 □ 出院宣教
病情变异记录	□ 无　□ 有，原因： 1. 2.	□ 无　□ 有，原因： 1. 2.	□ 无　□ 有，原因： 1. 2.
护士签名			
医师签名			

第八章

二尖瓣关闭不全成形修复术临床路径释义

一、二尖瓣关闭不全成形修复术编码

1. 原二尖瓣关闭不全成形修复术编码：

疾病名称及编码：二尖瓣关闭不全（ICD-10：I34.000）

　　　　　　　　先天性二尖瓣关闭不全（ICD-10：I34.000）

手术操作名称及编码：二尖瓣直视下成形术（ICD-9-CM-3：35.33001）

　　　　　　　　　　二尖瓣人工瓣环成形术（ICD-9-CM-3：35.12001）

2. 修改编码：

疾病名称及编码：风湿性二尖瓣关闭不全（ICD-10：I05.1）

　　　　　　　　二尖瓣关闭不全（ICD-10：I34.0）

　　　　　　　　先天性二尖瓣关闭不全（ICD-10：Q23.3）

手术操作名称及编码：无置换的开放性二尖瓣成形术（ICD-9-CM-3：35.12）

　　　　　　　　　　二尖瓣瓣环成形术（ICD-9-CM-3：35.33）

二、临床路径检索方法

（I05.1/I34.0/Q23.3）伴（35.12/35.33）

三、二尖瓣关闭不全成形修复术临床路径标准住院流程

（一）适用对象

第一诊断为二尖瓣关闭不全（ICD-10：I34.000），行二尖瓣直视下成形术（ICD-9-CM-3：35.33001）+（或）二尖瓣人工瓣环成形术（ICD-9-CM-3：35.12001）。

> **释义**
>
> ■ 本路径针对第一诊断为二尖瓣关闭不全的患者。
>
> ■ 根据二尖瓣关闭不全发病的病因，可将其分为原发性二尖瓣关闭不全和继发性二尖瓣关闭不全。其中，原发性二尖瓣不全是指二尖瓣瓣叶、瓣环、腱索、乳头肌、左心房、左心室这六个结构，由于自身病变出现解剖或功能异常而导致的瓣膜关闭不全，我国最常见的病因为风湿性心脏病。继发性二尖瓣关闭不全多继发于冠心病、心肌缺血或心肌梗死，主要由于左心室或乳头肌严重功能障碍导致二尖瓣关闭不全，此类患者二尖瓣叶、瓣环结构多正常。两类二尖瓣关闭不全在治疗原则上有较大差别，因此从诊断到治疗等环节均需要明确甄别；按照病程，可以分为慢性和急性二尖瓣关闭不全。
>
> ■ 慢性二尖瓣关闭不全：慢性二尖瓣关闭不全以风湿热造成的瓣叶损害所引起者最多见；其次是心肌梗死以及慢性心肌缺血累及乳头肌及其邻近室壁心肌，引起乳头肌功能障碍。先天性畸形也可导致慢性二尖瓣关闭不全，其中以二尖瓣裂较为常见，其次为心内膜弹力纤维增生症、降落伞型二尖瓣畸形等。任何病因引起的明显左心室扩大，均可使二尖瓣环扩张、乳头肌移位，从而导致二尖瓣关闭不全、二尖瓣脱垂综合征。

■特发性退行性病变可导致二尖瓣环钙化从而导致慢性二尖瓣关闭不全，但是高血压病、马凡综合征、慢性肾衰竭和继发性甲状腺功能亢进的患者，也会发生二尖瓣环钙化。其他少见病因包括系统性红斑狼疮、类风湿性关节炎、肥厚梗阻型心肌病、强直硬化性脊椎炎等。

■急性二尖瓣关闭不全：多因腱索断裂，瓣膜毁损或破裂，乳头肌坏死或断裂以及人工瓣膜术后撕脱及失去功能而引起，常见于感染性心内膜炎、急性心肌梗死、穿通性或闭合性胸外伤及自发性腱索断裂。

（二）诊断依据

根据《临床诊疗指南·心脏外科学分册》（中华医学会编著，人民卫生出版社，2009）。

1. 临床症状：可有呼吸困难、乏力、心悸、尿少、水肿等症状。
2. 体征：二尖瓣关闭不全杂音，典型杂音可闻及心前区收缩期高调吹风样杂音。
3. 辅助检查：心电图，胸部 X 线检查，超声心动图，肝胆胰脾超声，肺功能，冠状动脉造影（年龄≥50 岁），血栓弹力图（有凝血功能障碍者）。

> **释义**
>
> ■病史：了解症状出现时间，有无心房颤动、心力衰竭和栓塞史。由于感染性心内膜炎可导致二尖瓣关闭不全，因此需特别注意患者有无发热史；对于腱索断裂患者，冠心病史及外伤史的询问也很重要。
>
> ■心电图：明确有无心房颤动和其他合并的心律失常。
>
> ■胸部 X 线平片：可了解心胸比，评价是否出现心脏房室扩大，同时了解肺淤血情况。
>
> ■超声心动图是诊断的重要依据：通过超声心动图进行基本的病因学判定；了解二尖瓣结构、形态及左心室功能，明确二尖瓣关闭不全的严重程度（轻、中、重分级），瓣叶结构有无改变，瓣叶结构增厚情况，瓣体活动度，有无钙化情况，瓣下结构改变，左心房、左心室大小，有无左心房血栓，有无合并二尖瓣狭窄、主动脉瓣病变，三尖瓣是否有功能性反流。在合并二尖瓣狭窄病例，瓣口面积大小亦很重要。
>
> ■冠状动脉造影：对于年龄>50 岁的患者，推荐术前行冠状动脉造影，明确是否同时合并冠状动脉疾病。对于合并严重冠状动脉狭窄的患者，推荐同期行冠状动脉旁路移植术。

（三）选择治疗方案的依据

根据《临床诊疗指南·心脏外科学分册》（中华医学会编著，人民卫生出版社，2009），《临床技术操作规范·心血管外科学分册》（中华医学会编著，人民军医出版社，2009）。

1. 二尖瓣重度关闭不全患者。
2. 心功能Ⅲ级（NYHA）及以上，中重度二尖瓣关闭不全患者。
3. 合并有血栓或心房纤颤等合并症的二尖瓣关闭不全患者。
4. 无其他严重内科疾病。
5. 患者选择行直视下二尖瓣修补术+（或）二尖瓣瓣环成形术。

释义

■ 中度二尖瓣反流的定义：有效反流口面积≥0.4cm^2，50ml≤反流容积≤60ml，反流分数≥50%。

■ 对于原发性中度、重度二尖瓣关闭不全患者，只要有相关临床症状，均应考虑手术治疗。

■ 对于无症状的原发性中度、重度二尖瓣关闭不全患者，符合以下任何一种情况，也应考虑手术治疗：心功能减退［左心室射血分数（LVEF）30%~60%，左心室收缩末期内径（LVESD）>70mm］，由于其他原因需行心脏手术，活动受限或活动后肺血管楔压出现异常升高，同时合并肺动脉高压（静息肺动脉压>50mmHg，运动后>60mmHg），合并心房颤动。

■ 对于具备手术指征的原发性二尖瓣关闭不全患者，在条件允许的情况下，均应尽量行二尖瓣成形术。与二尖瓣置换术相比，成形术保留了患者二尖瓣的自然结构，降低了手术风险，并可规避人工瓣膜相关的术后不良事件，提高了患者的远期生存率。但对于成形效果不佳，或不适于成形的患者，也不可坚持行二尖瓣成形术，依赖于术者术中的判断。

■ 符合以下条件的，均可首先考虑二尖瓣成形术：①病变仅限于后叶的需要外科手术治疗的大量反流患者；②病变包括前叶的需要外科手术治疗的患者；③无症状大量反流患者，同时 LVEF>60% + LVESD<40mm；④无症状大量反流患者，同时合并心房颤动和肺动脉高压；⑤风湿性瓣膜病变，不能长期抗凝的患者。

■ 由于继发性二尖瓣关闭不全瓣膜结构多正常，常伴随严重左心功能障碍，因此外科治疗需采取谨慎态度。严重继发性二尖瓣反流对于心功能严重受损（NYHA Ⅲ 或Ⅳ级）继发性二尖瓣反流的患者，选择 chordal-sparing 二尖瓣置换术是合理的，而不是缩瓣环的成形术（Class Ⅱa）；接受冠状动脉旁路移植术的慢性、中度缺血性二尖瓣反流患者，随机试验显示二尖瓣修复术获益不明确，二尖瓣修复术为Ⅱb级推荐。

（四）标准住院日

≤18 天。

释义

■ 二尖瓣成形术患者入院后，一般术前准备 1~3 天，在第 2~4 天实施手术，术后在监护室 1~3 天，普通病房恢复 7~13 天出院。凡总住院时间不超过 18 天均符合路径要求。

（五）进入路径标准

1. 第一诊断必须符合（ICD-10：I34.000）二尖瓣关闭不全疾病编码。
2. 有适应证，无禁忌证。
3. 心功能≤Ⅲ级或 EF≥50%。
4. 左心室舒张末期内径≤70mm。

5. 患者选择二尖瓣成形修复治疗。

6. 当患者同时具有其他疾病诊断，但在住院期间不需要特殊处理也不影响第一诊断的临床路径流程实施时，可以进入路径。

释义

■ 详细手术适应证释义如前所述，需注意的是，对于同时可行二尖瓣置换术与成形术的患者，即便其要求行二尖瓣置换术，也应详细讲解，使其在了解两种术式的优劣后再做选择。

■ 其他不应纳入本路径的情况还有：

1. 术前冠状动脉造影发现冠心病需要同时行 CABG 者。

2. 心房颤动病史长，伴有左心房血栓者。

3. 同时合并主动脉瓣病变或三尖瓣病变需要行瓣膜置换者。

4. 继发性二尖瓣反流需要同时处理其他病变者。

5. 肺部疾患严重影响呼吸功能者。

6. 感染性心内膜炎处于活动期者（应控制感染至少 6 周以上，感染处于静止期方适宜手术）。

■ 当患者同时具有其他疾病诊断，但在住院期间不需要针对其他合并症进行处理，也不会因其他疾病诊断产生相应的医疗费用时，方可以进入此路径。

（六）术前准备（评估）

不超过 7 天。

1. 必须的检查项目：

（1）血尿便常规、肝肾功能、电解质、凝血功能、术前感染疾病筛查、血型+术前配血。

（2）胸部 X 线片、心电图、超声心动图。

2. 根据患者病情可选择的检查项目：

（1）血气分析和肺功能（高龄或既往有肺部病史者）、冠状动脉造影（年龄≥50 岁）。

（2）有其他专业疾病者及时请相关科室会诊。

释义

■ 血、尿常规及肝肾功能以及感染性疾病筛查，这些必查项目是确保手术治疗安全、有效开展的基础，在术前必须完成。主管医师应认真分析检查结果，及时发现异常情况并采取对应处置。

■ 患者近期有过感冒、发热，可检查心肌酶，若异常增高则不宜进入路径治疗。

■ 心电图提示心律失常，尤其是怀疑有频发室性期前收缩的患者，可预约 24 小时动态心电图进一步明确诊断。

■ 对于超声心动图提示病变复杂的患者，可行经食管超声心动图进一步协助诊断。该步骤也可在术中完成。

■ 通常年龄≥50 岁，应行冠状动脉造影检查。年龄 40~50 岁、有明确心绞痛主诉、心电图提示有明显心肌缺血表现者，也可考虑实施冠状动脉 CT 检查排除冠心病，亦可以直接行冠状动脉造影检查。

■ 既往有呼吸疾病史或心力衰竭病史以及高龄患者，应行血气及肺功能检查。

■ 为缩短患者术前等待时间，检查项目可以在患者入院前于门诊完成。

（七）预防性抗菌药物选择与使用时机

抗菌药物使用：根据《抗菌药物临床应用指导原则（2015 年版）》（国卫办医发〔2015〕43 号）执行，并根据患者的病情决定抗菌药物的选择与使用时间。

> **释义**
>
> ■ 二尖瓣成形手术属于Ⅰ类切口手术，有心腔内手术操作、人工材料（如瓣膜成形环、人工腱索等）植入等易感因素存在，且一旦感染可导致严重后果，因此应选用第二代头孢抗菌药物。除非有明确感染证据，否则抗菌药物的应用不应超过 72 小时。如果患者存在青霉素、头孢类药物过敏，根据患者的病情决定抗菌药物的选择。

（八）手术日

入院 7 天以内。

1. 麻醉方式：全身麻醉、体外循环。
2. 手术植入物：二尖瓣成形环。
3. 术中用药：心脏外科、麻醉及体外循环常规用药。
4. 输血及血液制品：视术中病情需要决定。

> **释义**
>
> ■ 本路径规定的二尖瓣成形手术是在全身麻醉、体外循环辅助下实施。
>
> ■ 二尖瓣成形的方法，需由手术医师根据患者的具体情况来决定。术前及心脏复跳后均应行经食管超声心动图检查，评估成形效果，并调整手术方案。
>
> ■ 根据成形方式的不同，手术植入物除成形环还可有人工腱索、补片等。

（九）术后住院恢复

≤11 天。

1. 术后早期持续监测治疗，观察生命体征。
2. 必须复查的检查项目：
（1）血常规、电解质、肝肾功能、抗凝监测。
（2）心电图、胸部 X 线片、超声心动图。
3. 术后用药
（1）抗菌药物使用：根据《抗菌药物临床应用指导原则（2015 年版）》（国卫办医发〔2015〕43 号）执行。
（2）抗凝：根据所测 INR 值调整抗凝药用量，根据患者情况确定抗凝治疗方案。
（3）根据病情需要进行强心、利尿治疗。

> **释义**
>
> ■ 二尖瓣成形术后早期应对患者进行持续的监测（心电、呼吸、出入量），以便及时掌握病情变化。当主管医师评估患者病情平稳后，方可终止持续监测。

■根据患者病情需要，开展相应的检查及治疗。检查内容不只限于路径中规定的必须复查项目，可根据需要增加，如血气分析等。如果术中植入了成形环，早期应每天查 INR。注意监测血钾，避免利尿剂应用后引起的电解质紊乱。

■术后应特别注意的问题：①观察术后有无感染；②术后需要服用华法林抗凝，因为存在个体用药差异，需根据 INR 调整药物用量。

（十）出院标准

1. 体温正常，血常规、电解质无明显异常。
2. 引流管已拔除、手术切口愈合无出院禁忌。
3. 没有需要住院处理的并发症和（或）其他合并症。
4. 胸部 X 线平片、超声心动图证实二尖瓣关闭良好，无相关并发症。

释义

■患者出院前不仅应完成必须复查的项目，且复查项目应无明显异常。若检查结果明显异常，主管医师应进行仔细分析并作出相应处置。

■强心、利尿药物治疗应根据患者心功能状态在出院后继续应用 3~6 个月，心功能改善不好者可以延长时间，甚至长期应用。

（十一）变异及原因分析

1. 围术期并发症：左心室破裂、术后二尖瓣关闭不全需二次手术、心功能不全、低心排血量综合征、与抗凝相关的血栓栓塞和出血、溶血、感染性心内膜炎、术后伤口感染等造成住院日延长和费用增加。
2. 合并有其他系统疾病，可能导致这些疾病加重而需要治疗，从而延长治疗时间和增加住院费用。
3. 其他因素：术前心功能及其他重要脏器功能不全需调整；特殊原因（如稀有血型短缺等）造成的住院时间延长、费用增加。

释义

■二尖瓣成形术可能出现的并发症有：低心排血量综合征、左心室后壁破裂、血栓栓塞、神经系统或其他重要脏器并发症以及切口感染、延迟愈合等，均可增加住院费用，延长住院时间。主管医师应进行变异原因的分析，并在临床路径的表单中予以说明。

■年轻女性或因职业所需可以选择进行微创小切口术式，近年来部分中心也开始开展电视胸腔镜辅助下小切口二尖瓣成形术，由于术式改变住院费用相较常规术式有一定差异，额外费用自付。

■ 对于按路径流程完成治疗，但超出了路径规定的时限或限定的费用（如实际住院日超出标准住院日要求，或未能在规定的手术日时间限定内实施手术等）；不能按路径流程完成治疗，患者需要中途退出路径（如治疗过程中出现严重并发症，导致必须终止路径或需要转入其他路径进行治疗等）；或因患者方面的主观原因导致执行路径出现变异等情况，医师均需要在表单中予以说明。

四、二尖瓣关闭不全成形修复术临床路径给药方案

【用药选择】

1. 对于没有症状的二尖瓣关闭不全患者，术前除患者平日服用的长期药物以外（如降压药、降糖药等），可不应用任何药物。对于有症状的患者，术前即可开始予以强心、利尿和补钾药物治疗，需停用抗凝药物和抗血小板的药，如服用华法林、阿司匹林或硫酸氢氯吡格雷，均需停 5~7 天，停用期间，可使用经皮注射的短效抗凝药物维持。

2. 术中预防性应用抗菌药物，在切皮前 0.5 小时输注，一般常规使用第二代头孢菌素，对于青霉素或头孢类过敏者，可选用大环内酯类或克林霉素、喹诺酮类等。

3. 术后 72 小时后，若无特殊可停用抗菌药物，若患者血象较高，体温在 38.5℃ 以上，可继续应用抗菌药物，建议完善细菌培养检查，并根据痰培养、血培养结果选择敏感抗菌药物。

4. 术后常规服用 1 个月强心、利尿及补钾药物。

5. 对于术中植入了成形环的患者，术后第 2 天开始服用华法林，根据 INR 调整药物用量，坚持服用 3~6 个月。

【药学提示】

1. 应用地高辛时，应时刻注意患者有无黄视、绿视，监测心律，预防尖端扭转性室速的发生。

2. 应用利尿剂时勤查电解质，注意体内钾的平衡。

3. 大环内酯类静脉给药可引起血栓性静脉炎，故红霉素静脉滴注时药物浓度不宜超过 1mg/ml；此类药物与甲泼尼龙、茶碱、卡马西平、华法林等药物有相互作用，应严密监测 INR。

4. 如果停用大环内酯类抗菌药物，出院之前需检测 INR，以利于指导患者用药剂量。

5. 如果患者同时合并应用他汀类药物，注意选择对华法林影响小的他汀类药物。

【注意事项】

抗菌药物的滥用将导致耐药株出现，且增加二重感染机会，故在术后 72 小时后，若无明显感染证据，应停用抗菌药物。如有必要继续应用抗菌药物的，应根据痰培养或血培养的药敏结果合理选择抗菌药物。在术后 72 小时内，应加大利尿药物剂量，减轻心脏负担，尽量使患者处于液体的负平衡，72 小时后可适当放宽患者出入量情况。

五、推荐表单

（一）医师表单

二尖瓣关闭不全修复术临床路径医师表单

适用对象：第一诊断为二尖瓣关闭不全（ICD-10：I34.000）

行二尖瓣直视下成形术（ICD-9-CM-3：35.33001）+（或）二尖瓣人工瓣环成形术（ICD-9-CM-3：35.12001）

患者姓名：	性别：　　年龄：　　门诊号：	住院号：
住院日期：　　年　月　日	出院日期：　　年　月　日	标准住院日：≤18天

时间	住院第 1~2 天	住院第 2~7 天	住院第 8 天 （手术日）
主要诊疗工作	□ 病史询问，体格检查 □ 完成入院病历书写 □ 安排相关检查 □ 上级医师查房	□ 汇总检查结果 □ 完成术前准备与术前评估 □ 术前讨论，确定手术方案 □ 完成术前小结、上级医师查房记录等病历书写 □ 向患者及家属交代病情及围术期注意事项 □ 签署手术知情同意书、自费用品协议书、输血同意书	□ 气管插管，建立深静脉通路 □ 手术 □ 术后转入监护病房 □ 术者完成手术记录 □ 完成术后病程记录 □ 向患者家属交代手术情况及术后注意事项
重点医嘱	**长期医嘱** □ 按瓣膜病护理常规 □ 二级护理 □ 饮食 □ 患者既往基础用药 **临时医嘱** □ 血常规，血型，凝血功能，生化功能，传染性疾病筛查 □ 胸部 X 线片、心电图、超声心动图 □ 根据患者个体情况，其他必要检查	**长期医嘱** □ 强心、利尿、补钾治疗（酌情） **临时医嘱** □ 拟于明日在全身麻醉、体外循环下行二尖瓣关闭不全修补术 □ 备皮 □ 备血 □ 血型 □ 术前晚灌肠 □ 术前禁食、禁水 □ 术前镇静药（酌情） □ 其他特殊医嘱	**长期医嘱** □ 按心脏体外循环直视术后护理 □ 禁食 □ 持续血压、心电及经皮血氧饱和度监测 □ 呼吸机辅助呼吸 □ 临时起搏器管理 □ 预防用抗菌药物 **临时医嘱** □ 床旁胸部 X 线片 □ 其他特殊医嘱
病情变异记录	□ 无　□ 有，原因： 1. 2.	□ 无　□ 有，原因： 1. 2.	□ 无　□ 有，原因： 1. 2.
医师签名			

时间	住院第9天 （术后第1日）	住院第10~14天 （术后第2~6日）	住院第15~18天 （出院日）
主要诊疗工作	□ 医师查房，病程书写 □ 观察切口有无血肿、渗血 □ 拔除尿管	□ 医师查房 □ 安排复查，并分析检查结果 □ 观察切口情况 □ 根据引流量，拔除胸管	□ 检查切口愈合情况，拆线 □ 确定患者可以出院 □ 拆除临时起搏器 □ 向患者交代出院注意事项，复查日期 □ 完成出院小结 □ 预约复诊日期
重点医嘱	**长期医嘱** □ 一级护理 □ 半流质饮食 □ 吸氧 □ 心电、无创血压及经皮血氧饱和度监测 □ 预防性抗菌用药 □ 强心、利尿、补钾治疗 **临时医嘱** □ 心电图 □ 复查凝血功能 □ 大换药 □ 复查血常规及相关指标 □ 其他特殊医嘱	**长期医嘱** □ 饮食 □ 二级护理（视病情而定） □ 停止监测（视病情而定） □ 停用或更改抗菌药物（视病情而定） **临时医嘱** □ 拔除深静脉置管并行留置针穿刺 □ 复查胸部X线平片、心电图、超声心动图及血常规、生化功能、凝血功能 □ 大换药	**出院医嘱** □ 出院带药 □ 伤口拆线+换药
病情变异记录	□ 无　□ 有，原因： 1. 2.	□ 无　□ 有，原因： 1. 2.	□ 无　□ 有，原因： 1. 2.
医师签名			

（二）护士表单

二尖瓣关闭不全修复术临床路径护士表单

适用对象：第一诊断为二尖瓣关闭不全（ICD-10：I34.000）

行二尖瓣直视下成形术（ICD-9-CM-3：35.33001）+（或）二尖瓣人工瓣环成形术（ICD-9-CM-3：35.12001）

患者姓名：		性别：　　年龄：　　门诊号：		住院号：
住院日期：　　年　月　日		出院日期：　　年　月　日		标准住院日：≤18 天

时间	住院第 1~2 天	住院第 2~7 天	住院第 8 天 （手术日）
健康宣教	□ 介绍主管医师、护士 □ 介绍环境、设施 □ 介绍住院注意事项 □ 向患者宣教戒烟、控制饮酒的重要性	□ 主管护士与患者及家属沟通，了解并指导心理应对 □ 宣教疾病知识、用药知识及特殊检查的操作过程 □ 告知检查及操作前后饮食、活动及探视注意事项和应对方式 □ 术前宣教	□ 手术室注意事项 □ 与患者及家属沟通，消除术前焦虑，指导心理应对
护理处理	□ 核对患者姓名，佩戴腕带 □ 入院护理评估（营养状况、自理情况等） □ 病史询问，相应查体 □ 联系相关检查	□ 汇总检查结果，随时观察患者病情变化 □ 完成术前评估 □ 完成术前准备 □ 术前禁食、禁水	□ 协助手术 □ 观察患者病情、生命体征变化 □ 定时记录重要监测指标
基础护理	□ 二级护理 □ 晨晚间护理 □ 患者安全管理	□ 二级护理 □ 晨晚间护理 □ 患者安全管理	□ 一级护理 □ 晨晚间护理 □ 患者安全管理
专科护理	□ 护理查体，记录生命体征 □ 需要时填写跌倒及压疮防范表 □ 需要时请家属陪伴 □ 心理护理	□ 记录生命体征 □ 遵医嘱完成相关检查 □ 心理护理 □ 必要时吸氧和心电监测 □ 遵医嘱正确给药	□ 禁食 □ 持续血压、心电及经皮血氧饱和度监测 □ 记 24 小时出入量 □ 遵医嘱正确给药 □ 必要时气管内吸痰
病情变异记录	□ 无　□ 有，原因： 1. 2.	□ 无　□ 有，原因： 1. 2.	□ 无　□ 有，原因： 1. 2.
护士签名			

时间	住院第 9 天 （术后第 1 日）	住院第 10~14 天 （术后第 2~6 日）	住院第 15~18 天 （出院日）
健康宣教	□ 指导患者正确配合医师和护士的治疗 □ 主管护士与患者及家属沟通，了解并指导心理应对 □ 指导患者正确用药，宣传用药知识	□ 指导患者及家属正确记录出入量 □ 指导家属正确的拍背和咳痰 □ 指导患者正确用药，宣传用药知识 □ 指导患者及家属如何根据INR 值调整华法林用量	□ 康复和锻炼 □ 定时复查 □ 出院带药服用方法 □ 饮食休息等注意事项指导 □ 讲解增强体质的方法，减少感染的机会
护理处理	□ 随时观察患者病情变化 □ 遵医嘱正确使用抗菌药物 □ 协助医师完成各项检查	□ 汇总检查结果，随时观察患者病情变化 □ 联系相关复查 □ 鼓励患者下床活动	□ 向患者交代出院注意事项及复查日期 □ 帮助患者办理出院手续 □ 书写出院小结
基础护理	□ 一级护理 □ 晨晚间护理 □ 患者安全管理	□ 一级护理 □ 晨晚间护理 □ 患者安全管理	□ 二级护理 □ 晨晚间护理 □ 患者安全管理
专科护理	□ 持续血压、心电及经皮血氧饱和度监测 □ 遵医嘱完成相关检查 □ 记 24 小时出入量 □ 遵医嘱正确给药 □ 必要时气管内吸痰	□ 记录生命体征 □ 遵医嘱完成相关检查 □ 记 24 小时出入量 □ 必要时吸氧和心电监测 □ 遵医嘱正确给药	□ 病情观察 □ 心理护理
病情变异记录	□ 无　□ 有，原因： 1. 2.	□ 无　□ 有，原因： 1. 2.	□ 无　□ 有，原因： 1. 2.
护士签名			

（三）患者表单

二尖瓣关闭不全修复术临床路径患者表单

适用对象：第一诊断为二尖瓣关闭不全（ICD-10：I34.000）
　　　　　行二尖瓣直视下成形术（ICD-9-CM-3：35.33001）+（或）二尖瓣人工瓣环成
　　　　　形术（ICD-9-CM-3：35.12001）

患者姓名：	性别： 年龄： 门诊号：	住院号：
住院日期： 年 月 日	出院日期： 年 月 日	标准住院日：≤18 天

时间	住院第 1~2 天	住院第 2~7 天	住院第 8 天 （手术日）
医患配合	□ 接受入院宣教 □ 接受入院护理评估 □ 接受病史询问 □ 进行体格检查 □ 向医师详述既往用药情况 □ 进行相关检查	□ 患者及家属与医师交流了解病情 □ 了解手术方案及围术期注意事项 □ 签署手术知情同意书、自费用品协议书、输血同意书 □ 接受术前宣教	□ 配合麻醉师的相关治疗 □ 接受手术治疗 □ 患者家属与医师交流了解手术情况及术后注意事项 □ 接受术后监护治疗 □ 配合医师拔除气管插管
护患配合	□ 配合测量体温、脉搏、呼吸、血压、血氧饱和度、体重 □ 配合完成入院护理评估单（病史、过敏史、用药史） □ 接受入院宣教（环境介绍、病房规定、订餐制度、贵重物品保管等） □ 有任何不适告知护士	□ 配合测量体温、脉搏、呼吸、询问每日排便情况 □ 接受相关实验室检查宣教，正确留取标本，配合检查 □ 有任何不适告知护士 □ 接受输液、服药治疗 □ 注意活动安全，避免坠床或跌倒 □ 配合执行探视及陪护 □ 接受疾病及用药等相关知识指导	□ 配合术前相关信息核对 □ 有任何不适告知护士 □ 配合手术室护士外周静脉穿刺及相关处理 □ 配合监护室护士的护理治疗 □ 在护士指导下咳痰 □ 接受输液治疗
饮食	□ 正常饮食 □ 根据病史：糖尿病饮食、高血压饮食	□ 按照要求术前禁食、禁水	□ 禁食、禁水
排泄	□ 正常排尿便	□ 正常排尿，术前灌肠	□ 留置导尿
活动	□ 适量活动	□ 适量活动	□ 卧床

时间	住院第 9 天 （术后第 1 日）	住院第 10~14 天 （术后第 2~6 日）	住院第 15~18 天 （出院日）
医患配合	□ 接受术后康复指导 □ 配合记录 24 小时出入量 □ 配合医师拔除尿管（根据病情）	□ 接受术后康复指导 □ 配合医师拔除胸管（根据引流量） □ 下床活动 □ 配合拔除深静脉置管并行留置针穿刺 □ 接受相关复查 □ 配合医师进行伤口换药	□ 配合医师进行伤口换药和拆线 □ 接受出院前康复宣教 □ 了解复查程序 □ 获取出院诊断书
护患配合	□ 配合持续血压、心电及经皮血氧饱和度监测 □ 接受相关实验室检查结果宣教，配合检查 □ 有任何不适告知护士 □ 接受输液、服药治疗 □ 配合执行探视及陪护 □ 接受疾病及用药等相关知识指导	□ 配合生命体征、排便情况记录 □ 接受相关实验室检查宣教，配合检查 □ 有任何不适告知护士 □ 接受输液、服药治疗 □ 配合执行探视及陪护 □ 接受疾病及用药等相关知识指导	□ 接受出院宣教 □ 办理出院手续 □ 获取出院带药 □ 接受护士指导服药方法、注意事项 □ 知道复印病历的方法
饮食	□ 流质饮食或半流质饮食	□ 正常饮食	□ 正常饮食
排泄	□ 拔除尿管后正常排尿便	□ 正常排尿便	□ 正常排尿便
活动	□ 卧床	□ 适量活动	□ 卧床

附：原表单（2016 年版）

二尖瓣关闭不全成形修复术临床路径表单

适用对象：第一诊断为二尖瓣关闭不全（ICD-10：I34.000）

行二尖瓣直视下成形术（ICD-9-CM-3：35.33001）+（或）二尖瓣人工瓣环成形术（ICD-9-CM-3：35.12001）

患者姓名：	性别：　　年龄：　　门诊号：	住院号：
住院日期：　　年　月　日	出院日期：　　年　月　日	标准住院日：≤18 天

时间	住院第 1 天	住院第 2~6 天 （完成术前准备日）	住院第 7 天 （术前第 1 日）
主要诊疗工作	□ 询问病史及体格检查 □ 上级医师查房 □ 初步的诊断和治疗方案 □ 住院医师完成住院志、首次病程、上级医师查房等病历书写 □ 开实验室检查单	□ 上级医师查房 □ 继续完成术前实验室检查 □ 完成必要的相关科室会诊 □ 调整心脏及重要脏器功能	□ 上级医师查房，术前评估和决定手术方案 □ 住院医师完成上级医师查房记录等 □ 向患者和（或）家属交代围术期注意事项并签署手术知情同意书、自费用品协议书、输血同意书、委托书（患者本人不能签字时） □ 麻醉医师查房并与患者和（或）家属交代麻醉注意事项并签署麻醉知情同意书 □ 完成各项术前准备
重点医嘱	**长期医嘱** □ 心外科二级护理常规 □ 饮食 □ 术前调整心功能 **临时医嘱** □ 血尿便常规检查、凝血功能、术前感染疾病筛查、肝肾功能、电解质、血气分析 □ 胸部 X 线片、心电图、超声心动图 □ 根据患者情况选择肺功能、脑血管检查、冠状动脉造影、腹部超声检查	**长期医嘱** □ 患者基础用药 □ 既往用药 **临时医嘱** □ 根据会诊科室要求开实验室检查单 □ 对症处理	**长期医嘱** 同前 **临时医嘱** □ 术前医嘱 □ 准备明日在全身麻醉、体外循环下行二尖瓣成形或置换术 □ 术前禁食、禁水 □ 术前用抗菌药物皮试 □ 术区备皮 □ 术前灌肠 □ 配血 □ 术中特殊用药 □ 其他特殊医嘱
主要护理工作	□ 介绍病房环境、设施设备 □ 入院护理评估 □ 防止皮肤压疮护理	□ 观察患者病情变化 □ 防止皮肤压疮护理 □ 心理和生活护理	□ 做好备皮等术前准备 □ 提醒患者术前禁食、禁水 □ 术前心理护理

续 表

时间	住院第 1 天	住院第 2~6 天 （完成术前准备日）	住院第 7 天 （术前第 1 日）
病情 变异 记录	□无 □有，原因： 1. 2.	□无 □有，原因： 1. 2.	□无 □有，原因： 1. 2.
护士 签名			
医师 签名			

时间	住院第 8 天 （手术日）	住院第 9 天 （术后第 1 日）	住院第 10 天 （术后第 2 日）
主要诊疗工作	□ 手术 □ 向家属交代病情、手术过程及术后注意事项 □ 术者完成手术记录 □ 完成术后病程 □ 上级医师查房 □ 麻醉医师查房 □ 观察生命体征及有无术后并发症并做相应处理	□ 上级医师查房 □ 住院医师完成常规病程记录 □ 根据病情变化及时完成病程记录 □ 观察伤口、引流量、体温、生命体征情况、有无并发症等并作出相应处理	□ 上级医师查房 □ 住院医师完成病程记录 □ 根据引流量拔除引流管，伤口换药 □ 观察生命体征情况、有无并发症等并作出相应处理
重点医嘱	**长期医嘱** □ 特级护理常规 □ 饮食 □ 留置引流管并计引流量 □ 生命体征/血流动力学监测 □ 内环境检测 □ 强心利尿药 □ 抗菌药物 □ 呼吸机辅助呼吸 □ 保留尿管并记录尿量 □ 胃黏膜保护剂 □ 其他特殊医嘱 **临时医嘱** □ 今日在全身麻醉、体外循环下行二尖瓣成形术 □ 补液 □ 血管活性药 □ 血常规、生化全套、床旁胸部 X 线片、血气分析、凝血功能检查 □ 输血和（或）补晶体、胶体液（必要时） □ 其他特殊医嘱	**长期医嘱** □ 特级或一级护理，余同前 **临时医嘱** □ 复查血常规、生化全套、凝血功能检测 □ 输血和（或）补晶体、胶体液、静脉营养支持、白蛋白应用（必要时） □ 换药（必要时） □ 镇痛等对症处理 □ 血管活性药 □ 强心、利尿、补钾药物 □ 拔除气管插管后开始常规抗凝治疗、抗凝监测	**长期医嘱** 同前 **临时医嘱** □ 复查血常规、生化全套（必要时） □ 输血和（或）补晶体、胶体液（必要时） □ 换药，拔引流管 □ 镇痛等对症处理 □ 常规抗凝治疗、根据情况进行抗凝监测
主要护理工作	□ 观察患者病情变化并及时报告医师 □ 术后心理与生活护理 □ 防止皮肤压疮处理	□ 观察患者病情并做好引流量等相关记录 □ 术后心理与生活护理 □ 防止皮肤压疮处理	□ 观察患者病情变化 □ 术后心理与生活护理 □ 防止皮肤压疮处理
病情变异记录	□ 无　□ 有，原因： 1. 2.	□ 无　□ 有，原因： 1. 2.	□ 无　□ 有，原因： 1. 2.
护士签名			
医师签名			

时间	住院第 11 天 （术后第 3 日）	住院第 12 天至出院 （术后第 4 日至出院前）	住院第 ≤18 天 （出院日）
主要诊疗工作	□ 上级医师查房 □ 住院医师完成病程记录 □ 伤口换药（必要时） □ 常规抗凝治疗	□ 上级医师查房 □ 住院医师完成病程记录 □ 伤口换药或拆线（必要时） □ 调整各重要脏器功能 □ 指导抗凝治疗 □ 预防感染	□ 上级医师查房，评估患者是否达到出院标准，明确是否出院 □ 完成出院志、病案首页、出院诊断证明书等所有病历 □ 向患者交代出院后的后续治疗及相关注意事项，如抗凝治疗、心功能调整等
重点医嘱	**长期医嘱** 同前 **临时医嘱** □ 复查血尿常规、血生化（必要时） □ 输血和（或）补晶体、胶体液（必要时） □ 换药（必要时） □ 止痛等对症处理 □ 常规抗凝治疗、根据情况进行抗凝监测	**长期医嘱** □ 根据病情变化调整抗菌药物等长期医嘱 **临时医嘱** □ 复查血尿常规、生化（必要时） □ 输血和（或）补晶体、胶体液（必要时） □ 换药（必要时） □ 对症处理 □ 抗凝治疗	**出院医嘱** □ 出院带药 □ 抗凝指导方案 □ 定期复查 □ 如有不适，随诊
主要护理工作	□ 观察患者病情变化 □ 术后心理与生活护理	□ 观察患者病情变化 □ 指导患者功能锻炼 □ 心理和生活护理	□ 指导患者办理出院手续 □ 出院宣教
病情变异记录	□ 无　□ 有，原因： 1. 2.	□ 无　□ 有，原因： 1. 2.	□ 无　□ 有，原因： 1. 2.
护士签名			
医师签名			

第九章

主动脉瓣病变（人工机械瓣置换术）临床路径释义

一、主动脉瓣病变编码

疾病名称及编码：风湿性主动脉瓣疾病（ICD-10：I06）

　　　　　　　　非风湿性主动脉瓣疾病（ICD-10：I35）

　　　　　　　　先天性主动脉瓣狭窄（ICD-10：Q23.0）

　　　　　　　　先天性主动脉瓣关闭不全（ICD-10：Q23.1）

手术操作名称及编码：主动脉瓣位人工机械瓣置换术（ICD-9-CM-3：35.22）

二、临床路径检索方法

I06 /I35 /Q23.0-Q23.1 伴 35.22

三、主动脉瓣病变临床路径标准住院流程

（一）适用对象

第一诊断为心脏主动脉瓣病变（ICD-10：I06.0-I06.2/I35.0-I35.2/Q23.0-Q23.1），行主动脉瓣位人工机械瓣置换术（ICD-9-CM-3：35.22）。

> **释义**
>
> ■ 本路径适用于主动脉瓣病变患者，包括主动脉瓣狭窄，主动脉瓣关闭不全以及主动脉瓣狭窄合并主动脉瓣关闭不全的患者。
>
> ■ 本路径适用于因主动脉瓣病变需实施人工机械瓣置换术的患者。
>
> ■ 对主动脉瓣病变需进行主动脉瓣生物瓣置换术及瓣膜修补成形术的患者均需参考其他相应路径。

（二）诊断依据

根据《临床诊疗指南·心脏外科学分册》（中华医学会编著，人民卫生出版社，2009）。

1. 临床症状：可有劳累后胸闷、气促，严重者出现心力衰竭表现等。

2. 体征：主动脉瓣狭窄者可闻及主动脉瓣区Ⅲ/6级以上收缩期杂音；主动脉瓣关闭不全者可闻及胸骨左缘第3、4肋间舒张期泼水样杂音。

3. 辅助检查：心电图、胸部X线平片、超声心动图等。

> **释义**
>
> ■ 主动脉瓣病变患者在较长时间内可无症状，出现胸闷、气促等明显的临床症状病程可长达10~20年，一旦发生心力衰竭则病情急转直下。所以，有手术指征的病例应尽早手术治疗。而理想手术时机的选择应通过患者病史、症状、手术危险性和手术可能的结果进行评估。

■ 临床表现：

主动脉瓣狭窄临床症状的轻重主要取决于主动脉瓣狭窄的程度。轻度狭窄（瓣口面积>1.5cm^2）患者多无临床症状；中度狭窄（瓣口面积1.0~1.5cm^2）、重度狭窄（瓣口面积≤1.0cm^2）患者常有胸闷、气促、胸痛、晕厥和心力衰竭的症状，少部分重度狭窄的患者有猝死的可能。

主动脉瓣关闭不全临床症状的轻重主要取决于主动脉瓣关闭不全的程度。轻度主动脉瓣关闭不全的患者可无任何症状，中重度关闭不全的患者常有胸闷、气促，严重者可出现端坐呼吸、夜间阵发性呼吸困难及晕厥，部分患者有心前区疼痛及心绞痛。如不积极手术治疗，预后较差。因此，对左心室功能的定量评价（静息状态下左心室射血分数和收缩末期内径、舒张末期内径）是重要的评估指标。

■ 体征和辅助检查：

1. 主动脉瓣狭窄：轻度的主动脉瓣狭窄无明显体征，重度狭窄者可闻及主动脉瓣区Ⅲ/6级以上收缩期杂音，心尖区可触及收缩期抬举样搏动，可向左下移位。典型主动脉瓣狭窄的杂音为胸骨右缘第2肋间粗糙的、响亮的喷射性收缩期杂音。

心电图：轻度主动脉瓣狭窄患者心电图无明显异常。严重主动脉瓣狭窄患者心电图可有电轴左偏，左心室肥厚和劳损表现为不同程度的传导阻滞，心肌缺血时可出现室性心律失常。

X线：心影增大，重度主动脉瓣狭窄常有升主动脉狭窄后扩张，心力衰竭时左心室增大明显伴左心房扩大，部分老年患者主动脉瓣区可见钙化，钙化可累及主动脉窦部及升主动脉壁。

B超：检查可以发现主动脉瓣叶增厚、变形、钙化、活动受限等，主动脉瓣血流速度增快、跨瓣压差增大以及瓣上、瓣下狭窄，还可判断左心室肥厚程度和左心室收缩及舒张功能，并可计算瓣口面积。因此，B超是得以明确诊断的必需检查。

冠状动脉造影及CT：对于需行主动脉瓣机械瓣膜置换术的50岁以上患者，术前应行冠状动脉造影或冠状动脉CT检查以排除冠状动脉病变。

2. 主动脉瓣关闭不全：主要体征为左心室扩大，心尖搏动向左下移位，可触及明显的抬举性搏动，听诊可在胸骨左缘第3、4肋间闻及舒张期泼水样杂音，呈高调递减性向心尖部传导。严重主动脉瓣关闭不全者在心尖部可闻及舒张中晚期滚桶样杂音，为Austin-Flint杂音。此外，主动脉瓣关闭不全患者可有典型的周围血管体征：动脉收缩压增高、舒张压降低、脉压增大、颈动脉搏动明显；水冲脉、毛细血管搏动征、股动脉枪击音等。

心电图：轻度主动脉瓣关闭不全心电图无明显异常，重度主动脉瓣关闭不全患者可出现电轴左偏、左心室肥厚伴ST-T改变，并可有束支传导阻滞和胸前导联Qs波及P-R间期延长，24小时动态心电监测可见复杂室性心律失常。

X线：可见左心室增大，升主动脉和主动脉结增宽，心影向左下扩大，呈靴型心，主动脉根部扩大，心胸比例增大。

B超：是诊断主动脉瓣关闭不全最敏感和精确的检查，可发现主动脉瓣瓣叶增厚、钙化、变形、脱垂、活动受限、赘生物、穿孔及瓣环扩大、钙化等病变。并可测量左心室收缩和舒张末期内径和容量、左心室射血分数等。通过测量左心室流出道主动脉瓣反流束面积和反流频谱可准确估测反流程度，因此，B超对手术指征的判定具有重要意义。

冠状动脉造影及CT：对于需行主动脉瓣机械瓣膜置换术的50岁以上患者术前应行冠状动脉造影或冠状动脉CT检查以排除冠状动脉病变。

（三）选择治疗方案的依据

根据《临床技术操作规范·心血管外科学分册》（中华医学会编著，人民军医出版社，2009）。

行主动脉瓣位人工机械瓣置换术。

释义

■人工机械瓣膜置换术已有数十年的应用历史，是目前治疗主动脉瓣膜性心脏病的主要方法之一。

■无症状的轻中度主动脉瓣狭窄患者无需手术治疗，但应每隔6~12个月随访1次，行心电图、胸部X线片和超声心动图检查以检测病情进展，并劝告患者避免剧烈活动或过度精神紧张。

■无症状的重度主动脉瓣狭窄患者同时有左心室收缩功能受损表现（分级Ⅱa）或活动后有异常表现，如低血压（分级Ⅱa），应手术治疗。

■有症状的重度主动脉瓣狭窄患者或跨瓣压差>50mmHg应手术治疗。主动脉瓣狭窄患者一旦出现临床症状病程迅速进展，预后不良。手术治疗是此类患者解除临床症状、改善左心室功能、延长寿命的唯一有效手段。

■轻中度主动脉瓣关闭不全患者一般无需手术，而应定期（6~12个月）行B超等检查，随诊监测病程进展。

■无临床症状但合并左心室收缩功能减退（EF<55%）或左心收缩末直径≥55mm的重度主动脉瓣关闭不全患者具备明确的手术指征，即被部分学者称之为"55定律"标准。

■出现呼吸困难、劳力性疲倦、心绞痛等临床症状的重度主动脉瓣关闭不全患者具备明确的手术指征。

■由感染性心内膜炎、主动脉夹层动脉瘤及外伤引发的急性严重主动脉瓣关闭不全因病情发展迅速应尽快手术治疗。重症主动脉瓣狭窄且存在中等以上手术风险的患者，需经心脏瓣膜团队评估后方可确定是否可行手术治疗。

■对符合手术指征，正遭受脑卒中且没有颅内出血或大面积神经损伤迹象的感染性心内膜炎患者，可以考虑及时手术。若患者出现大的缺血性脑卒中，或颅内出血的感染性心内膜炎患者，如果血流动力学稳定，可以考虑推迟主动脉瓣膜手术≥4周时间。

■当主动脉瓣关闭不全患者合并有其他需手术治疗的血管疾患，如冠状动脉粥样硬化性心脏病、升主动脉瘤和二尖瓣病变等，应考虑同期手术。

■ 主动脉瓣病变治疗方法随着外科技术的进步和医用材料的完善而不断发展变化。各单位应根据自身条件，依据患者病变的病理类型和特点，合理选择胸骨正中常规切口手术、胸骨正中上段小切口、右侧切口手术、微创手术等各种方式，开展安全、有效的治疗。手术前必须向患者交代清楚人工机械瓣的优缺点，告知其需要终身抗凝，并特别强调术后终身抗凝治疗及监测的重要性及必要性。

■ 是行机械瓣膜置换，还是行生物瓣膜置换，或行经导管主动脉瓣置换术（TAVR），在心脏瓣膜团队评估后共同决策仍是首选推荐。

（四）标准住院日

一般≤18 天。

> **释义**
>
> ■ 主动脉瓣病变患者入院后，术前准备1~7天，在第2~8天实施手术，术后恢复5~11天出院。总住院时间不超过18天均符合路径要求。

（五）进入路径标准

1. 第一诊断必须符合 ICD-10：I06.0-I06.2/I35.0-I35.2/Q23.0-Q23.1，心脏主动脉瓣病变疾病编码。
2. 有适应证，无禁忌证。
3. 心功能≤Ⅲ级或 EF≥45%。
4. 主动脉瓣关闭不全患者左心室舒张末期内径≤75mm。
5. 患者知情同意置换人工生物瓣。
6. 当患者同时具有其他疾病诊断，但在住院期间不需要特殊处理也不影响第一诊断的临床路径流程实施时，可以进入路径。

> **释义**
>
> ■ 患者明确诊断为主动脉瓣病变，同时满足前述"选择治疗方案的依据"中的所有6条标准，适合进入本路径实施治疗。
>
> ■ 经入院常规检查发现以往所没有发现的疾病，而该疾病可能对患者健康影响更为严重，或者该疾病可能影响手术实施、提高手术和麻醉风险、影响预后，则应优先考虑治疗该种疾病，暂不宜进入本路径。如高血压、糖尿病、心功能不全、肝肾功能不全、凝血功能障碍等。
>
> ■ 若既往患有上述疾病，经合理治疗后达到稳定，或目前尚需要持续用药，经评估无手术及麻醉禁忌，则可进入路径。但可能会增加医疗费用，延长住院时间。

（六）术前准备

≤5 天（工作日）。

1. 必须的检查项目：

（1）血常规、尿常规。

（2）肝功能、肾功能，电解质，血型、凝血功能，感染性疾病筛查（乙型肝炎、丙型肝炎、梅毒、艾滋病等）。

（3）心电图、胸部 X 线平片、超声心动图。

2. 根据患者具体情况可选择的检查项目，如心肌酶、风湿活动筛查、大便常规、24 小时动态心电图、冠状动脉影像学检查（CT 或造影）（有冠心病发病危险因素及年龄≥50 岁患者）、血气分析和肺功能检查（高龄或既往有肺部病史者）、外周血管超声检查等。

> **释义**
>
> ■ 必查项目是确保手术治疗安全、有效开展的基础，在术前必须完成。相关人员应认真分析检查结果，以便及时发现异常情况并采取对应处置。
>
> ■ 通常年龄>50 岁，或有明确心绞痛主诉、心电图提示有明显心肌缺血表现者，应行冠状动脉造影或冠状动脉 CT 检查。
>
> ■ 有感染性心内膜炎或怀疑其他免疫性疾病患者，术前应行 ESR、CRP、ASO、hs-CPR 检查。
>
> ■ 既往有呼吸疾病史或胸廓明显畸形以及高龄患者，应行呼吸功能检查。
>
> ■ 为缩短患者术前等待时间，常规检查项目可以在患者入院前于门诊完成。

（七）预防性抗菌药物选择与使用时机

1. 抗菌药物：按照《抗菌药物临床应用指导原则》（卫医发〔2004〕285 号）选择用药。可以考虑使用第一、第二代头孢菌素。

2. 预防性用抗菌药物，时间为术前 0.5 小时，手术超过 3 小时加用 1 次抗菌药物；总预防性用药时间一般不超过 24 小时，个别情况可延长至 48 小时。

> **释义**
>
> ■ 主动脉瓣人工机械瓣膜置换手术属于Ⅰ类切口手术，但由于有心腔内手术操作、人工异物植入等易感因素存在，且一旦感染可导致严重后果，因此可按规定适当预防性应用抗菌药物，通常选用第二代头孢菌素。
>
> ■ 主动脉瓣机械瓣置换术后患者，若行牙科手术等其他手术，可预防性应用抗菌药物，应用药物可由手术医师确定。

（八）手术日

入院≤5 天（工作日）。

1. 麻醉方式：全身麻醉。

2. 体外循环辅助。

3. 手术植入物：人工机械瓣、胸骨固定钢丝等。

4. 术中用药：麻醉及体外循环常规用药。

5. 输血及血液制品：视术中情况而定。

> **释义**
>
> ■ 切皮前 30 分钟使用抗菌药物预防感染。
>
> ■ 本路径规定的主动脉瓣人工机械瓣置换手术是在全身麻醉、低温体外循环辅助下实施。
>
> ■ 人工机械瓣膜型号及种类的选择,需由手术医师根据患者的具体情况来决定。术中建议备经食管超声(TEE),特殊情况下(如主动脉瓣环过小)需行主动脉瓣根部加宽术,确保植入的人工机械瓣膜符合血流动力学指征。
>
> ■ 鉴于主动脉瓣人工机械瓣置换手术术中、术后易出血、渗血的特殊性,建议使用术中血液回收装置。严格掌握输血适应证,减少不合理用血。
>
> ■ 主动脉瓣人工机械瓣置换术后易出现心律失常,建议术中装置心脏临时起搏导线,预防术后发生恶性心律失常事件。

(九) 术后住院恢复

≤13 天。

1. 术后早期持续监测,观察生命体征。

2. 必须复查的检查项目:血常规、电解质、肝肾功能、抗凝监测、心电图、胸部 X 线平片,超声心动图。

3. 抗菌药物:按照《抗菌药物临床应用指导原则》(卫医发〔2004〕285 号),并根据患者的病情决定抗菌药物的选择与使用时间。

4. 抗凝:根据所测 INR 值调整抗凝药用量,终身抗凝治疗。

5. 根据病情需要进行强心、利尿等治疗。

> **释义**
>
> ■ 根据患者病情需要,开展相应的检查及治疗。检查内容不只限于路径中规定的必须复查项目,可根据需要增加,如血气分析、凝血功能分析等。必要时可增加同一项目的检查频次。
>
> ■ 因有人工异物植入的易感因素存在,需积极预防感染。
>
> ■ 人工机械瓣膜植入后应正规实施抗凝治疗。必须向患者交代清楚抗凝监测及抗凝药物剂量调整的方法及重要性,并告知其需要终身抗凝。
>
> ■ 主动脉瓣病变患者病程长,心功能都有一定程度的损害,手术后应根据患者病情进行强心、利尿治疗。
>
> ■ 主动脉瓣病变患者的病程长,重症患者有心肌缺血及不同程度的传导阻滞,术后应适当延长心电监测周期至出院前,积极预防恶性心律失常事件的发生。

(十) 出院标准

1. 体温正常,血常规、电解质无明显异常。

2. 引流管拔除、伤口愈合无感染。

3. 没有需要住院处理的并发症和(或)其他合并症。

4. 抗凝基本稳定。

5. 胸部 X 线平片、超声心动图证实人工机械瓣功能良好，无相关并发症。

> **释义**
>
> ■ 患者出院前不仅应完成必须复查项目，且复查项目应无明显异常。若检查结果明显异常，主管医师应进行仔细分析并作出对应处置。
>
> ■ 患者出院前必须接受人工机械瓣膜植入后的宣教，应特别强调，知晓并掌握抗凝治疗的方法及监测手段，了解其对术后治疗的重要意义以保证出院后能进行有效的自我管理。
>
> ■ 主动脉瓣机械瓣手术后患者，如果合并心房颤动，加强抗凝治疗是合理且必要的。
>
> ■ 主动脉瓣机械瓣手术后患者，如果华法林抗凝困难，加用 75～100mg 阿司匹林联合抗凝是必要的选择之一。

（十一）变异及原因分析

1. 围术期并发症：主动脉根部出血、人工瓣功能障碍、心功能不全、瓣周漏、与抗凝相关的血栓栓塞和出血、溶血、感染性心内膜炎、术后伤口感染、重要脏器功能不全等造成住院日延长和费用增加。
2. 合并有其他系统疾病加重而需要治疗，从而延长治疗时间和增加住院费用。
3. 人工机械瓣的选择：根据患者的病情，使用不同的机械瓣（国产和进口）导致住院费用存在差异。
4. 合并心房纤颤等严重心律失常者，住院日延长和费用增加。
5. 非常规路径（胸骨正中切口）的各类微创术式，导致住院费用存在差异。
6. 其他因素：术前心功能及其他重要脏器功能不全需调整，特殊原因（如稀有血型短缺等）造成的住院时间延长费用增加。

> **释义**
>
> ■ 变异是指入选临床路径的患者未能按路径流程完成医疗行为或未达到预期的医疗质量控制目标。这包含有三方面情况：①按路径流程完成治疗，但出现非预期结果，可能需要后续进一步处理，如本路径治疗后出现人工机械瓣膜瓣周漏等；②按路径流程完成治疗，但超出了路径规定的时限或限定的费用，如实际住院日超出标准住院日要求或未能在规定的手术日时间限定内实施手术等；③不能按路径流程完成治疗，患者需要中途退出路径，如治疗过程中出现严重并发症，导致必须终止路径或需要转入其他路径进行治疗等。对这些患者，主管医师均应进行变异原因的分析，并在临床路径的表单中予以说明。
>
> ■ 主动脉瓣机械瓣置换术可能出现的并发症：低心排血量综合征、严重的心律失常、血栓栓塞、人造瓣膜功能障碍、人造瓣膜心内膜炎、人造瓣膜瓣周漏、神经系统或其他重要脏器并发症以及伤口感染、延迟愈合等。
>
> ■ 患者入选路径后，医师在检查及治疗过程中发现患者合并存在一些事前未预知的对本路径治疗可能产生影响的情况，需要终止执行路径或者是延长治疗时间、增加治疗费用。医师需在表单中明确说明。
>
> ■ 因患者方面的主观原因导致执行路径出现变异，也需要医师在表单中予以说明。

四、主动脉瓣病变（人工机械瓣置换术）临床路径给药方案

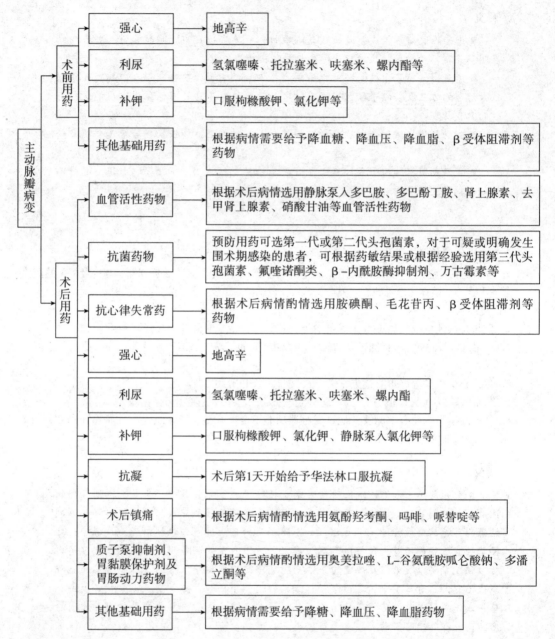

【用药选择】

1. 术前利尿剂多选用单一口服利尿药物，如合并严重心功能不全或单一药物利尿效果不理想，可联合使用两种口服药物或使用静脉注射利尿剂。

2. 术后预防用抗菌药物可选第一代或第二代头孢菌素，至术后 1~3 天体温及血象正常后停用，对于术后体温或血象出现异常增高或明确发生伤口及肺部感染患者，可根据药敏结果或根据经验选用第三代头孢菌素、氟喹诺酮类、β-内酰胺酶抑制剂、万古霉素等。

3. 术后第 1 天开始给予华法林口服抗凝，维持国际标准比值（INR）在 1.8~2.5，如果患者有出血倾向，建议推迟给药。

【药学提示】

1. 长期使用地高辛的患者应该注意监测血药浓度，避免出现地高辛中毒。重度主动脉狭窄患者术前慎用地高辛。

2. 利尿补钾时应该注意监测血清钾浓度，避免高钾血症及低钾血症的发生。

3. 如病情需要使用胺碘酮等抗心律失常药物，应该定期监测肝肾功能，避免长期过量使用带来的肝肾功能损害。

【注意事项】

药物使用方法及配伍禁忌请参考具体药物说明书。

五、推荐表单

（一）医师表单

主动脉瓣病变临床路径医师表单

适用对象：第一诊断为心脏主动脉瓣病变（ICD-10：I06.0-I06.2/I35.0-I35.2/Q23.0-Q23.1）

行主动脉瓣位人工机械瓣置换术（ICD-9-CM-3：35.22）

患者姓名：	性别： 年龄： 门诊号：	住院号：
住院日期： 年 月 日	出院日期： 年 月 日	标准住院日：≤18 天

时间	住院第 1 天	住院第 1~6 天 （完成术前准备日）	住院第 1~7 天 （术前第 1 日）
主要诊疗工作	□ 询问病史及体格检查 □ 上级医师查房 □ 初步的诊断和治疗方案 □ 住院医师完成住院志、首次病程、上级医师查房等病历书写 □ 开实验室检查单	□ 上级医师查房 □ 继续完成术前检查 □ 完成必要的相关科室会诊 □ 调整心脏及重要脏器功能	□ 上级医师查房，术前评估和讨论，确定手术方案 □ 住院医师完成上级医师查房记录等 □ 向患者和（或）家属交代围术期注意事项并签署手术知情同意书、自费用品协议书、输血同意书、委托书（患者本人不能签字时） □ 麻醉医师查房并与患者和（或）家属交代麻醉注意事项并签署麻醉知情同意书 □ 完成各项术前准备
重点医嘱	**长期医嘱** □ 心外科二级护理常规 □ 饮食 □ 患者既往基础用药 **临时医嘱** □ 血尿便常规检查、凝血功能、术前感染疾病筛查、肝肾功能、电解质、血气分析、风湿活动指标筛查 □ 胸部 X 线片、心电图、超声心动图 □ 根据患者心功能情况及年龄选择肺功能、脑血管检查、冠状动脉造影	**长期医嘱** □ 患者基础用药 □ 既往用药 □ 强心、利尿、补钾治疗 **临时医嘱** □ 根据会诊科室要求开实验室检查单 □ 对症处理	**长期医嘱** 同前 **临时医嘱** □ 术前医嘱 □ 拟于明日在全身麻醉、体外循环下行主动脉瓣人工机械瓣置换术 □ 术前禁食、禁水 □ 术前用抗菌药物皮试 □ 术区备皮 □ 术前灌肠 □ 配血 □ 术前镇静药（酌情） □ 其他特殊医嘱
病情变异记录	□ 无 □ 有，原因： 1. 2.	□ 无 □ 有，原因： 1. 2.	□ 无 □ 有，原因： 1. 2.
医师签名			

时间	住院第 2~8 天 （手术日）	住院第 3~9 天 （术后第 1 日）	住院第 4~10 天 （术后第 2 日）
主要诊疗工作	□ 手术 □ 向家属交代病情、手术过程及术后注意事项 □ 术者完成手术记录 □ 完成术后病程 □ 上级医师查房 □ 麻醉医师查房 □ 观察生命体征及有无术后并发症并做相应处理	□ 上级医师查房 □ 住院医师完成常规病程记录 □ 根据病情变化及时完成病程记录 □ 观察伤口、引流量、体温、生命体征情况、有无并发症等并作出相应处理	□ 上级医师查房 □ 住院医师完成病程记录 □ 根据引流量拔除引流管，伤口换药 □ 观察生命体征情况、有无并发症等并作出相应处理
重点医嘱	**长期医嘱** □ 特级护理常规 □ 禁食、禁水 □ 氧气吸入 □ 留置引流管并计引流量 □ 心电、血压及经皮血氧饱和度监测 □ 预防用抗菌药物 □ 呼吸机辅助呼吸 □ 保留尿管并记录尿量 □ 胃黏膜保护剂 □ 其他特殊医嘱 **临时医嘱** □ 主动脉瓣人工机械瓣置换术 □ 血管活性药 □ 血常规、生化全套、心电图、床旁胸部 X 线片、血气分析、凝血功能检查 □ 输血和（或）补晶体、胶体液（必要时） □ 其他特殊医嘱	**长期医嘱** □ 特级或一级护理，余同前 **临时医嘱** □ 复查血常规 □ 输血和（或）补晶体、胶体液（必要时） □ 换药 □ 镇痛等对症处理 □ 补液 □ 血管活性药 □ 强心、利尿药 □ 拔除气管插管后开始常规抗凝治疗、抗凝监测	**长期医嘱** 同前 **临时医嘱** □ 复查血常规、生化全套（必要时） □ 输血和（或）补晶体、胶体液（必要时） □ 换药，拔引流管 □ 镇痛等对症处理 □ 常规抗凝治疗、根据情况进行抗凝监测
病情变异记录	□ 无　□ 有，原因： 1. 2.	□ 无　□ 有，原因： 1. 2.	□ 无　□ 有，原因： 1. 2.
医师签名			

时间	住院第 5~11 天 （术后第 3 日）	住院第 6~12 天至出院 （术后第 4 日至出院前）	住院第 7~18 天 （出院日）
主要诊疗工作	□ 上级医师查房 □ 住院医师完成病程记录 □ 伤口换药（必要时） □ 常规抗凝治疗	□ 上级医师查房 □ 住院医师完成病程记录 □ 伤口换药或拆线（必要时） □ 调整各重要脏器功能 □ 指导抗凝治疗 □ 预防感染	□ 上级医师查房，评估患者是否达到出院标准，明确是否出院 □ 完成出院志、病案首页、出院诊断证明书等所有病历 □ 向患者交代出院后的后续治疗及相关注意事项，如抗凝治疗、心功能调整等，特别需对患者是否掌握抗凝治疗及监测进行评估检查及再次指导
重点医嘱	**长期医嘱** 同前 **临时医嘱** □ 复查血尿常规、生化（必要时） □ 输血和（或）补晶体、胶体液（必要时） □ 换药（必要时） □ 镇痛等对症处理 □ 常规抗凝治疗、根据情况进行抗凝监测	**长期医嘱** □ 根据病情变化调整抗菌药物等长期医嘱 **临时医嘱** □ 复查血尿常规、生化（必要时） □ 输血和（或）补晶体、胶体液（必要时） □ 换药（必要时） □ 对症处理 □ 抗凝治疗	**出院医嘱** □ 出院带药 □ 终身抗凝 □ 定期复查 □ 如有不适，随诊
病情变异记录	□ 无　□ 有，原因： 1. 2.	□ 无　□ 有，原因： 1. 2.	□ 无　□ 有，原因： 1. 2.
医师签名			

（二）护士表单

主动脉瓣病变临床路径护士表单

适用对象：第一诊断为心脏主动脉瓣病变（ICD-10：I06.0-I06.2/I35.0-I35.2/Q23.0-Q23.1）

行主动脉瓣位人工机械瓣置换术（ICD-9-CM-3：35.22）

患者姓名：		性别： 年龄： 门诊号：	住院号：
住院日期： 年 月 日		出院日期： 年 月 日	标准住院日：≤18 天

时间	住院第 1 天	住院第 1~6 天 （完成术前准备日）	住院第 1~7 天 （术前第 1 天）
主要护理工作	□ 入院宣教（环境、设施、人员等） □ 入院护理评估（营养状况、性格变化等） □ 病史询问，相应查体 □ 防止皮肤压疮护理 □ 联系相关检查	□ 观察患者病情变化 □ 防止皮肤压疮护理 □ 心理和生活护理 □ 继续完成术前检查	□ 汇总检查结果 □ 完成术前评估 □ 术前宣教（提醒患者术前禁食、禁水） □ 术前心理护理 □ 完成术前准备（备皮等）
重点医嘱	**长期医嘱** □ 心外科二级护理常规 □ 饮食 □ 术前调整心功能 **临时医嘱** □ 血尿便常规检查、凝血功能、术前感染疾病筛查、肝肾功能、电解质、血气分析、风湿活动指标筛查 □ 胸部 X 线片、心电图、超声心动图 □ 根据患者心功能情况及年龄选择肺功能、脑血管检查、冠状动脉造影	**长期医嘱**（加） □ 患者基础用药 □ 既往用药 **临时医嘱** □ 根据会诊科室要求开实验室检查单 □ 对症处理	**长期医嘱** 同前 **临时医嘱** □ 术前医嘱 □ 准备明日在全身麻醉、体外循环下行主动脉瓣人工机械瓣置换术 □ 术前禁食、禁水 □ 抗菌药物皮试 □ 术区备皮 □ 术前灌肠 □ 配血 □ 术前镇静药（酌情） □ 其他特殊医嘱
病情变异记录	□ 无 □ 有，原因： 1. 2.	□ 无 □ 有，原因： 1. 2.	□ 无 □ 有，原因： 1. 2.
护士签名			

时间	住院第 2~8 天 （手术日）	住院第 3~9 天 （术后第 1 日）	住院第 4~10 天 （术后第 2 日）
主要护理工作	□ 协助手术 □ 监测生命体征情况及有无电解质紊乱 □ 做好引流量、24 小时出入量等相关记录 □ 观察患者病情变化并及时报告医师 □ 术后心理与生活护理 □ 防止皮肤压疮处理	□ 监测生命体征情况，观察有无并发症等 □ 定时记录重要监测指标 □ 术后心理与生活护理 □ 术后康复指导 □ 防止皮肤压疮处理	□ 观察生命体征情况、有无并发症等 □ 观察患者切口情况 □ 鼓励患者下床活动，利于恢复 □ 联系相关复查 □ 术后心理与生活护理 □ 术后康复指导 □ 防止皮肤压疮处理
重点医嘱	**长期医嘱** □ 特级护理常规 □ 禁食、禁水 □ 留置引流管并计引流量 □ 生命体征/血流动力学监测 □ 预防用抗菌药物 □ 呼吸机辅助呼吸 □ 保留尿管并记录尿量 □ 胃黏膜保护剂 □ 其他特殊医嘱 **临时医嘱** □ 主动脉瓣人工机械瓣置换术 □ 血管活性药 □ 床旁胸部 X 线片、心电图、血气分析、凝血功能检查、生化全套 □ 输血和（或）补晶体、胶体液（必要时） □ 其他特殊医嘱	**长期医嘱** □ 特级或一级护理，余同前 **临时医嘱** □ 复查血常规、床旁胸部 X 线片、心电图 □ 输血和（或）补晶体、胶体液（必要时） □ 换药 □ 镇痛等对症处理 □ 血管活性药 □ 拔除气管插管后开始常规抗凝治疗、抗凝监测	**长期医嘱** 同前 **临时医嘱** □ 复查血常规、生化全套（必要时） □ 输血和（或）补晶体、胶体液（必要时） □ 换药，拔引流管 □ 镇痛等对症处理 □ 常规抗凝治疗、根据情况进行抗凝监测
病情变异记录	□ 无　□ 有，原因： 1. 2.	□ 无　□ 有，原因： 1. 2.	□ 无　□ 有，原因： 1. 2.
护士签名			

时间	住院第 5~11 天 （术后第 3 日）	住院第 6~12 天至出院 （术后第 4 日至出院前）	住院第 7~18 天 （出院日）
主要护理工作	□ 观察患者一般状况及切口情况 □ 鼓励患者下床活动，利于恢复 □ 联系相关复查 □ 术后心理与生活护理 □ 术后康复指导	□ 观察患者病情变化 □ 联系相关复查 □ 指导患者功能锻炼 □ 心理和生活护理 □ 术后康复指导	□ 出院宣教 □ 向患者强调，终身抗凝治疗及监测的重要性 □ 向患者交代出院注意事项及复查日期 □ 帮助患者办理出院手续 □ 通知出院处
重点医嘱	**长期医嘱** 同前 **临时医嘱** □ 复查血尿常规、生化（必要时） □ 输血和（或）补晶体、胶体液（必要时） □ 换药（必要时） □ 镇痛等对症处理 □ 常规抗凝治疗、根据情况进行抗凝监测	**长期医嘱** □ 根据病情变化调整抗菌药物等长期医嘱 **临时医嘱** □ 复查血尿常规、生化（必要时） □ 输血和（或）补晶体、胶体液（必要时） □ 换药（必要时） □ 对症处理 □ 抗凝治疗	**出院医嘱** □ 出院带药 □ 终身抗凝 □ 定期复查 □ 如有不适，随诊
病情变异记录	□ 无　□ 有，原因： 1. 2.	□ 无　□ 有，原因： 1. 2.	□ 无　□ 有，原因： 1. 2.
护士签名			

（三）患者表单

主动脉瓣病变临床路径患者表单

适用对象：第一诊断为心脏主动脉瓣病变（ICD-10：I06.0-I06.2/I35.0-I35.2/Q23.0-Q23.1）

行主动脉瓣位人工机械瓣置换术（ICD-9-CM-3：35.22）

患者姓名：		性别： 年龄： 门诊号：	住院号：
住院日期： 年 月 日		出院日期： 年 月 日	标准住院日：≤18天

时间	住院第1天	住院第1~6天 （完成术前准备日）	住院第1~7天 （术前第1日）
医患配合	□ 接受入院宣教 □ 接受入院护理评估 □ 接受病史询问 □ 进行体格检查 □ 交代既往用药情况 □ 进行相关检查	□ 配合医师诊疗 □ 继续完成术前实验室检查 □ 完成必要的相关科室会诊 □ 调整心脏及重要脏器功能	□ 患者及家属与医师交流了解病情 □ 了解手术方案及围术期注意事项 □ 签署手术知情同意书、自费用品协议书、输血同意书 □ 接受术前宣教
重点诊疗及检查	**重点诊疗** □ 心外科二级护理常规 □ 饮食 □ 术前调整心功能 **重点检查** □ 血尿便常规检查、凝血功能、术前感染疾病筛查、肝肾功能、电解质、血气分析、风湿活动指标筛查 □ 胸部X线片、心电图、超声心动图 □ 根据病情、年龄补充安排其他检查	**重点诊疗** □ 接受医师安排的检查及治疗 □ 基础用药 □ 对症处理 **重点检查** □ 根据会诊科室要求开实验室检查单	**重点诊疗** □ 接受医师安排的治疗 □ 备皮 □ 备血 □ 抗菌药物皮试 □ 术前晚灌肠（按医护人员指导） □ 术前禁食、禁水（按医护人员指导） □ 术前镇静药（酌情）

时间	住院第 2~8 天 （手术日）	住院第 3~9 天 （术后第 1 日）	住院第 4~10 天 （术后第 2 日）
医患配合	□ 接受手术治疗 □ 患者家属与医师交流了解手术情况及术后注意事项 □ 接受术后监护治疗	□ 接受术后康复指导 □ 配合记录 24 小时出入量 □ 配合医师拔除胸管（根据引流量） □ 配合医师拔除尿管（根据病情）	□ 接受术后康复指导 □ 下床活动，促进恢复（根据病情） □ 接受相关复查 □ 配合医师进行伤口换药
重点诊疗及检查	**重点诊疗** □ 禁食 □ 持续血压、心电及经皮血氧饱和度监测 □ 呼吸机辅助呼吸 □ 预防用抗菌药物 **重要检查** □ 床旁胸部 X 线片、心电图 □ 其他必要检查	**重点诊疗** □ 特级或一级护理 □ 半流质饮食 □ 氧气吸入 □ 生命指标监测 □ 输血和（或）补晶体、胶体液（必要时） □ 拔除气管插管后开始常规抗凝治疗、抗凝监测 □ 换药，拔引流管（根据引流量） □ 预防用抗菌药物 □ 药物治疗 **重要检查** □ 床旁胸部 X 线片、心电图 □ 按医师要求进行相关检查	**重点诊疗** □ 饮食 □ 改二级护理（视病情恢复定） □ 停止监测（视病情恢复定） □ 输血和（或）补晶体、胶体液（必要时） □ 常规抗凝治疗 **重要检查** □ 按医师要求进行相关检查 □ 抗凝监测

时间	住院第 5~11 天 （术后第 3 日）	住院第 6~12 天至出院 （术后第 4 日至出院前）	住院第 7~18 天 （出院日）
医患配合	□ 接受术后康复指导 □ 下床活动，促进恢复（根据病情） □ 接受相关复查 □ 配合医师进行伤口换药（必要时） □ 接受抗凝治疗	□ 接受术后康复指导 □ 下床活动，促进恢复 □ 配合拔除深静脉置管并行留置针穿刺（视病情恢复定） □ 接受相关复查 □ 配合医师进行伤口换药或拆线（必要时） □ 调整各重要脏器功能 □ 接受抗凝治疗指导	□ 接受出院前康复宣教 □ 学习出院注意事项 □ 知晓出院后的后续治疗及相关注意事项，如：抗凝治疗、心功能调整 □ 了解复查程序 □ 办理出院手续 □ 获取出院诊断书 □ 获取出院带药
重点诊疗及检查	**重点诊疗** □ 饮食 □ 改二级护理（视病情恢复定） □ 停止监测（视病情恢复定） □ 常规抗凝治疗 **重要检查** □ 按医师要求进行相关检查 □ 抗凝监测	**重点诊疗** □ 饮食 □ 改二级护理（视病情恢复定） □ 停用抗菌药物（视病情恢复定） □ 常规抗凝治疗 **重要检查** □ 复查胸部 X 线片、心电图、超声心动图 □ 血常规、血生化全套复查 □ 抗凝监测	**重点诊疗** □ 出院 □ 知晓并掌握终身抗凝治疗的方法及监测指标，并充分认识其重要性

附：原表单（2011 年版）

主动脉瓣病变临床路径表单

适用对象：第一诊断为心脏主动脉瓣病变（ICD-10：I06.0-I06.2/I35.0-I35.2/Q23.0-Q23.1）

行主动脉瓣位人工机械瓣置换术（ICD-9-CM-3：35.22）

患者姓名：	性别：　　年龄：　　门诊号：	住院号：
住院日期：　　年　月　日	出院日期：　　年　月　日	标准住院日：≤18 天

时间	住院第 1~2 天	住院第 2~3 天 （完成术前准备）	住院第 2~4 天 （术前第 1 日）
主要诊疗工作	□ 询问病史及体格检查 □ 上级医师查房 □ 初步诊断和初步治疗方案 □ 住院医师完成住院志、首次病程、上级医师查房等病历书写 □ 开检查、实验室检查单	□ 上级医师查房 □ 继续完成术前实验室检查 □ 完成必要的相关科室会诊 □ 调整心脏及重要脏器功能	□ 上级医师查房，术前评估和决定手术方案 □ 住院医师完成上级医师查房记录等 □ 向患者和（或）家属交代围术期注意事项并签署手术知情同意书、自费用品协议书、输血同意书、委托书（患者本人不能签字时） □ 麻醉医师查房并与患者和（或）家属交代麻醉注意事项并签署麻醉知情同意书 □ 完成各项术前准备
重点医嘱	**长期医嘱** □ 心外科二级护理常规 □ 饮食 □ 术前调整心功能 **临时医嘱** □ 血常规、尿常规 □ 凝血功能、电解质、血型、肝肾功能、感染性疾病筛查 □ 心电图、胸部 X 线平片、超声心动图 □ 风湿活动筛查（酌情） □ 根据患者情况选择肺功能、脑血管检查、冠状动脉造影	**长期医嘱** □ 患者基础用药 □ 既往用药 **临时医嘱** □ 根据会诊科室要求开实验室检查单 □ 对症处理	**长期医嘱** 同前 **临时医嘱** □ 术前医嘱 □ 准备明日在全身麻醉、体外循环下行主动脉瓣人工机械瓣置换术 □ 术前禁食、禁水 □ 术前用抗菌药物皮试 □ 术区备皮 □ 术前灌肠 □ 配血 □ 术中特殊用药 □ 其他特殊医嘱
主要护理工作	□ 介绍病房环境、设施设备 □ 入院护理评估 □ 防止皮肤压疮护理	□ 观察患者病情变化 □ 防止皮肤压疮护理 □ 心理和生活护理	□ 做好备皮等术前准备 □ 提醒患者术前禁食、禁水 □ 术前心理护理

续 表

时间	住院第 1~2 天	住院第 2~3 天 （完成术前准备）	住院第 2~4 天 （术前第 1 日）
病情 变异 记录	□无 □有，原因： 1. 2.	□无 □有，原因： 1. 2.	□无 □有，原因： 1. 2.
护士 签名			
医师 签名			

时间	住院第 2~5 天 （手术日）	住院第 3~6 天 （术后第 1 日）	住院第 4~7 天 （术后第 2 日）
主要诊疗工作	□ 手术 □ 向家属交代病情、手术过程及术后注意事项 □ 术者完成手术记录 □ 完成术后病程 □ 上级医师查房 □ 麻醉医师查房 □ 观察生命体征及有无术后并发症并相应处理	□ 上级医师查房 □ 住院医师完成常规病程记录 □ 根据病情变化及时完成病程记录 □ 观察伤口、引流量、体温、生命体征情况、有无并发症等并作出相应处理	□ 上级医师查房 □ 住院医师完成病程记录 □ 根据引流量拔除引流管，伤口换药 □ 观察生命体征情况、有无并发症等并作出相应处理
重点医嘱	**长期医嘱** □ 特级护理常规 □ 留置引流管并记录引流量 □ 生命体征/血流动力学监测 □ 强心利尿药 □ 抗菌药物 □ 呼吸机辅助呼吸 □ 保留尿管并记录尿量 □ 胃黏膜保护剂 □ 其他特殊医嘱 **临时医嘱** □ 今日在全身麻醉、体外循环下行主动脉瓣人工机械瓣置换术 □ 补液 □ 血管活性药 □ 血常规、生化全套、床旁胸部 X 线片、血气分析、凝血功能检查 □ 输血和（或）补晶体、胶体液（必要时） □ 其他特殊医嘱	**长期医嘱** □ 特级或一级护理，余同前 **临时医嘱** □ 复查血常规 □ 输血和（或）补晶体、胶体液（必要时） □ 换药 □ 镇痛等对症处理 □ 补液 □ 血管活性药 □ 强心利尿药 □ 拔除气管插管后开始常规抗凝治疗、抗凝监测	**长期医嘱** 同前 **临时医嘱** □ 复查血常规、生化全套（必要时） □ 输血和（或）补晶体、胶体液（必要时） □ 换药，拔引流管 □ 镇痛等对症处理 □ 常规抗凝治疗、根据情况进行抗凝监测
主要护理工作	□ 观察患者病情变化并及时报告医师 □ 术后心理与生活护理 □ 防止皮肤压疮处理	□ 观察患者病情并做好引流量等相关记录 □ 术后心理与生活护理 □ 防止皮肤压疮处理	□ 观察患者病情变化 □ 术后心理与生活护理 □ 防止皮肤压疮处理
病情变异记录	□ 无　□ 有，原因： 1. 2.	□ 无　□ 有，原因： 1. 2.	□ 无　□ 有，原因： 1. 2.
护士签名			
医师签名			

时间	住院第 5~8 天 （术后第 3 日）	住院第 6~17 天 （术后第 4 日至出院前）	住院第 9~18 天 （术后第 7~13 日）
主要诊疗工作	□ 上级医师查房 □ 住院医师完成病程记录 □ 伤口换药（必要时） □ 常规抗凝治疗	□ 上级医师查房 □ 住院医师完成病程记录 □ 伤口换药或拆线（必要时） □ 调整各重要脏器功能 □ 指导抗凝治疗 □ 预防感染	□ 上级医师查房，评估患者是否达到出院标准，明确是否出院 □ 完成出院志、病案首页、出院诊断证明书等所有病历 □ 向患者交代出院后的后续治疗及相关注意事项，如抗凝治疗、心功能调整等
重点医嘱	**长期医嘱** 同前 **临时医嘱** □ 复查血常规、尿常规、血生化检查（必要时） □ 输血和（或）补晶体、胶体液（必要时） □ 换药（必要时） □ 镇痛等对症处理 □ 常规抗凝治疗、根据情况进行抗凝监测	**长期医嘱** □ 根据病情变化调整抗菌药物等长期医嘱 **临时医嘱** □ 复查血常规、尿常规、血生化检查（必要时） □ 输血和（或）补晶体、胶体液（必要时） □ 换药（必要时） □ 对症处理 □ 抗凝治疗 □ 复查心电图、胸部 X 线平片、超声心动图	**出院医嘱** □ 出院带药 □ 终身抗凝 □ 定期复查 □ 如有不适，随诊
主要护理工作	□ 观察患者病情变化 □ 术后心理与生活护理	□ 观察患者病情变化 □ 指导患者功能锻炼 □ 心理和生活护理	□ 指导患者办理出院手续 □ 出院宣教
病情变异记录	□ 无　□ 有，原因： 1. 2.	□ 无　□ 有，原因： 1. 2.	□ 无　□ 有，原因： 1. 2.
护士签名			
医师签名			

第十章

主动脉瓣病变（人工生物瓣置换术）临床路径释义

一、主动脉瓣病变编码

心脏主动脉瓣采用人工生物瓣置换术用单一手术编码即可表达

手术操作名称及编码：主动脉瓣人工生物瓣置换术（ICD-9-CM-3：35.21）

二、临床路径检索方法

35.21

三、主动脉瓣病变临床路径标准住院流程

（一）适用对象

第一诊断为心脏主动脉瓣病变（ICD-10：I06.0-I06.2 /I35.0-I35.2/Q23.0-Q23.1），行主动脉瓣位人工生物瓣置换术（ICD-9-CM-3：35.21）。

释义

■ 本路径对象为单一主动脉瓣膜病，包括主动脉瓣狭窄、主动脉瓣关闭不全和主动脉瓣狭窄伴关闭不全，不包括合并其他心脏病。

■ 人工瓣膜分生物瓣和机械瓣，生物瓣置入方法分外科手术和介入法，本路径针对的是主动脉瓣生物瓣外科手术置入，机械瓣外科手术置入和生物瓣介入法置入见另外的路径指南。

（二）诊断依据

根据《临床诊疗指南·心脏外科学分册》（中华医学会编著，人民卫生出版社，2009）。

1. 临床症状：可有劳累后胸闷、气促，严重者出现心力衰竭表现等。

2. 体征：主动脉瓣狭窄者可闻及主动脉瓣区Ⅲ/6级以上收缩期杂音；主动脉瓣关闭不全者可闻及胸骨左缘第3、4肋间舒张期泼水样杂音。

3. 辅助检查：心电图、胸部X线平片，超声心动图等。

释义

■ 临床表现：主动脉瓣病患者症状出现较晚，中度以上病变开始出现劳累后胸闷和气促，瓣膜病变程度与症状也可能不一致，需认真询问和评估。

■ 体征：轻度的主动脉瓣狭窄无明显体征，主动脉瓣狭窄者胸骨上窝可触及收缩期振颤，主动脉瓣听诊区可闻及喷射样收缩期杂音，向颈部传导；主动脉瓣关闭不全者可闻及胸骨左缘第3、4肋间舒张期泼水（叹气）样杂音，向心尖传导；可触及水冲脉，毛细血管搏动征（+）。

■ 心电图：轻度主动脉瓣狭窄患者心电图无明显异常。典型的主动脉瓣病变患者心电图呈现左心室负荷增加的特征，包括电轴左偏，左心室高电压或肥厚。

■ 胸部 X 线平片：左心室增大，升主动脉扩张。

■ 超声心动图：明确诊断的必需检查。主动脉瓣狭窄可见主动脉瓣叶增厚和开放受限，主动脉瓣血流速度增快和跨瓣压差增大，室壁和室间隔增厚。主动脉瓣关闭不全可见主动脉瓣叶脱垂、破损或对合不良，主动脉瓣反流和左心室扩大。漂动的赘生物影像对瓣膜感染性心内膜炎诊断具有重要意义。

（三）选择治疗方案的依据

根据《临床技术操作规范·心血管外科学分册》（中华医学会编著，人民军医出版社，2009）。

主动脉瓣位生物瓣置换术。

释义

■ 主动脉瓣膜病患者一旦出现临床症状病程迅速进展，预后不良。瓣膜置换手术是此类患者解除临床症状、改善左心室功能、延长寿命的有效手段之一。

■ 主动脉瓣生物瓣置换术已有数十年的应用历史，是目前治疗主动脉瓣膜病的主要方法之一，主要适合老年患者（≥60 岁），有生育需求的女性患者或抗凝诊疗禁忌证的患者。

■ 随着生物瓣膜耐久性的改进，主动脉瓣位人工生物瓣置换术患者年龄有放宽的趋势。

■ 有症状的重度主动脉瓣狭窄（EOA<0.8cm^2）患者或跨瓣压差>40mmHg 应手术治疗。无症状的重度主动脉瓣狭窄患者同时有左心室收缩功能受损表现（分级Ⅱa）或活动后有异常表现，如低血压（分级Ⅱa），应手术治疗。

■ 出现呼吸困难、劳力性疲倦、心绞痛等临床症状的重度主动脉瓣关闭不全患者具备明确的手术指征。无临床症状的重度主动脉瓣关闭不全患者合并左心室收缩功能减退（EF<55%）或左心室舒张末期内径≥55mm 具备明确的手术指征。

■ 感染性心内膜炎所致主动脉瓣关闭不全因病情发展迅速和有赘生物脱落栓塞风险，应尽快手术治疗。

（四）标准住院日

通常≤18 天。

释义

■ 主动脉瓣病患者入院后，术前准备 1~7 天，在第 2~8 天实施手术，术后恢复 5~10 天出院。总住院时间不超过 18 天均符合路径要求。

（五）进入路径标准

1. 第一诊断必须符合 ICD-10：I06.0-I06.2/I35.0-I35.2/Q23.0-Q23.1 心脏主动脉瓣病变疾病编码。

2. 有适应证，无禁忌证。

3. 心功能≤Ⅲ级或 EF≥45%。

4. 主动脉瓣关闭不全患者左心室舒张末期内径≤75mm。

5. 患者知情同意置换人工生物瓣。

6. 当患者同时具有其他疾病诊断，但在住院期间不需要特殊处理也不影响第一诊断的临床路径流程实施时，可以进入路径。

> **释义**
>
> ■ 患者明确诊断为主动脉瓣病，同时满足前述"选择治疗方案的依据"中的所有 6 条标准，适合进入本路径实施治疗。
>
> ■ 经入院常规检查发现以往所没有发现的疾病，而该疾病可能对患者健康影响更为严重，或者该疾病可能影响手术实施、提高手术和麻醉风险、影响预后，则应优先考虑治疗该种疾病，暂不宜进入路径。如高血压、糖尿病、心功能不全、肝肾功能不全、凝血功能障碍等。
>
> ■ 若既往患有上述疾病，经合理治疗后达到稳定，或目前尚需要持续用药，经评估无手术及麻醉禁忌，则可进入路径，但可能会增加医疗费用，延长住院时间。

（六）术前准备（评估）

≤5 个工作日。

1. 必须的检查项目：

（1）血常规、尿常规。

（2）肝功能、肾功能，电解质，血型、凝血功能，感染性疾病筛查（乙型肝炎、丙型肝炎、梅毒、艾滋病等）。

（3）心电图、胸部 X 线平片、超声心动图。

2. 根据患者具体情况可选择的检查项目：如心肌酶、风湿活动筛查、大便常规、24 小时动态心电图、冠状动脉影像学检查（CT 或造影）（有冠心病发病危险因素及年龄≥50 岁患者）、血气分析和肺功能检查（高龄或既往有肺部病史者）、外周血管超声检查等。

> **释义**
>
> ■ 必查项目是确保手术治疗安全有效开展的基础，在术前必须完成。相关人员应认真分析检查结果，以便及时发现异常情况，并采取对应处置。
>
> ■ 通常年龄≥50 岁，或有明确心绞痛主诉、心电图提示有明显心肌缺血表现者，应行冠状动脉造影或 CTA 检查。
>
> ■ 既往有呼吸疾病史或胸廓明显畸形以及高龄患者（≥50 岁），应行呼吸功能检查。
>
> ■ 为缩短患者术前等待时间，常规检查项目可以在患者入院前于门诊完成。

（七）预防性抗菌药物选择与使用时机

1. 抗菌药物：按照《抗菌药物临床应用指导原则》（卫医发〔2004〕285 号）选择用药。可以考虑使用第一、第二代头孢菌素。

2. 预防性用抗菌药物，时间为术前 0.5 小时，手术超过 3 小时加用 1 次抗菌药物；总预防性用药时间一般不超过 24 小时，个别情况可延长至 48 小时。

> **释义**
>
> ■ 主动脉瓣人工生物瓣膜置换手术属于Ⅰ类切口手术，但由于有心腔内手术操作、人工异物植入等易感因素存在，且一旦感染可导致严重后果，因此可按规定适当加强预防性应用抗菌药物，通常选用第二代头孢菌素。

（八）手术日

入院 5 个工作日以内。

1. 麻醉方式：全身麻醉。
2. 体外循环辅助。
3. 手术植入物：人工生物瓣、胸骨固定钢丝等。
4. 术中用药：麻醉及体外循环常规用药。
5. 输血及血液制品：视术中情况而定。

> **释义**
>
> ■ 本路径规定的主动脉瓣人工生物瓣置换手术是在全身麻醉、低温体外循环辅助下实施，胸骨正中标准切口开胸技术。非体外循环下介入法置入主动脉瓣人工生物瓣技术不包含在本临床路径中。体外循环心脏停搏液中可加用磷酸肌酸，改善缺血心肌能量代谢障碍，对抗心肌细胞的缺血再灌注损伤。
>
> ■ 人工生物瓣膜种类的选择，由手术医师向患者解释各种生物瓣膜特性和价格后，由患者及其家属商定。人工生物瓣膜型号的选择，由手术医师根据患者主动脉瓣环大小和体表面积决定。适当选择大号人工生物瓣膜（若患者瓣环小需要扩大瓣环者除外），以减轻高速血流对生物瓣膜的不良影响。
>
> ■ 建议使用术中血液回收装置，以减少失血。
>
> ■ 严重主动脉瓣膜病患者术后易出现心律失常，建议术中装置心脏临时起搏导线，以利于术后药物治疗心律失常。

（九）术后住院恢复

≤13 天。

1. 术后早期持续监测治疗，观察生命体征。
2. 必须复查的检查项目：血常规、电解质、肝肾功能、抗凝监测，心电图，胸部 X 线平片，超声心动图。
3. 抗菌药物：按照《抗菌药物临床应用指导原则》（卫医发〔2004〕285 号）执行，并根据患者的病情决定抗菌药物的选择与使用时间。
4. 抗凝：根据所测 INR 值调整抗凝药用量，抗凝治疗至少 3 个月。
5. 根据病情需要进行强心、利尿等治疗。

释义

　　■ 主动脉瓣人工生物瓣膜置换术后早期应对患者进行持续的监测，以便及时掌握病情变化。对于重症或年老患者易发生心律失常，甚至危及生命，术后应适当延长心电监测。主管医师评估患者病情平稳后，方可终止持续监测。

　　■ 根据患者病情需要，开展相应的检查及治疗。检查内容不只限于路径中规定的必须复查项目，可根据需要增加，如血气分析、凝血功能监测等。必要时可增加同一项目的检查频次。

　　■ 因有人工异物植入的易感因素存在，需积极预防感染。

　　■ 人工生物瓣膜植入后应正规实施抗凝治疗。必须向患者交代清楚抗凝监测及抗凝药物剂量调整的方法及重要性。

　　■ 主动脉瓣病患者病程长，心功能都有一定程度的损害，手术后应根据患者病情进行强心、利尿治疗。

（十）出院标准

1. 体温正常，血常规、电解质无明显异常。
2. 引流管拔除、切口愈合无感染。
3. 没有需要住院处理的并发症和（或）其他合并症。
4. 抗凝基本稳定。
5. 胸部 X 线平片、超声心动图证实人工生物瓣功能良好，无相关并发症。

释义

　　■ 患者出院前不仅应完成必须复查项目，且复查项目应无明显异常。若检查结果明显异常，主管医师应进行仔细分析并做出对应处置。

　　■ 患者出院前必须接受人工生物瓣膜植入后的宣教，应特别强调，知晓并掌握抗凝治疗的方法及监测手段，了解其对术后治疗的重要意义，以保证出院后能进行有效的自我管理，并告知抗凝治疗至少3个月。

（十一）变异及原因分析

1. 围术期并发症：主动脉根部出血、人工瓣功能障碍、心功能不全、瓣周漏、与抗凝相关的血栓栓塞和出血、溶血、感染性心内膜炎、术后伤口感染、重要脏器功能不全等造成住院日延长和费用增加。
2. 合并有其他系统疾病，可能出现合并疾病加重而需要治疗，从而延长治疗时间和增加住院费用。
3. 人工生物瓣的选择：根据患者的病情，使用不同的生物瓣（国产和进口），导致住院费用存在差异。
4. 合并心房颤动等严重心律失常者，需要同期行消融手术者，不进入本路径。
5. 非常规路径（胸骨正中切口）的各类微创术式，治疗费用存在差异。
6. 其他因素：术前心功能及其他重要脏器功能不全需调整；特殊原因（如稀有血型短缺等）造成的住院时间延长，费用增加。

释义

■ 变异是指入选临床路径的患者未能按路径流程完成医疗行为或未达到预期的医疗质量控制目标。这包含三方面情况：①按路径流程完成治疗，但出现非预期结果，可能需要后续进一步处理，如本路径治疗后出现人工瓣膜瓣周漏等；②按路径流程完成治疗，但超出了路径规定的时限或限定的费用，如实际住院日超出标准住院日要求，或未能在规定的手术日时间限定内实施手术等；③不能按路径流程完成治疗，患者需要中途退出路径，如治疗过程中出现严重并发症，导致必须终止路径或需要转入其他路径进行治疗等。对这些患者，主管医师均应进行变异原因的分析，并在临床路径的表单中予以说明。

■ 主动脉瓣生物瓣置换术可能出现的并发症：低心排血量综合征、严重的心律失常、血栓栓塞、人造瓣膜功能障碍、人造瓣膜心内膜炎、人造瓣膜瓣周漏、神经系统或其他重要脏器并发症，以及伤口感染、延迟愈合等。

■ 患者入选路径后，医师在检查及治疗过程中发现患者合并存在一些事前未预知的对本路径治疗可能产生影响的情况，需要终止执行路径或者是延长治疗时间、增加治疗费用，医师需在表单中明确说明。

■ 因患者方面的主观原因导致执行路径出现变异，也需要医师在表单中予以说明。

四、主动脉瓣病变（人工生物瓣置换术）临床路径给药方案

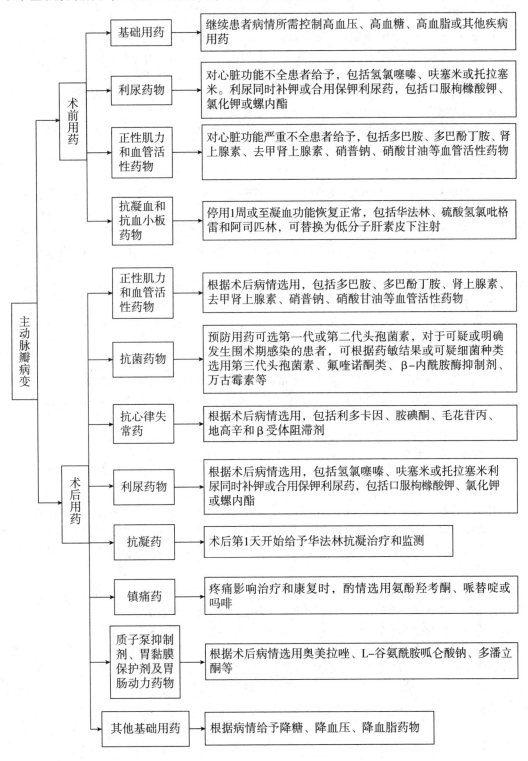

主动脉瓣病变

术前用药
- 基础用药 → 继续患者病情所需控制高血压、高血糖、高血脂或其他疾病用药
- 利尿药物 → 对心脏功能不全患者给予，包括氢氯噻嗪、呋塞米或托拉塞米。利尿同时补钾或合用保钾利尿药，包括口服枸橼酸钾、氯化钾或螺内酯
- 正性肌力和血管活性药物 → 对心脏功能严重不全患者给予，包括多巴胺、多巴酚丁胺、肾上腺素、去甲肾上腺素、硝普钠、硝酸甘油等血管活性药物
- 抗凝血和抗血小板药物 → 停用1周或至凝血功能恢复正常，包括华法林、硫酸氢氯吡格雷和阿司匹林，可替换为低分子肝素皮下注射

术后用药
- 正性肌力和血管活性药物 → 根据术后病情选用，包括多巴胺、多巴酚丁胺、肾上腺素、去甲肾上腺素、硝普钠、硝酸甘油等血管活性药物
- 抗菌药物 → 预防用药可选第一代或第二代头孢菌素，对于可疑或明确发生围术期感染的患者，可根据药敏结果或可疑细菌种类选用第三代头孢菌素、氟喹诺酮类、β-内酰胺酶抑制剂、万古霉素等
- 抗心律失常药 → 根据术后病情选用，包括利多卡因、胺碘酮、毛花苷丙、地高辛和β受体阻滞剂
- 利尿药物 → 根据术后病情选用，包括氢氯噻嗪、呋塞米或托拉塞米利尿同时补钾或合用保钾利尿药，包括口服枸橼酸钾、氯化钾或螺内酯
- 抗凝药 → 术后第1天开始给予华法林抗凝治疗和监测
- 镇痛药 → 疼痛影响治疗和康复时，酌情选用氨酚羟考酮、哌替啶或吗啡
- 质子泵抑制剂、胃黏膜保护剂及胃肠动力药物 → 根据术后病情选用奥美拉唑、L-谷氨酰胺呱仑酸钠、多潘立酮等
- 其他基础用药 → 根据病情给予降糖、降血压、降血脂药物

【用药选择】

（一）术前用药

1. 基础用药：继续患者病情所需控制高血压、高血糖或高血脂用药。

2. 利尿药物：对心脏功能不全患者给予利尿治疗，氢氯噻嗪、呋塞米或托拉塞米，利尿同时补钾或合用保钾利尿药，口服枸橼酸钾颗粒或溶液、氯化钾缓释片或螺内酯。

3. 正性肌力和血管活性药物：对心脏功能严重不全患者可以给予，包括多巴胺、多巴酚丁胺、肾上腺素、去甲肾上腺素、硝普钠、硝酸甘油等血管活性药物。

4. 抗凝血和抗血小板药物：停用一周或至凝血功能恢复正常，包括华法林、硫酸氢氯吡格雷和阿司匹林。

（二）术后用药

1. 正性肌力和血管活性药物：根据术后病情选用多巴胺、多巴酚丁胺、肾上腺素、去甲肾上腺素、硝普钠、硝酸甘油等药物。

2. 抗菌药物：预防用药可选第一代或第二代头孢菌素，对于可疑或明确发生围术期感染的患者，可根据药敏结果或可疑细菌种类选用第二代头孢菌素、氟喹诺酮类、β-内酰胺酶抑制剂、万古霉素等。

3. 抗心律失常药物：根据术后病情酌情选用利多卡因、胺碘酮、毛花苷丙、地高辛和 β 受体阻滞剂等药物。

4. 利尿药：氢氯噻嗪、呋塞米或托拉塞米，利尿同时补钾或合用保钾利尿药，口服枸橼酸钾颗粒或溶液、氯化钾缓释片或螺内酯。

5. 抗凝药：术后第 1 天开始给予华法林口服抗凝。

6. 镇痛药：疼痛影响治疗和康复时，酌情选用氨酚羟考酮片、哌替啶或吗啡等。

7. 质子泵抑制剂、胃黏膜保护剂及胃肠动力药物：根据术后病情酌情选用奥美拉唑、L-谷氨酰胺呱仑酸钠、多潘立酮等。

8. 其他基础用药：根据病情需要给予降糖、降血压、降血脂药物。

9. 利尿剂多选用单一口服利尿药物，效果不理想的可以联合使用两种口服药物或静脉注射利尿剂。

10. 预防用抗菌药物可选第一代或第二代头孢菌素，至术后 1~3 天体温及血象正常后停用，对于术后发生伤口、肺部感染、心内膜炎体温或血象出现异常增高或明确患者，可根据药敏结果或根据经验选用第二代头孢菌素、氟喹诺酮类、β-内酰胺酶抑制剂、万古霉素等。

11. 术后第 1 天开始给予华法林口服抗凝，维持 INR 在 1.8~2.5，如果患者有出血倾向，建议推迟给药。

【药学提示】

1. 长期使用地高辛的患者应该注意监测血药浓度，避免出现地高辛中毒。

2. 利尿补钾时应该注意监测血清钾浓度，避免高钾血症及低钾血症的发生。

3. 如病情需要使用胺碘酮等抗心律失常药物，应该定期监测肝肾功能、甲状腺功能，避免长期过量使用带来的肝肾及甲状腺功能损害，检测洋地黄药物浓度。

五、推荐表单

（一）医师表单

主动脉瓣病变临床路径医师表单

适用对象：第一诊断为主动脉瓣病变（ICD-10：I06.0-I06.2/I35.0-I35.2/Q23.0-Q23.1）

行主动脉瓣位人工生物瓣置换术（ICD-9-CM-3：35.21）

患者姓名：	性别：　　年龄：　　门诊号：	住院号：
住院日期：　　年　月　日	出院日期：　　年　月　日	标准住院日：≤18 天

时间	住院第 1 天	住院第 1~6 天 （完成术前准备日）	住院第 1~7 天 （术前第 1 日）
主要诊疗工作	□ 询问病史及体格检查 □ 上级医师查房 □ 初步的诊断和治疗方案 □ 住院医师完成住院志、首次病程、上级医师查房等病历书写 □ 开检查、实验室检查单	□ 上级医师查房 □ 继续完成术前检查 □ 完成必要的相关科室会诊 □ 调整心脏及重要脏器功能	□ 上级医师查房，术前评估和讨论，确定手术方案 □ 住院医师完成上级医师查房记录等 □ 向患者或家属交代围术期注意事项并签署手术知情同意书、自费用品协议书、输血同意书、委托书（患者本人不能签字时） □ 麻醉医师查房并与患者或家属交代麻醉注意事项并签署麻醉知情同意书 □ 完成各项术前准备
重点医嘱	**长期医嘱** □ 心外科二级护理常规 □ 饮食 □ 患者既往基础用药 **临时医嘱** □ 血尿便常规检查、凝血功能、术前感染疾病筛查、肝肾功能、电解质、血气分析、风湿活动指标筛查 □ 胸部 X 线片、心电图、超声心动图 □ 根据患者病情及年龄选择肺功能、颈动脉、冠状动脉、主动脉等检查	**长期医嘱** □ 患者基础用药 □ 既往用药 □ 强心、利尿、补钾治疗 **临时医嘱** □ 根据会诊科室要求开检查和实验室检查单 □ 对症处理	**长期医嘱** 同前 **临时医嘱** □ 术前医嘱 □ 拟于明日在全身麻醉、体外循环下行主动脉瓣人工生物瓣置换术 □ 术前禁食、禁水 □ 术前用抗菌药物皮试 □ 术区备皮 □ 术前灌肠 □ 配血 □ 术前镇静药（酌情） □ 其他特殊医嘱
病情变异记录	□ 无　□ 有，原因： 1. 2.	□ 无　□ 有，原因： 1. 2.	□ 无　□ 有，原因： 1. 2.
医师签名			

时间	住院第 2~8 天 （手术日）	住院第 3~9 天 （术后第 1 日）	住院第 4~10 天 （术后第 2 日）
主要诊疗工作	□ 手术 □ 向家属交代病情、手术过程及术后注意事项 □ 术者完成手术记录 □ 完成术后病程 □ 上级医师查房 □ 麻醉医师查房 □ 观察生命体征及有无术后并发症并做相应处理	□ 上级医师查房 □ 住院医师完成常规病程记录 □ 根据病情变化及时完成病程记录 □ 观察伤口、引流量、体温、生命体征情况、有无并发症等并作出相应处理	□ 上级医师查房 □ 住院医师完成病程记录 □ 根据引流量拔除引流管，伤口换药 □ 观察生命体征情况、有无并发症等并作出相应处理
重点医嘱	**长期医嘱** □ 特级护理 □ 禁食、禁水 □ 氧气吸入 □ 留置引流管并计引流量 □ 心电、血压及经皮血氧饱和度监测 □ 预防用抗菌药物 □ 呼吸机辅助呼吸 □ 保留尿管并记录尿量 □ 胃黏膜保护剂 □ 其他特殊医嘱 **临时医嘱** □ 主动脉瓣人生物机械瓣置换术 □ 血管活性药 □ 血常规、生化全套、心电图、胸部 X 线片、血气分析、凝血功能检查 □ 输血和（或）补晶体液、胶体液（必要时） □ 其他特殊医嘱	**长期医嘱** □ 特级或一级护理 □ 流质或半流质饮食（拔除气管插管后） □ 余同前 **临时医嘱** □ 复查血常规 □ 输血和（或）补晶体、胶体液（必要时） □ 换药 □ 镇痛等对症处理 □ 补液 □ 血管活性药 □ 强心利尿药 □ 拔除气管插管后开始常规抗凝治疗、抗凝监测	**长期医嘱** □ 一级或二级护理（视病情恢复定） □ 半流质或普通饮食 □ 余同前 **临时医嘱** □ 复查血常规、血生化全套（必要时） □ 输血和（或）补晶体、胶体液（必要时） □ 换药，拔引流管 □ 镇痛等对症处理 □ 常规抗凝治疗和监测
病情变异记录	□ 无　□ 有，原因： 1. 2.	□ 无　□ 有，原因： 1. 2.	□ 无　□ 有，原因： 1. 2.
医师签名			

时间	住院第5~11天 （术后第3日）	住院第6~12天至出院 （术后第4日至出院前）	住院第7~18天 （出院日）
主要诊疗工作	□ 上级医师查房 □ 住院医师完成病程记录 □ 伤口换药（必要时） □ 调整各重要脏器功能 □ 常规抗凝治疗和监测	□ 上级医师查房 □ 住院医师完成病程记录 □ 伤口换药或拆线（必要时） □ 调整各重要脏器功能 □ 常规抗凝治疗和监测 □ 检查有无感染征象	□ 上级医师查房，评估患者是否达到出院标准，明确是否出院 □ 完成出院志、病案首页、出院诊断证明书等所有病历 □ 向患者交代出院后的后续治疗及相关注意事项，如抗凝治疗、心功能调整等，特别需对患者是否掌握抗凝治疗及监测进行评估检查及再次指导
重点医嘱	**长期医嘱** 同前 **临时医嘱** □ 复查血尿常规、血生化（必要时） □ 输血和（或）补晶体、胶体液（必要时） □ 换药（必要时） □ 镇痛等对症处理 □ 常规抗凝治疗、根据情况进行抗凝监测	**长期医嘱** □ 根据病情变化调整抗菌药物等 □ 长期医嘱 **临时医嘱** □ 复查血尿常规、血生化（必要时） □ 输血和（或）补晶体、胶体液（必要时） □ 换药（必要时） □ 对症处理 □ 抗凝治疗	**出院医嘱** □ 出院带药 □ 抗凝治疗3~6个月 □ 定期复查 □ 如有不适，随诊
病情变异记录	□ 无 □ 有，原因： 1. 2.	□ 无 □ 有，原因： 1. 2.	□ 无 □ 有，原因： 1. 2.
医师签名			

（二）护士表单

主动脉瓣病变临床路径护士表单

适用对象：第一诊断为主动脉瓣病变（ICD-10：I06.0-I06.2/ I35.0-I35.2/Q23.0-Q23.1）

行主动脉瓣位人工生物瓣置换术（ICD-9-CM-3：35.21）

患者姓名：	性别： 年龄： 门诊号：	住院号：
住院日期： 年 月 日	出院日期： 年 月 日	标准住院日：≤18 天

时间	住院第 1 天	住院第 1~6 天 （完成术前准备日）	住院第 1~7 天 （术前第 1 日）
主要护理工作	□ 入院宣教（环境、设施、人员等） □ 入院护理评估（营养状况、性格变化等） □ 病史询问，相应查体 □ 防止皮肤压疮护理 □ 联系相关检查	□ 观察患者病情变化 □ 防止皮肤压疮护理 □ 心理和生活护理 □ 继续完成术前检查	□ 汇总检查结果 □ 完成术前评估 □ 术前宣教（提醒患者术前禁食、禁水） □ 术前心理护理 □ 完成术前准备（备皮等）
重点医嘱	**长期医嘱** □ 心外科二级护理常规 □ 饮食 □ 术前调整心功能 **临时医嘱** □ 血尿便常规检查、凝血功能、术前感染疾病筛查、肝肾功能、电解质、血气分析、风湿活动指标筛查 □ 胸部 X 线片、心电图、超声心动图 □ 根据患者病情及年龄选择肺功能、颈动脉、冠状动脉、主动脉检查	**长期医嘱（加）** □ 患者基础用药 □ 既往用药 **临时医嘱** □ 根据会诊科室要求开实验室检查单 □ 对症处理	**长期医嘱** 同前 **临时医嘱** □ 术前医嘱 □ 准备明日在全身麻醉、体外循环下行主动脉瓣人工生物瓣置换术 □ 术前禁食、禁水 □ 抗菌药物皮试 □ 术区备皮 □ 术前灌肠 □ 配血 □ 术前镇静药（酌情） □ 其他特殊医嘱
病情变异记录	□ 无 □ 有，原因： 1. 2.	□ 无 □ 有，原因： 1. 2.	□ 无 □ 有，原因： 1. 2.
护士签名			

时间	住院第 2~8 天 （手术日）	住院第 3~9 天 （术后第 1 日）	住院第 4~10 天 （术后第 2 日）
主要护理工作	□ 协助手术 □ 监测生命体征情况及有无电解质紊乱 □ 做好引流量、24 小时出入量等相关记录 □ 观察患者病情变化并及时报告医师 □ 术后心理与生活护理 □ 防止皮肤压疮处理	□ 监测生命体征情况，观察有无并发症等 □ 走时记录重要监测指标 □ 术后心理与生活护理 □ 术后康复指导 □ 防止皮肤压疮处理	□ 观察生命体征情况、有无并发症等 □ 观察患者切口情况 □ 鼓励患者下床活动，利于恢复 □ 联系相关复查 □ 术后心理与生活护理 □ 术后康复指导 □ 防止皮肤压疮处理
重点医嘱	**长期医嘱** □ 特级护理常规 □ 禁食、禁水 □ 留置引流管并计引流量 □ 生命体征/血流动力学监测 □ 预防用抗菌药物 □ 呼吸机辅助呼吸 □ 保留尿管并记录尿量 □ 胃黏膜保护剂 □ 其他特殊医嘱 **临时医嘱** □ 主动脉瓣人工生物瓣置换术 □ 血管活性药 □ 胸部 X 线片、心电图、血气分析、血常规、凝血功能、生化全套等检查 □ 输血和（或）补晶体、胶体液（必要时） □ 其他特殊医嘱	**长期医嘱** □ 特级或一级护理 □ 流质饮食（拔除气管插管后） □ 余同前 **临时医嘱** □ 复查血常规、胸部 X 线片、心电图 □ 输血和（或）补晶体、胶体液（必要时） □ 换药 □ 镇痛等对症处理 □ 血管活性药 □ 拔除气管插管后开始常规抗凝治疗和监测	**长期医嘱** □ 一级或二级护理（视病情恢复定） □ 半流质或普通饮食 □ 余同前 **临时医嘱** □ 复查血常规、生化全套（必要时） □ 输血和（或）补晶体、胶体液（必要时） □ 换药，拔引流管 □ 镇痛等对症处理 □ 常规抗凝治疗和监测
病情变异记录	□ 无　□ 有，原因： 1. 2.	□ 无　□ 有，原因： 1. 2.	□ 无　□ 有，原因： 1. 2.
护士签名			

时间	住院第 5~11 天 （术后第 3 日）	住院第 6~12 天至出院 （术后第 4 日至出院前）	住院第 7~18 天 （出院日）
主要护理工作	□ 观察患者一般状况及切口情况 □ 鼓励患者下床活动，利于恢复 □ 联系相关复查 □ 心理与生活护理 □ 康复指导	□ 观察患者病情变化 □ 联系相关复查 □ 指导患者功能锻炼 □ 心理和生活护理 □ 康复指导	□ 出院宣教 □ 向患者强调，抗凝治疗及监测的重要性 □ 向患者交代出院注意事项及复查日期 □ 帮助患者办理出院手续 □ 通知出院处
重点医嘱	**长期医嘱** 同前 **临时医嘱** □ 复查血尿常规、血生化（必要时） □ 输血和（或）补晶体、胶体液（必要时） □ 换药（必要时） □ 镇痛等对症处理 □ 常规抗凝治疗和监测	**长期医嘱** □ 根据病情变化调整抗菌药物等 □ 长期医嘱 **临时医嘱** □ 复查血尿常规、血生化（必要时） □ 输血和（或）补晶体、胶体液（必要时） □ 换药（必要时） □ 对症处理 □ 常规抗凝治疗和监测	**出院医嘱** □ 出院带药 □ 抗凝治疗 3~6 个月 □ 定期复查 □ 如有不适，及时就诊
病情变异记录	□ 无　□ 有，原因： 1. 2.	□ 无　□ 有，原因： 1. 2.	□ 无　□ 有，原因： 1. 2.
护士签名			

（三）患者表单

主动脉瓣病变临床路径患者表单

适用对象：第一诊断为主动脉瓣病变（ICD-10：I06.0-I06.2/ I35.0-I35.2/Q23.0-Q23.1）

行主动脉瓣位人工生物瓣置换术（ICD-9-CM-3：35.21）

患者姓名：	性别： 年龄： 门诊号：	住院号：
住院日期： 年 月 日	出院日期： 年 月 日	标准住院日：≤18 天

时间	住院第 1 天	住院第 1~6 天 （完成术前准备日）	住院第 1~7 天 （术前第 1 日）
医患配合	□ 接受入院宣教 □ 接受入院护理评估 □ 接受病史询问 □ 接受体格检查 □ 交代既往用药情况 □ 完成相关检查	□ 配合医师诊疗 □ 继续完成术前实验室检查 □ 完成必要的相关科室会诊 □ 调整心脏及重要脏器功能	□ 患者及家属与医师交流了解病情 □ 了解手术方案及围术期注意事项 □ 签署手术知情同意书、自费用品协议书、输血同意书 □ 接受术前宣教
重点诊疗及检查	重点诊疗 □ 心外科二级护理常规 □ 饮食 □ 术前调整心功能 重点检查 □ 血尿便常规检查、凝血功能、术前感染疾病筛查、肝肾功能、电解质、血气分析、风湿活动指标筛查 □ 胸部 X 线片、心电图、超声心动图 □ 根据病情、年龄补充安排其他检查	重点诊疗 □ 接受医师安排的检查及治疗 □ 基础用药对症处理 重点检查 □ 根据会诊科室要求开实验室检查单	重点诊疗 □ 接受医师安排的治疗 □ 备皮 □ 备血 □ 抗菌药物皮试 □ 术前晚灌肠（按医护人员指导）术前禁食、禁水（按医护人员指导）术前镇静药（酌情）

时间	住院第 2~8 天（手术日）	住院第 3~9 天（术后第 1 日）	住院第 4~10 天（术后第 2 日）
医患配合	□ 接受手术治疗 □ 患者家属与医师交流了解手术情况及术后注意事项 □ 接受术后监护治疗	□ 接受术后康复指导 □ 配合记录 24 小时出入量 □ 配合医师拔除胸管（根据引流量） □ 配合医师拔除尿管（根据病情）	□ 接受术后康复指导 □ 下床活动，促进恢复（根据病情） □ 接受相关复查 □ 配合医师进行伤口换药
重点诊疗及检查	**重点诊疗** □ 禁食 □ 持续血压、心电及经皮血氧饱和度监测 □ 呼吸机辅助呼吸预防用抗菌药物 **重要检查** □ 床旁胸部 X 线片、心电图 □ 其他必要检查	**重点诊疗** □ 特级或一级护理 □ 半流质饮食 □ 氧气吸入 □ 生命指标监测 □ 输血和（或）补晶体、胶体液（必要时） □ 拔除气管插管后开始常规抗凝治疗、抗凝监测 □ 换药，拔引流管（根据引流量） □ 预防用抗菌药物药物治疗 **重要检查** □ 床旁胸部 X 线片、心电图 □ 按医师要求进行相关检查	**重点诊疗** □ 饮食 □ 一级或二级护理（视病情定） □ 停止监测（视病情定） □ 输血和（或）补晶体、胶体液（必要时） □ 常规抗凝治疗 **重要检查** □ 按医师要求进行相关检查 □ 抗凝监测

时间	住院第 5~11 天 （术后第 3 日）	住院第 6~12 天至出院 （术后第 4 日至出院前）	住院第 7~18 天 （出院日）
医患配合	□ 接受术后康复指导 □ 下床活动，促进恢复（根据病情） □ 接受相关复查 □ 配合医师进行伤口换药（必要时） □ 接受抗凝治疗	□ 接受术后康复指导 □ 下床活动，促进恢复 □ 配合拔除深静脉置管并行留置针穿刺（视病情恢复定） □ 接受相关复查 □ 配合医师进行伤口换药或拆线（必要时） □ 调整各重要脏器功能 □ 接受抗凝治疗指导	□ 接受出院前康复宣教 □ 学习出院注意事项 □ 知晓出院后的后续治疗及相关注意事项，如：抗凝治疗、心功能调整 □ 了解复查程序 □ 办理出院手续 □ 获取出院诊断书 □ 获取出院带药
重点诊疗及检查	**重点诊疗** □ 饮食 □ 改二级护理（视病情恢复定） □ 停止监测（视病情恢复定） □ 常规抗凝治疗 **重要检查** □ 按医师要求进行相关检查 □ 抗凝监测	**重点诊疗** □ 饮食 □ 改二级护理（视病情恢复定） □ 停用抗菌药物（视病情恢复定）常规抗凝治疗 **重要检查** □ 复查胸部 X 线片、心电图、超声心动图 □ 血常规，血生化全套复查 □ 抗凝监测	**重点诊疗** □ 出院 □ 知晓并掌握终身抗凝治疗的方法及监测指标，并充分认识其重要性

附：原表单（2011 年版）

主动脉瓣病变临床路径表单

适用对象：第一诊断为主动脉瓣病变（ICD-10：I06.0-I06.2/ I35.0-I35.2/Q23.0-Q23.1）

行主动脉瓣位人工生物瓣置换术（ICD-9-CM-3：35.21）

患者姓名：		性别： 年龄： 门诊号：		住院号：
住院日期： 年 月 日		出院日期： 年 月 日		标准住院日：≤18 天

时间	住院第 1~2 天	住院第 2~3 天 （完成术前准备日）	住院第 2~4 天 （术前第 1 天）
主要诊疗工作	□ 询问病史及体格检查 □ 上级医师查房 □ 初步的诊断和治疗方案 □ 住院医师完成住院志、首次病程、上级医师查房等病历 □ 开实验室检查单	□ 上级医师查房 □ 继续完成术前实验室检查 □ 完成必要的相关科室会诊 □ 调整心脏及重要脏器功能	□ 上级医师查房，术前评估和决定手术方案 □ 住院医师完成上级医师查房记录等 □ 向患者和（或）家属交代围术期注意事项并签署手术知情同意书、自费用品协议书、输血同意书、委托书（患者本人不能签字时） □ 麻醉医师查房并与患者和（或）家属交代麻醉注意事项并签署麻醉知情同意书 □ 完成各项术前准备
重点医嘱	长期医嘱 □ 心外科二级护理常规 □ 饮食 □ 术前调整心功能 临时医嘱 □ 血常规、尿常规，血型，凝血功能，电解质，肝肾功能，感染性疾病筛查，风湿活动筛查 □ 心电图、胸部 X 线平片、超声心动图 □ 根据患者情况选择肺功能、脑血管检查、冠状动脉造影	长期医嘱 □ 患者基础用药 □ 既往用药 临时医嘱 □ 根据会诊科室要求开实验室检查单 □ 对症处理	长期医嘱 □ 同前 临时医嘱 □ 术前医嘱 □ 准备明日在全身麻醉、体外循环下行主动脉瓣人工生物瓣置换术 □ 术前禁食、禁水 □ 术前用抗菌药物皮试 □ 术区备皮 □ 术前灌肠 □ 配血 □ 术中特殊用药 □ 其他特殊医嘱
主要护理工作	□ 介绍病房环境、设施设备 □ 入院护理评估 □ 防止皮肤压疮护理	□ 观察患者病情变化 □ 防止皮肤压疮护理 □ 心理和生活护理	□ 做好备皮等术前准备 □ 提醒患者术前禁食、禁水 □ 术前心理护理

时间	住院第 1~2 天	住院第 2~3 天 （完成术前准备日）	住院第 2~4 天 （术前第 1 日）
病情 变异 记录	□无　□有，原因： 1. 2.	□无　□有，原因： 1. 2.	□无　□有，原因： 1. 2.
护士 签名			
医师 签名			

时间	住院第 2~5 天 （手术日）	住院第 3~6 天 （术后第 1 日）	住院第 4~7 天 （术后第 2 日）
主要诊疗工作	□ 手术 □ 向家属交代病情、手术过程及术后注意事项 □ 术者完成手术记录 □ 完成术后病程 □ 上级医师查房 □ 麻醉医师查房 □ 观察生命体征及有无术后并发症并做相应处理	□ 上级医师查房 □ 住院医师完成病程记录 □ 根据病情变化及时完成病程记录 □ 观察伤口、引流量、体温、生命体征情况、有无并发症等并作出相应处理	□ 上级医师查房 □ 住院医师完成病程记录 □ 根据引流量拔除引流管，伤口换药 □ 观察生命体征情况、有无并发症等并作出相应处理 □ 抗菌药物：如体温正常，伤口情况良好，无明显红肿时可以停止抗菌药物治疗
重点医嘱	**长期医嘱** □ 特级护理常规 □ 饮食 □ 留置引流管并计引流量 □ 生命体征/血流动力学监测 □ 强心、利尿药 □ 抗菌药物 □ 呼吸机辅助呼吸 □ 保留尿管并记录尿量 □ 胃黏膜保护剂 □ 其他特殊医嘱 **临时医嘱** □ 今日在全身麻醉、体外循环下行主动脉瓣生物瓣置换术 □ 血管活性药 □ 血常规、肝肾功能、电解质、床旁胸部 X 线片、血气分析、凝血功能检查 □ 输血和（或）补晶体、胶体液（必要时） □ 其他特殊医嘱	**长期医嘱** □ 特级或一级护理，余同前 **临时医嘱** □ 复查血常规 □ 输血和（或）补晶体、胶体液（必要时） □ 换药 □ 镇痛等对症处理 □ 补液 □ 血管活性药 □ 强心利尿药 □ 拔除气管插管后开始常规抗凝治疗、抗凝监测	**长期医嘱** 同前 **临时医嘱** □ 复查血常规、肝肾功能、电解质（必要时） □ 输血和（或）补晶体、胶体液（必要时） □ 换药，拔引流管 □ 镇痛等对症处理 □ 常规抗凝治疗、根据情况进行抗凝监测
主要护理工作	□ 观察患者病情变化并及时报告医师 □ 术后心理与生活护理 □ 防止皮肤压疮处理	□ 观察患者病情并做好引流量等相关记录 □ 术后心理与生活护理 □ 防止皮肤压疮处理	□ 观察患者病情变化 □ 术后心理与生活护理 □ 防止皮肤压疮处理
病情变异记录	□ 无 □ 有，原因： 1. 2.	□ 无 □ 有，原因： 1. 2.	□ 无 □ 有，原因： 1. 2.
护士签名			
医师签名			

时间	住院第 5~8 天 （术后第 3 日）	住院第 6~17 天 （术后第 4 日至出院前）	住院第 9~18 天 （术后第 7~13 日）
主要诊疗工作	□ 上级医师查房 □ 住院医师完成病程记录 □ 伤口换药（必要时） □ 常规抗凝治疗	□ 上级医师查房 □ 住院医师完成病程记录 □ 伤口换药或拆线（必要时） □ 调整各重要脏器功能 □ 指导抗凝治疗 □ 预防感染	□ 上级医师查房，评估患者是否达到出院标准，明确是否出院 □ 完成出院志、病案首页、出院诊断证明书等所有病历 □ 向患者交代出院后的后续治疗及相关注意事项，如抗凝治疗、心功能调整等
重点医嘱	**长期医嘱** 同前 **临时医嘱** □ 复查血尿常规、电解质（必要时） □ 输血和（或）补晶体、胶体液（必要时） □ 换药（必要时） □ 镇痛等对症处理 □ 常规抗凝治疗、根据情况进行抗凝监测	**长期医嘱** □ 根据病情变化调整抗菌药物等长期医嘱 **临时医嘱** □ 复查血尿常规、血生化（必要时） □ 输血和（或）补晶体、胶体液（必要时） □ 换药（必要时） □ 对症处理 □ 抗凝治疗 □ 复查心电图、胸部 X 线平片、超声心动图	**出院医嘱** □ 出院带药 □ 抗凝治疗 □ 定期复查 □ 不适随诊
主要护理工作	□ 观察患者病情变化 □ 术后心理与生活护理	□ 观察患者病情变化 □ 指导患者功能锻炼 □ 心理和生活护理	□ 指导患者办理出院手续 □ 出院宣教
病情变异记录	□ 无　□ 有，原因： 1. 2.	□ 无　□ 有，原因： 1. 2.	□ 无　□ 有，原因： 1. 2.
护士签名			
医师签名			

第十一章

风湿性心脏病主动脉瓣狭窄临床路径释义

一、风湿性心脏病主动脉瓣狭窄编码

1. 原风湿性心脏病主动脉瓣狭窄编码：

疾病名称及编码：风湿性心脏病主动脉瓣狭窄（ICD-10：I35.000）

手术操作名称及编码：主动脉瓣人工瓣膜置换术（ICD-9-CM-3：35.24）

2. 修改编码：

疾病名称及编码：风湿性主动脉瓣狭窄（ICD-10：I06.0）

手术操作名称及编码：主动脉瓣生物瓣膜置换术（ICD-9-CM-3：35.21）

主动脉瓣机械瓣膜置换术（ICD-9-CM-3：35.22）

二、临床路径检索方法

I06.0 伴（35.21/35.22）

三、风湿性心脏病主动脉瓣狭窄临床路径标准住院流程

（一）适用对象

第一诊断为风湿性心脏病主动脉瓣狭窄（ICD-10：I35.000），行主动脉瓣人工瓣膜置换术（ICD-9-CM-3：35.24）。

> 释义
>
> ■ 本路径针对第一诊断为主动脉瓣狭窄患者，原因为风湿性心脏病主动脉瓣病变，不包括先天性、退行性或者代谢性主动脉瓣膜疾病。
>
> ■ 本路径适用于治疗方法为主动脉瓣置换术的患者，置换瓣膜种类包括机械瓣、生物瓣。

（二）诊断依据

根据《临床诊疗指南·心脏外科学分册》（中华医学会编著，人民卫生出版社，2009）。

1. 病史：风湿热病史。

2. 有明显症状体征：心绞痛，晕厥，活动后乏力，呼吸困难，胸闷，典型心脏杂音。

3. 辅助检查：心电图、胸部 X 线检查，超声心动图，冠状动脉造影（年龄≥50 岁）。

> 释义
>
> ■ 病史：了解症状出现时间，有无心绞痛、晕厥、心力衰竭和栓塞史。
>
> ■ 心电图：明确有无左心室肥厚、心肌缺血和心律失常。
>
> ■ 胸部 X 线平片：可了解心胸比，评价是否出现心脏房室扩大，是否合并升主动脉扩张或者主动脉瓣钙化。

■ 超声心动图是评价主动脉瓣狭窄程度的重要依据：了解主动脉瓣结构、形态及室壁厚度、左心室功能。明确主动脉瓣狭窄严重程度（轻、中、重分级），尤其是瓣口面积大小、跨瓣压差，明确主动脉瓣叶增厚情况，瓣叶结构有无改变，有无钙化情况，瓣体活动是否受限；测量室壁厚度，是否合并肥厚性心肌病，是否存在左心舒张功能障碍；左心房、左心室大小，左心收缩功能。同时测量肺动脉压力，判断有无合并二尖瓣病变或者升主动脉扩张。

■ 冠状动脉造影指征：年龄≥50岁；年龄<50岁，有胸痛、心肌缺血症状，或者有冠心病高危因素。

（三）选择治疗方案的依据

根据《临床诊疗指南·心脏外科学分册》（中华医学会编著，人民卫生出版社，2009），《临床技术操作规范·心血管外科学分册》（中华医学会编著，人民军医出版社，2009）。

1. 临床没有症状但经超声心动图示平均跨主动脉瓣压差≥50mmHg，或瓣口面积≤0.8cm^{2}的主动脉瓣狭窄患者。
2. 目前无明显风湿活动的主动脉瓣重度狭窄患者。
3. 无其他严重内科疾病。
4. 患者自愿选择置换主动脉瓣机械瓣或生物瓣。

> **释义**
>
> ■ 对于症状明显，超声主动脉瓣狭窄诊断明确，具备主动脉瓣置换术适应证并排除禁忌证的患者，应积极行主动脉瓣置换术。选择机械瓣或生物瓣取决于是否有终身抗凝的危险或因瓣膜损毁而需要再次换瓣，年龄是最重要的考虑因素之一。随着生物瓣的持久性得到改善及患者对生活质量的要求提高，目前倾向于使用生物瓣的趋势。
>
> ■ 在选择机械瓣或者生物瓣膜时还需要考虑：是否希望妊娠、病患瓣膜的解剖特点、是否有感染、外科医师的经验、抗凝的风险、服用抗凝药物的意愿和能力、如瓣膜结构损坏再次手术的可能及患者的选择。

（四）标准住院日

≤18天。

> **释义**
>
> ■ 主动脉瓣膜置换术患者入院后，一般术前准备1~5天，在第4~7天实施手术，术后在监护室1~3天，普通病房恢复7~13天出院。凡总住院时间不超过18天均符合路径要求。

（五）进入路径标准

1. 第一诊断必须符合 ICD-10：I35.000 风湿性主动脉瓣狭窄疾病编码。

2. 有适应证，无禁忌证。

3. 心功能≤Ⅲ级或左心室 EF 值≥45%。

4. 超声测定主动脉瓣跨瓣峰值压差≥75mmHg。

5. 患者选择主动脉瓣膜置换。

6. 当患者同时具有其他疾病诊断，但在住院期间不需要特殊处理也不影响第一诊断的临床路径流程实施时，可以进入路径。

释义

■ 接受手术的患者应具有下列手术适应证：

1. 有心绞痛、晕厥、心力衰竭等症状。

2. 跨瓣压差≥50mmHg，瓣口面积<0.8cm^2。

3. 有左心功能减低的证据，如左心室射血分数减低、左心室扩大、左心室舒张期压力升高。

■ 根据最新相关指南，对于未合并其他心内病变的单纯重度主动脉瓣狭窄的患者，手术时机应在其出现症状、心功能变差之后（心功能Ⅲ~Ⅳ级）。

■ 其他存在的不应纳入本路径的情况还有：

1. 术前冠状动脉造影发现冠心病需要同时行 CABG 者。

2. 感染性心内膜炎处于活动期者。

3. 同时合并二尖瓣病变或三尖瓣病变需要行瓣膜置换者。

4. 同时合并升主动脉扩张，升主动脉>50mm 的患者。

■ 随着微创外科技术的推广及发展，部分传统外科治疗风险较低患者选择小切口主动脉瓣置换或者经皮介入股动脉逆行或外科途径经心尖顺行主动脉瓣植入术（TAVI），主动脉瓣狭窄病变的治疗方法多样化，应充分评估患者术前情况，慎重选择手术方式，并且获取患者知情同意后进入本路径。

■ 当患者同时具有其他疾病诊断，如慢性肺部疾病、肝肾功能障碍、栓塞等情况，治疗合并疾病时可能产生额外医疗费用、术后恢复可能时间延长，应退出本路径。

（六）术前准备（评估）

不超过 6 天。

1. 必须的检查项目：

（1）血尿便常规、肝肾功能、电解质、凝血功能、术前感染性疾病筛查、风湿三项、血型。

（2）胸部 X 线片或胸部 CT、心电图、超声心动图。

2. 根据患者病情可选择的检查项目：

（1）血气分析和肺功能（高龄或既往有肺部病史）、冠状动脉造影（年龄≥50 岁）。

（2）有其他专业疾病者及时请相关科室会诊。

释义

■ 术前应完善血尿便常规、血型、肝肾功能以及感染性疾病筛查。

■ 术前应查风湿三项，排查处于风湿活动期患者。

■ 患者如有心绞痛症状，可检查心肌酶，若异常增高提示冠状动脉缺血，则不宜进入本路径治疗。

■ 对于存在心力衰竭症状患者，可行 B 型尿钠肽定量检查，评估左心功能情况。

■ 主动脉瓣狭窄患者因左心室肥厚心肌氧需求增加、舒张期冠状动脉灌注时间减少等原因可能影响冠状动脉供血，因此除了年龄≥50 岁，有心绞痛主诉、心电图提示有心肌缺血征象者，也应术前行冠状动脉造影检查。部分年龄<50 岁且无心肌缺血症状患者可行冠状动脉造影排除冠状动脉缺血。

■ 主动脉瓣重度狭窄可能继发升主动脉扩张，结合胸部 X 线片及超声有升主动脉扩张征象的患者可行血管 CT 检查。

■ 既往有慢性呼吸疾病史或高龄患者，应行肺功能检查，有肺大疱或者无法配合的患者可行血气分析。

（七）预防性抗菌药物选择与使用时机

抗菌药物使用：根据《抗菌药物临床应用指导原则（2015 年版）》（国卫办医发〔2015〕43 号）执行。

> **释义**
>
> ■ 主动脉瓣瓣膜置换手术有心腔内手术操作、瓣膜赘生物可能及人工材料植入等易感因素存在，常规手术开始应用第二代头孢菌素，预防性用药维持 48 小时或以上。如果患者存在青霉素、头孢类药物过敏，根据患者的病情选择大环内酯类、喹诺酮类。

（八）手术日

入院 7 天以内。

1. 麻醉方式：全身麻醉+体外循环支持。
2. 手术植入物：人工机械瓣或生物瓣。
3. 术中用药：心脏外科、麻醉及体外循环常规用药。
4. 输血：视术中病情需要决定。

> **释义**
>
> ■ 本路径规定的主动脉瓣瓣膜置换手术是在全身麻醉、体外循环辅助下实施。
>
> ■ 术中应注意冠状动脉开口情况，选用合适的主动脉口及瓣环型号同时避免损伤冠状动脉。
>
> ■ 术中应用自体血回输技术可减少围术期用血量。
>
> ■ 对于主动脉瓣病变诊断明确，具备主动脉瓣置换术适应证并排除禁忌证的患者，年龄是决定选择机械瓣或生物瓣的主要因素。目前认为年龄≥70 岁的患者考虑进行生物瓣置换；年龄≤50 岁的患者一般选择机械瓣；年龄在 50~70 岁之间的患者两种瓣膜均可，应权衡利弊后进行选择。随着衰败周期显著延长的高端生物瓣膜应用于临床，上述年龄范围有逐渐放宽的趋势。

■ 在选择生物瓣膜时还需要考虑以下问题：

1. 不论年龄限制，凡是有抗凝禁忌证的患者（如既往出血史、出血风险高、合并有需要手术治疗的其他疾病等）需要进行生物瓣置换。

2. 处于生育期女性希望怀孕者，需要进行生物瓣置换。

3. 因个人意愿、生活方式（如无法定期监测 INR）、职业等原因要求进行生物瓣置换的患者可行生物瓣置换。

4. 因合并其他疾患（如肿瘤）所致预期寿命有限（短于瓣膜寿命）的患者可考虑进行生物瓣置换。

5. 有慢性肾衰竭或甲状旁腺功能亢进的患者，因高钙血症条件下生物瓣膜寿命较短，一般不考虑使用生物瓣。

6. 处于成长期的青少年因代谢旺盛，生物瓣的寿命缩短，也应尽量避免使用生物瓣。

（九）术后住院恢复

≤11 天。

1. 术后早期持续监测治疗，观察生命体征。

2. 必须复查的检查项目：

（1）血常规、电解质、肝肾功能、抗凝监测。

（2）心电图、胸部 X 线片、超声心动图。

3. 术后用药：

（1）抗菌药物使用：根据《抗菌药物临床应用指导原则（2015 年版）》（国卫办医发〔2015〕43 号）执行。

（2）抗凝：根据所测 INR 值调整抗凝药用量，根据选用的心脏瓣膜种类和患者情况确定抗凝治疗方案。

（3）根据病情需要进行强心、利尿等治疗。

释义

■ 主动脉瓣置换术后早期注意镇静、呼吸机支持、适当应用血管活性药物维持循环、避免容量过负荷，同时持续监测生命体征。

■ 重度主动脉瓣狭窄术后避免应用心肌抑制（如钙离子阻滞剂）、血管扩张药，避免心动过速，以免导致心排血量下降。

■ 术后早期密切监测血气分析、调整电解质及内环境。术后次日开始抗凝治疗，注意每日查 INR。

（十）出院标准

1. 体温正常，血常规、电解质无明显异常。

2. 引流管拔除、伤口愈合，无出院禁忌。

3. 没有需要住院处理的并发症和（或）其他合并症。

4. 胸部 X 线平片、超声心动图证实人工瓣膜功能良好，无相关并发症。

> **释义**
>
> ■ 患者出院前必须复查重要项目，处理异常结果后方可出院，结束路径。
>
> ■ 出院后继续应用强心、利尿药物治疗，注意口服补钾，避免电解质紊乱。
>
> ■ 主管医护人员必须在患者出院前，对其进行瓣膜植入后凝血功能监测及抗凝治疗方法的宣教，确保维持 INR 的目标值（机械瓣 1.6~2.0，生物瓣 1.8~2.5），防止发生出凝血问题，生物瓣术后抗凝 6 个月，机械瓣术后终身抗凝。
>
> ■ 向患者告知，出院后应注意饮食调节，避免体重增长过快，适量活动，避免心脏负荷过重。
>
> ■ 出院后注意定期复查超声、心电图及胸部 X 线片，并心外科门诊随诊。

（十一）　变异及原因分析

1. 围术期并发症：主动脉根部出血、人工瓣功能障碍、心功能不全、瓣周漏、与抗凝相关的血栓栓塞和出血、溶血、感染性心内膜炎、术后手术切口感染等造成住院日延长和费用增加。

2. 合并有其他系统疾病，可能导致这些疾病加重而需要治疗，从而延长治疗时间和增加住院费用。

3. 人工机械瓣的选择：由于患者的要求选择了不同的瓣膜（机械瓣膜或生物瓣膜、国产或进口瓣膜）会导致住院费用存在差异。

4. 其他因素：术前心功能及其他重要脏器功能不全需调整；特殊原因（如稀有血型短缺等）造成的住院时间延长费用增加。

> **释义**
>
> ■ 主动脉瓣置换术出现的并发症及治疗合并其他系统疾病可能增加住院费用，延长住院时间。注意在表单中予以说明。
>
> ■ 选用不同种类瓣膜可能产生不同住院费用，微创小切口术式技术要求高，同时可能产生额外费用。
>
> ■ 对于按路径流程完成治疗，但超出了路径规定的时限或限定的费用（如实际住院日超出标准住院日要求，或未能在规定的手术日时间限定内实施手术等）；不能按路径流程完成治疗，患者需要中途退出路径（如治疗过程中出现严重并发症，导致必须终止路径或需要转入其他路径进行治疗等）；或因患者方面的主观原因导致执行路径出现变异等情况，医师均需要在表单中予以说明。

四、风湿性心脏病主动脉瓣狭窄临床路径给药方案

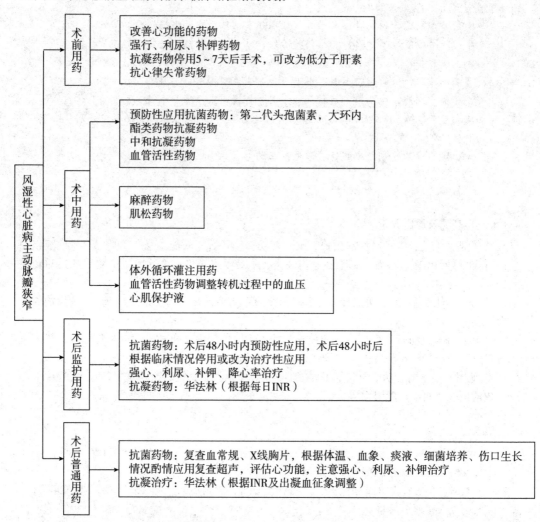

【用药选择】

1. 主动脉瓣置换存在心功能不全的患者，术前即可开始调整心功能，予以强心、利尿，注意补充电解质。

2. 术前 5~7 天需停用抗凝药物和抗血小板药。

3. 切皮前 0.5 小时开始预防性应用抗菌药物，一般常规使用第二代头孢菌素，对于青霉素或头孢类过敏者，可选用大环内酯类或克林霉素、喹诺酮类等。

4. 术后 48 小时后，停用预防性应用抗菌药物，如有感染征象，如血象、发热、痰多、胸部X 线片可见片影，可继续治疗性应用抗菌药物，注意细菌培养检查结果。

5. 术后第 1 天开始服用华法林，根据 INR 调整药物用量，INR 的目标值 1.6~2.0，华法林完全起效需 2~3 天，当天检查的 INR 值反映的是 2~3 天前口服华法林的疗效。出院后生物瓣服用 6 个月，机械瓣终身服用，逐渐延长复查 INR 时间。

6. 术后早期加强利尿剂量，减轻心脏负担，维持静脉压 3~5mmHg，保持负平衡，常规服用 3 个月利尿及补钾药物。

【药学提示】

1. 患者术后应激可能引起胃黏膜损伤，需要加用胃黏膜保护药物。

2. 服用华法林期间不要大量进食富含维生素 K 的食物或药物。

3. 华法林是换瓣术后患者必须服用的药物，合并多种药物应用时，一定注意了解各个药物的药代动力学，警惕药物间的相互作用。

【注意事项】

抗菌药物的应用应结合患者临床症状、体征及检查结果回报，避免不必要抗菌药物治疗，如果患者感染征象明确，应及时升级抗菌药物，伤口愈合不良患者除了应用抗菌药物可能需要二次手术。

五、推荐表单

（一）医师表单

风湿性心脏病主动脉瓣狭窄临床路径医师表单

适用对象：第一诊断为风湿性心脏病主动脉瓣狭窄（ICD-10：I35.000）

行主动脉瓣瓣膜置换术（ICD-9-CM-3：35.24）

患者姓名：		性别：　　年龄：　　门诊号：	住院号：
住院日期：　　年　月　日		出院日期：　　年　月　日	标准住院日：≤18 天

时间	住院第 1 天	住院第 2~5 天 （完成术前准备日）	住院第 6 天 （术前第 1 日）
主要诊疗工作	□ 询问病史及体格检查 □ 上级医师查房 □ 初步的诊断和治疗方案 □ 住院医师完成住院志、首次病程、上级医师查房等病历书写 □ 开实验室检查单	□ 上级医师查房 □ 继续完成术前实验室检查 □ 完成必要的相关科室会诊 □ 处理异常实验室检查结果、调整心脏及重要脏器功能 □ 评估活动耐量	□ 上级医师查房，术前评估和决定手术方案 □ 住院医师完成上级医师查房记录等 □ 向患者和（或）家属交代围术期注意事项并签署手术知情同意书、自费用品协议书、输血同意书、委托书 □ 麻醉医师查房并与患者和（或）家属交代麻醉注意事项并签署麻醉知情同意书 □ 完成各项术前准备
重点医嘱	**长期医嘱** □ 心外科二级护理常规 □ 普通饮食 □ 既往用药 **临时医嘱** □ 血尿便常规检查、凝血功能、术前感染疾病筛查、肝肾功能、电解质、血气分析 □ 胸部 X 线片、心电图、超声心动图 □ 根据患者情况选择肺功能、冠状动脉造影 □ 必要时检查心肌酶、BNP □ 其他特殊医嘱	**长期医嘱** □ 患者基础用药 □ 术前调整心功能（强心利尿） **临时医嘱** □ 根据会诊科室要求开实验室检查单 □ 对症处理	**长期医嘱** 同前 **临时医嘱** □ 术前医嘱 □ 准备明日在全身麻醉、体外循环下行主动脉瓣机械/生物瓣膜置换术 □ 术前禁食、禁水 □ 抗菌药物皮试 □ 术区备皮 □ 配血 □ 术中特殊用药（甲泼尼龙、人血白蛋白等）
病情变异记录	□ 无　□ 有，原因： 1. 2.	□ 无　□ 有，原因： 1. 2.	□ 无　□ 有，原因： 1. 2.
医师签名			

时间	住院第 7 天 （手术日）	住院第 8 天 （术后第 1 日）	住院第 9 天 （术后第 2 日）
主要诊疗工作	□ 手术 □ 术后向家属交代病情、手术过程及术后注意事项 □ 术者完成手术记录 □ 完成术后病程 □ 上级医师查房 □ 观察生命体征及有无术后并发症并做相应处理	□ 上级医师查房 □ 住院医师完成常规病程记录 □ 根据病情变化及时完成病程记录 □ 观察伤口、引流量、体温、生命体征情况、有无并发症等并作出相应处理	□ 上级医师查房 □ 住院医师完成病程记录 □ 根据引流量拔除引流管，伤口换药 □ 观察生命体征情况、有无并发症等并作出相应处理 □ 转回普通病房
重点医嘱	**长期医嘱** □ 特级护理常规 □ 禁食，下胃管 □ 留置引流管并计引流量 □ 生命体征/血流动力学监测 □ 呼吸机辅助呼吸 □ 保留尿管并记录尿量 □ 抗菌药物 □ 强心利尿药 □ 胃黏膜保护剂 □ 其他特殊医嘱 **临时医嘱** □ 今日在全身麻醉、体外循环下行主动脉瓣机械/生物瓣膜置换术 □ 补液：补晶体、胶体液 □ 输血（必要时） □ 血常规、生化全套、血气分析、凝血功能检查、床旁胸部 X 线片、床旁超声检查	**长期医嘱** □ 特级或一级护理，余同前 □ 血管活性药（酌情减停） □ 强心利尿药（酌情减停） □ 抗菌药物停用或者抗感染治疗 **临时医嘱** □ 复查血常规 □ 补液、输血（必要时） □ 镇痛等对症处理 □ 换药 □ 拔除气管插管后开始常规抗凝治疗、每日抗凝监测 □ 拔除胃管（胃液颜色无异常可）	**长期医嘱** □ 一级护理 □ 半流质饮食 □ 面罩吸氧 □ 口服利尿剂 **临时医嘱** □ 复查血常规、肝肾功能 □ 经口补充液体 □ 换药，拔引流管 □ 常规抗凝治疗
病情变异记录	□ 无 □ 有，原因： 1. 2.	□ 无 □ 有，原因： 1. 2.	□ 无 □ 有，原因： 1. 2.
医师签名			

时间	住院第 10 天 （术后第 3 日）	住院第 11 天至出院 （术后第 4 日至出院前）	住院第 ≤18 天 （出院日）
主要诊疗工作	□ 上级医师查房 □ 住院医师完成病程记录 □ 伤口换药（必要时） □ 常规抗凝治疗	□ 上级医师查房 □ 住院医师完成病程记录 □ 伤口换药或拆线（必要时）、 临时起搏器线拔除 □ 调整各重要脏器功能 □ 调整抗凝治疗 □ 口服利尿剂 □ 预防感染	□ 上级医师查房，评估患者 是否达到出院标准，明确 是否出院 □ 完成出院志、病案首页、 出院诊断证明书等所有 病历 □ 向患者交代出院后的后续 治疗及相关注意事项， 如：抗凝治疗、口服洋地 黄、利尿剂等
重点医嘱	**长期医嘱** 同前 **临时医嘱** □ 复查血尿常规、肝肾功能 （必要时） □ 换药（必要时） □ 抗凝治疗	**长期医嘱** □ 根据感染情况调整抗菌药物 等长期医嘱 □ 普通饮食 **临时医嘱** □ 复查血尿常规、血生化等检 查（必要时） □ 换药、拆线 □ 抗凝治疗	**出院医嘱** □ 出院带药 □ 交代院外抗凝注意事项 □ 定期复查 □ 如有不适，随时就诊
病情变异记录	□ 无 □ 有，原因： 1. 2.	□ 无 □ 有，原因： 1. 2.	□ 无 □ 有，原因： 1. 2.
医师签名			

（二）护士表单

风湿性心脏病主动脉瓣狭窄临床路径护士表单

适用对象：第一诊断为风湿性心脏病主动脉瓣狭窄（ICD-10：I35.000）

行主动脉瓣瓣膜置换术（ICD-9-CM-3：35.24）

患者姓名：	性别：　　年龄：　　门诊号：	住院号：
住院日期：　　年　月　日	出院日期：　　年　月　日	标准住院日：≤18天

时间	住院第1天	住院第2~5天 （完成术前准备日）	住院第6天 （术前第1日）
健康宣教	□ 入院宣教 　介绍主管医师、护士 　介绍病房环境、设施 　介绍住院注意事项 　介绍探视和陪伴制度 　介绍贵重物品制度 □ 入院护理评估 □ 防止皮肤压疮护理	□ 药物宣教 □ 合理安排检查，解释检查安排，获取患者配合，消除患者紧张情绪	□ 术前宣教 □ 告知饮食、备皮要求 □ 告知术后监护室购买相关生活用品事项 □ 告知术后监护室探视规定 □ 给予患者及家属心理支持
护理处置	□ 核对患者姓名，佩戴腕带 □ 建立入院护理病历 □ 协助患者留取各种标本 □ 测量身高体重	□ 协助医师完成术前相关检查	□ 术前1天备皮，术前6小时禁食、禁水 □ 麻醉师接患者时共同核对患者及资料
基础护理	□ 三级护理 □ 晨晚间护理 □ 患者安全管理 □ 饮食管理	□ 三级护理 □ 晨晚间护理 □ 患者安全管理 □ 饮食管理	□ 二级或一级护理 □ 晨晚间护理 □ 患者安全管理
专科护理	□ 护理查体 □ 活动耐量观察 □ 出入量管理 □ 心率、血压的监测 □ 需要时，填写跌倒及压疮防范表 □ 需要时，请家属陪护 □ 心理护理	□ 观察患者病情变化 □ 生命体征监测 □ 出入量管理 □ 防止皮肤压疮护理 □ 心理和生活护理	□ 做好备皮等术前准备 □ 提醒患者术前禁食、禁水 □ 术前心理护理
重点医嘱	□ 详见医嘱执行单	□ 详见医嘱执行单	□ 详见医嘱执行单
病情变异记录	□ 无　□ 有，原因： 1. 2.	□ 无　□ 有，原因： 1. 2.	□ 无　□ 有，原因： 1. 2.
护士签名			

时间	住院第 7 天 （手术日）	住院第 8 天 （术后第 1 日）	住院第 9 天 （术后第 2 日）
健康宣教	□ 手术室护士术前宣教 □ 监护室护士术后心理辅导与术后宣教	□ 拔管前宣教，获取患者配合 □ 拔管后心理疏导 □ 拔管后呼吸功能锻炼 □ 监护室睡眠指导 □ 拔管后饮食宣教与管理 □ 卧床注意事项宣教	□ 监护室宣教 □ 探视规定宣教，获取患者理解 □ 告知患者运转注意事项 □ 病房护士对转回患者进行基础生活护理宣教，获取患者配合 □ 患者家属宣教
护理处置	□ 配合手术医师完成行主动脉瓣人工瓣膜置换术 □ 手术室护士与麻醉师一起护送患者回监护室，核对患者信息，交接患者个人信息、手术名称、术后带药、过敏史 □ 特级护理 □ 监护室护士留取患者血尿便标本、行心电图、配合行胸部 X 线片检查 □ 取血制品（必要时） □ 其他特殊医嘱	□ 特级护理 □ 完成相关检查 □ 换药，引流管护理 □ 观察患者病情变化，及时告知医师	□ 完成相关检查 □ 伤口护理 □ 监护室护士与病房护士核对病房信息、手术名称、术后拔管时间、血管活性药物使用情况 □ 病房一级护理
基础护理	□ 观察患者病情变化并及时报告医师 □ 术后心理与生活护理 □ 防止皮肤压疮处理	□ 观察患者病情并做好引流量等相关记录 □ 术后心理与生活护理 □ 防止皮肤压疮处理	□ 观察患者病情变化 □ 术后心理与生活护理 □ 完成家属探视防止皮肤压疮处理
专科护理	□ 出入量管理 □ 呼吸机管理 □ 苏醒评估	□ 出入量管理 □ 配合医师行血管活性药物调整治疗	□ 辅助术后肺功能锻炼 □ 出入量管理 □ 指导患者口服强心利尿药物治疗
重点医嘱	□ 详见医嘱执行单	□ 详见医嘱执行单	□ 详见医嘱执行单
病情变异记录	□ 无 □ 有，原因： 1. 2.	□ 无 □ 有，原因： 1. 2.	□ 无 □ 有，原因： 1. 2.
护士签名			

时间	住院第 10 天 （术后第 3 日）	住院第 11 天至出院 （术后第 4 日至出院前）	住院第 ≤18 天 （出院日）
健康 宣教	□ 术后心脏专科宣教 □ 开胸术后伤口护理宣教 □ 探视宣教	□ 术后宣教 □ 家属宣教	□ 出院宣教
基础 护理	□ 观察患者病情变化 □ 术后心理与生活护理 □ 伤口护理	□ 观察患者病情变化 □ 心理和生活护理 □ 伤口生长情况观察	□ 指导患者办理出院手续 □ 出院后药物服用说明
专 科 护 理	□ 指导患者药物治疗 □ 观察生命体征 □ 胸带约束 □ 指导出入量管理	□ 指导患者活动耐量训练 □ 心理和生活护理 □ 指导出入量管理	□ 开胸术后出院后伤口护理 及呼吸功能锻炼注意事项 说明
病情 变异 记录	□ 无　□ 有，原因： 1. 2.	□ 无　□ 有，原因： 1. 2.	□ 无　□ 有，原因： 1. 2.
护士 签名			

（三）患者表单

风湿性心脏病主动脉瓣狭窄临床路径患者表单

适用对象：第一诊断为风湿性心脏病主动脉瓣狭窄（ICD-10：I35.000）

行主动脉瓣瓣膜置换术（ICD-9-CM-3：35.24）

患者姓名：	性别： 年龄： 门诊号：	住院号：
住院日期： 年 月 日	出院日期： 年 月 日	标准住院日：≤18 天

时间	入 院	术 前	手术日
医患配合	□ 配合询问病史、收集资料，请务必详细告知既往史、用药史、手术史、过敏史 □ 配合进行体格检查 □ 配合进行活动耐量评估 □ 有任何不适请告知医师	□ 配合完善术前相关检查、实验室检查，如采血、留尿、留便、心电图、胸部 X 线片、超声心动图（CT、冠状动脉造影检查必要时） □ 主管医师与患者签署自费用品协议书、输血同意书、委托书 □ 术者与患者及家属介绍病情及术前谈话、手术风险告知、瓣膜置换知情同意并自主选择瓣膜产品，签署知情同意书 □ 麻醉医师查房并与患者交代麻醉注意事项并签署麻醉知情同意书	□ 入手术室之前，配合复查异常的检查项目，确保术前检查完善 □ 有任何不适告知医师 □ 配合麻醉师及护士接患者至手术室，接受麻醉穿刺与镇静治疗 □ 接受主动脉瓣瓣膜置换术 □ 家属等候区等待术者通知，如出现病情变化，委托人了解病情后配合治疗、签署知情同意书
护患配合	□ 配合测量体温、脉搏、呼吸、血压、身高、体重 □ 配合完成入院护理评估（简单询问病史、过敏史、用药史） □ 接受入院宣教（环境介绍、病室规定、订餐制度、贵重物品保管等） □ 配合执行探视和陪伴制度 □ 有任何不适请告知护士	□ 配合测量体温、脉搏、呼吸每日 3 次、血压每日 2 次 □ 接受术前宣教 □ 接受饮食宣教 □ 接受药物宣教 □ 接受病房及监护室探视宣教	□ 配合护士做好备皮 □ 配合做好抗菌药物皮试 □ 配合接受生命体征的测量 □ 配合检查意识（全身麻醉者） □ 配合缓解疼痛 □ 接受术后监护室宣教 □ 接受饮食宣教：手术前 6 小时禁食、禁水 □ 接受药物宣教 □ 有任何不适请告知护士
饮食及排泄	□ 遵医嘱饮食 □ 配合出入量管理	□ 遵医嘱饮食 □ 配合出入量管理	□ 术前禁食、禁水
活动	□ 根据心功能情况适当活动	□ 根据心功能情况适当活动	□ 麻醉状态

时间	术 后	出 院
医患配合	□ 配合呼吸机治疗及拔管操作 □ 配合拔除胸管操作 □ 配合完善术后检查 □ 配合术后呼吸功能锻炼	□ 接受出院前指导 □ 知道复查程序 □ 接受并了解抗凝方案，了解出凝血征象，确保出院后接受合理抗凝方案 □ 获取出院诊断书
护患配合	□ 接受术后宣教、配合探视规定 □ 配合卧床制动监测生命体征 □ 接受输液、服药等治疗 □ 接受进食、进水、排便等生活护理 □ 配合翻身活动，预防皮肤压力伤 □ 注意活动安全，避免坠床或跌倒 □ 配合胸带约束	□ 接受出院宣教 □ 办理出院手续 □ 获取出院带药 □ 知道服药方法、作用、注意事项 □ 了解抗凝药物记录 □ 知道复印病历程序 □ 胸带约束出院
饮食及排泄	□ 术后送至监护室，带气管插管时胃管鼻饲液体 □ 拔除气管插管后 4 小时可饮少量水，半流质饮食，逐渐过渡成普通饮食 □ 严格限制出入量	□ 普通饮食 □ 控制入量
活动	□ 术后监护室卧床，减少活动 □ 术后返回病房后，逐渐增加活动量	□ 正常适度活动，避免疲劳

附：原表单（2016 年版）

风湿性心脏病主动脉瓣狭窄临床路径表单

适用对象：第一诊断为风湿性心脏病主动脉瓣狭窄（ICD-10：I35.000）

行主动脉瓣瓣膜置换术（ICD-9-CM-3：35.24）

患者姓名：		性别：	年龄：	门诊号：	住院号：

住院日期： 年 月 日	出院日期： 年 月 日	标准住院日：≤18 天

时间	住院第 1 天	住院第 2~5 天 （完成术前准备日）	住院第 6 天 （术前第 1 日）
主要诊疗工作	□ 询问病史及体格检查 □ 上级医师查房 □ 初步的诊断和治疗方案 □ 住院医师完成住院志、首次病程、上级医师查房等病历书写 □ 开实验室检查单	□ 上级医师查房 □ 继续完成术前实验室检查 □ 完成必要的相关科室会诊 □ 调整心脏及重要脏器功能	□ 上级医师查房，术前评估和决定手术方案 □ 住院医师完成上级医师查房记录等 □ 向患者和（或）家属交代围术期注意事项并签署手术知情同意书、自费用品协议书、输血同意书、委托书（患者本人不能签字时） □ 麻醉医师查房并与患者和（或）家属交代麻醉注意事项并签署麻醉知情同意书 □ 完成各项术前准备
重点医嘱	**长期医嘱** □ 心外科二级护理常规 □ 普通饮食 □ 术前调整心功能（强心利尿） □ 洋地黄化（口服地高辛） **临时医嘱** □ 血尿便常规检查、凝血功能、术前感染疾病筛查、肝肾功能、电解质、血气分析 □ 胸部 X 线片、心电图、超声心动图 □ 根据患者情况选择肺功能、冠状动脉造影	**长期医嘱** □ 患者基础用药 □ 既往用药 □ 根据患者病情适当给予营养心肌治疗 **临时医嘱** □ 根据会诊科室要求开实验室检查单 □ 对症处理	**长期医嘱** 同前 **临时医嘱** □ 术前医嘱 □ 准备明日在全身麻醉、体外循环下行主动脉瓣人工瓣膜置换术 □ 术前禁食、禁水 □ 术前用抗菌药物皮试 □ 术区备皮 □ 配血 □ 术中特殊用药（甲泼尼龙琥珀酸钠、白蛋白等） □ 其他特殊医嘱
主要护理工作	□ 介绍病房环境、设施设备 □ 入院护理评估 □ 防止皮肤压疮护理	□ 观察患者病情变化 □ 防止皮肤压疮护理 □ 心理和生活护理	□ 做好备皮等术前准备 □ 提醒患者术前禁食、禁水 □ 术前心理护理
病情变异记录	□ 无 □ 有，原因： 1. 2.	□ 无 □ 有，原因： 1. 2.	□ 无 □ 有，原因： 1. 2.
护士签名			
医师签名			

时间	住院第 7 天 （手术日）	住院第 8 天 （术后第 1 天）	住院第 9 天 （术后第 2 天）
主要诊疗工作	□ 手术 □ 向家属交代病情、手术过程及术后注意事项 □ 术者完成手术记录 □ 完成术后病程 □ 上级医师查房 □ 观察生命体征及有无术后并发症并做相应处理	□ 上级医师查房 □ 住院医师完成常规病程记录 □ 根据病情变化及时完成病程记录 □ 观察伤口、引流量、体温、生命体征情况、有无并发症等并作出相应处理	□ 上级医师查房 □ 住院医师完成病程记录 □ 根据引流量拔除引流管，伤口换药 □ 观察生命体征情况、有无并发症等并作出相应处理
重点医嘱	**长期医嘱** □ 特级护理常规 □ 禁食 □ 留置引流管并计引流量 □ 生命体征/血流动力学监测 □ 强心利尿药 □ 抗菌药物 □ 呼吸机辅助呼吸 □ 保留尿管并记录尿量 □ 胃黏膜保护剂 □ 其他特殊医嘱 **临时医嘱** □ 今日在全身麻醉、体外循环下行主动脉瓣人工瓣膜置换术 □ 补液 □ 血管活性药 □ 血常规、生化全套、床旁胸部 X 线片、血气分析、凝血功能检查、超声床旁检查 □ 输血和（或）补晶体、胶体液（必要时） □ 其他特殊医嘱	**长期医嘱** □ 特级或一级护理，余同前 **临时医嘱** □ 复查血常规 □ 输血和（或）补晶体、胶体液（必要时） □ 换药 □ 镇痛等对症处理 □ 补液 □ 血管活性药 □ 强心利尿药 □ 拔除气管插管后开始常规抗凝治疗、抗凝监测	**长期医嘱** 同前 **临时医嘱** □ 复查血常规、生化全套（必要时） □ 输血和（或）补晶体、胶体液（必要时） □ 换药，拔引流管 □ 镇痛等对症处理 □ 常规抗凝治疗、根据情况进行抗凝监测
主要护理工作	□ 观察患者病情变化并及时报告医师 □ 术后心理与生活护理 □ 防止皮肤压疮处理	□ 观察患者病情并做好引流量等相关记录 □ 术后心理与生活护理 □ 防止皮肤压疮处理	□ 观察患者病情变化 □ 术后心理与生活护理 □ 防止皮肤压疮处理
病情变异记录	□ 无　□ 有，原因： 1. 2.	□ 无　□ 有，原因： 1. 2.	□ 无　□ 有，原因： 1. 2.
护士签名			
医师签名			

时间	住院第 10 天 （术后第 3 日）	住院第 11 天至出院 （术后第 4 日至出院前）	住院第 ≤18 天 （出院日）
主要诊疗工作	□ 上级医师查房 □ 住院医师完成病程记录 □ 伤口换药（必要时） □ 常规抗凝治疗	□ 上级医师查房 □ 住院医师完成病程记录 □ 伤口换药或拆线（必要时） □ 调整各重要脏器功能 □ 指导抗凝治疗 □ 预防感染	□ 上级医师查房，评估患者是否达到出院标准，明确是否出院 □ 完成出院志、病案首页、出院诊断证明书等所有病历 □ 向患者交代出院后的后续治疗及相关注意事项，如抗凝治疗、心功能调整等
重点医嘱	**长期医嘱** 同前 **临时医嘱** □ 复查血尿常规、血生化（必要时） □ 输血和（或）补晶体、胶体液（必要时） □ 换药（必要时） □ 镇痛等对症处理 □ 常规抗凝治疗、根据情况进行抗凝监测	**长期医嘱** □ 根据病情变化调整抗菌药物等长期医嘱 **临时医嘱** □ 复查血尿常规、生化、血凝等检查（必要时） □ 输血和（或）补晶体、胶体液（必要时） □ 换药（必要时） □ 对症处理 □ 抗凝治疗	**出院医嘱** □ 出院带药 □ 交代院外抗凝注意事项 □ 定期复查 □ 如有不适，随诊
主要护理工作	□ 观察患者病情变化 □ 术后心理与生活护理	□ 观察患者病情变化 □ 指导患者功能锻炼 □ 心理和生活护理	□ 指导患者办理出院手续 □ 出院宣教
病情变异记录	□ 无　□ 有，原因： 1. 2.	□ 无　□ 有，原因： 1. 2.	□ 无　□ 有，原因： 1. 2.
护士签名			
医师签名			

第十二章

风湿性心脏病主动脉瓣关闭不全临床路径释义

一、风湿性心脏病主动脉瓣关闭不全编码

1. 原风湿性心脏病主动脉瓣关闭不全编码：

疾病名称及编码：风湿性心脏病主动脉瓣关闭不全（ICD-10：I35.100）

手术操作名称及编码：主动脉瓣瓣膜置换术（CD-9-CM-3：35.24）

2. 修改编码：

疾病名称及编码：风湿性主动脉瓣关闭不全（ICD-10：I06.1）

手术操作名称及编码：主动脉瓣生物瓣膜置换术（ICD-9-CM-3：35.21）
主动脉瓣机械瓣膜置换术（ICD-9-CM-3：35.22）

二、临床路径检索方法

I06.1 +（35.21/35.22）

三、风湿性心脏病主动脉瓣关闭不全临床路径标准住院流程

（一）适用对象

第一诊断为风湿性心脏病主动脉瓣关闭不全（ICD-10：I35.100），行主动脉瓣瓣膜置换术（ICD-9-CM-3：35.24）。

> **释义**
>
> ■ 本路径针对第一诊断为主动脉瓣关闭不全患者，其中绝大多数患者为风湿性心脏病主动脉瓣病变，包括主动脉瓣狭窄、主动脉瓣关闭不全，不包括主动脉瓣狭窄伴关闭不全。本路径也不针对其他病因所致的主动脉瓣病变，包括退行性变复杂主动脉瓣关闭不全修复困难的患者以及感染性心内膜炎主动脉瓣结构损毁严重无法修复的患者。
>
> ■ 本路径适用于治疗方法为主动脉瓣人工瓣膜置换术的患者。

（二）诊断依据

根据《临床诊疗指南·心脏外科学分册》（中华医学会编著，人民卫生出版社，2009）。

1. 病史：风湿热病史。
2. 有明显症状体征：心绞痛，晕厥，活动后乏力，呼吸困难，胸闷，典型心脏杂音。
3. 辅助检查：心电图，胸部 X 线检查，超声心动图，冠状动脉造影（年龄>50 岁）。

> **释义**
>
> ■ 病史：了解症状出现时间，有无心绞痛、晕厥、心力衰竭和栓塞史。
>
> ■ 心电图：明确有无左室扩大、心肌缺血和心律失常。

■ 胸部X线平片：可了解心胸比，评价是否出现心脏房室扩大，是否合并升主动脉扩张或者主动脉瓣钙化。

■ 超声心动图是评价主动脉瓣狭窄程度的重要依据：了解主动脉瓣结构、形态及室壁厚度、心室大小及左室功能。有无升主动脉扩张。

■ 冠状动脉造影指征：年龄大于50岁；年龄<50岁，有胸痛、心肌缺血症状，或者有冠心病高危因素。

（三）选择治疗方案的依据

根据《临床诊疗指南·心脏外科学分册》（中华医学会编著，人民卫生出版社，2009），《临床技术操作规范·心血管外科学分册》（中华医学会编著，人民军医出版社，2009）。

1. 主动脉瓣重度关闭不全患者。

2. 无其他严重内科疾病。

3. 患者选择主动脉瓣人工瓣膜置换术。

> **释义**
>
> ■ 选择机械瓣或生物瓣取决于是否有终身抗凝的危险或因瓣膜损毁而需要再次换瓣，年龄是最重要的考虑因素之一。随着生物瓣的持久性得到改善及患者对生活质量的要求提高，目前有倾向于使用生物瓣的趋势。
>
> ■ 在选择机械瓣或者生物瓣膜时还需要考虑：是否希望妊娠、病患瓣膜的解剖特点、是否有感染、抗凝的风险、服用抗凝药物的意愿和能力、如瓣膜结构损坏再次手术的可能及患者的选择。

（四）标准住院日

≤18天。

> **释义**
>
> ■ 主动脉瓣人工瓣膜置换术患者入院后，一般术前准备1~5天，在第6~8天实施手术，术后在监护室1~3天，普通病房恢复7~13天出院。凡总住院时间不超过18天均符合路径要求。

（五）进入路径标准

1. 第一诊断必须符合ICD-10：I35.100风湿性主动脉瓣关闭不全编码。

2. 有适应证，无禁忌证。

3. 心功能≤Ⅲ级或左心室EF值≥45%。

4. 左心室舒张末径≤70毫米。

5. 患者选择主动脉瓣膜置换。

6. 当患者同时具有其他疾病诊断，但在住院期间不需要特殊处理也不影响第一诊断的临床路径流程实施时，可以进入路径。

> **释义**
>
> ■ 不应纳入本路径的情况有：
> 1. 术前冠脉造影发现冠心病需要同时行 CABG 者。
> 2. 感染性心内膜炎处于活动期者。
> 3. 同时合并二尖瓣病变或三尖瓣病变需要行瓣膜置换者。
> 4. 同时合并升主动脉扩张，升主动脉>50mm 的患者。
> ■ 当患者同时具有其他疾病诊断，如慢性肺部疾病、肝肾功能障碍、栓塞等情况，治疗合并疾病时可能产生额外医疗费用、术后恢复可能时间延长，应退出本路径。

（六）术前准备（评估）

不超过 6 天。

1. 必须的检查项目：

（1）血尿便常规、肝肾功能、电解质、凝血功能、术前感染疾病筛查、风湿活动筛查、血型+术前配血。

（2）胸部 X 线片或胸部 CT、心电图、超声心动图。

2. 根据患者病情可选择的检查项目：

（1）血气分析和肺功能（高龄或既往有肺部病史者）、冠状动脉造影（年龄≥50 岁）。

（2）有其他专业疾病者及时请相关科室会诊。

> **释义**
>
> ■ 病史：了解症状出现时间。
> ■ 心电图：其他合并的心律失常。
> ■ 胸部 X 线平片：可了解心胸比，评价是否出现心脏房室扩大。
> ■ 超声心动图是诊断的重要依据：通过超声心动图进行基本的病因学判定；了解主动脉瓣结构、形态及左心室功能，明确主动脉瓣狭窄和（或）关闭不全的严重程度（轻、中、重度分级），尤其是瓣口面积大小，瓣叶结构有无改变，瓣叶结构增厚情况，瓣体活动度，有无钙化情况，瓣下结构改变；左心房、左心室大小，有无左心房血栓，有无合并其他瓣病变，是否有功能性反流。

（七）预防性抗菌药物选择与使用时机

抗菌药物使用：根据《抗菌药物临床应用指导原则（2015 年版）》（国卫办医发〔2015〕43 号）执行。并根据患者的病情决定抗菌药物的选择与使用时间。

> **释义**
>
> ■ 主动脉瓣瓣膜置换手术有心腔内手术操作、瓣膜赘生物可能及人工材料植入等易感因素存在，常规手术开始应用第二代头孢菌素，预防性用药维持 48 小时或以上。

（八）手术日

入院 7 天以内。
1. 麻醉方式：全身麻醉加体外循环支持。
2. 手术植入物：人工机械瓣或生物瓣。
3. 术中用药：心脏外科、麻醉及体外循环常规用药。
4. 输血及血液制品：视术中病情需要决定。

> **释义**
>
> ■ 对于主动脉瓣病变诊断明确，具备主动脉瓣置换术适应证并排除禁忌证的患者，年龄是决定选择机械瓣或生物瓣的主要因素。目前认为年龄≥70 岁的患者考虑进行生物瓣置换；年龄≤50 岁的患者一般选择机械瓣；年龄 50~70 岁的患者两种瓣膜均可，应权衡利弊后进行选择。随着衰败周期显著延长的高端生物瓣膜应用于临床，上述年龄范围有逐渐放宽的趋势。
>
> ■ 在选择生物瓣膜时还需要考虑以下问题：
>
> 1. 不论年龄限制，凡是有抗凝禁忌证的患者（如既往出血史、出血风险高、合并有需要手术治疗的其他疾病等）需要进行生物瓣置换。
>
> 2. 处于生育期女性希望怀孕者，需要进行生物瓣置换。
>
> 3. 因个人意愿、生活方式（如无法定期监测 INR）、职业等原因要求进行生物瓣置换的患者可行生物瓣置换。
>
> 4. 因合并其他疾患（如肿瘤）所致预期寿命有限（短于瓣膜寿命）的患者可考虑进行生物瓣置换。
>
> 5. 有慢性肾衰竭或甲状旁腺功能亢进的患者，因高钙血症条件下生物瓣膜寿命较短，一般不考虑使用生物瓣。
>
> 6. 处于成长期的青少年因代谢旺盛，生物瓣的寿命缩短，也应尽量避免使用生物瓣。

（九）术后住院恢复

≤11 天。
1. 术后早期持续监测治疗，观察生命体征。
2. 必须复查的检查项目：
（1）血常规、电解质、肝肾功能、抗凝监测。
（2）心电图、胸部 X 线片、超声心动图。
3. 术后用药：
（1）抗菌药物使用：根据《抗菌药物临床应用指导原则（2015 年版）》（国卫办医发〔2015〕43 号）执行。
（2）抗凝：根据所测 INR 值调整抗凝药用量，根据选用的心脏瓣膜种类和患者情况确定抗凝治疗方案。
（3）根据病情需要进行强心、利尿治疗。

　　■主动脉瓣生物瓣膜置换手术属于I类切口手术，有心腔内手术操作、人工材料植入等易感因素存在，且一旦感染可导致严重后果，因此应与人工机械瓣一样选用第二代头孢菌素，应用72小时或以上。如果患者存在青霉素、头孢类药物过敏，根据患者的病情决定抗菌药物的选择。

　　■主动脉瓣病变生物瓣置换术后早期应对患者进行持续的监测（心电循环呼吸）治疗，以便及时掌握病情变化。当主管医师评估患者病情平稳后，方可终止持续监测。

　　■根据患者病情需要，开展相应的检查及治疗。检查内容不只限于路径中规定的必须复查项目，可根据需要增加，如血气分析等。凝血功能监测是调整抗凝药物的基础。术后早期应每天查INR。注意监测血钾，避免利尿剂应用后引起的电解质紊乱。

　　■术后应特别注意的问题：①观察生物瓣膜置换术后有无感染；②术后需要服用华法林抗凝，因为存在个体用药差异，需根据INR调整药物用量。

（十）出院标准

1. 体温正常，血常规、电解质无明显异常。
2. 引流管拔除、切口愈合无出院禁忌。
3. 没有需要住院处理的并发症和（或）其他合并症
4. 胸部X线平片、超声心动图证实人工瓣膜功能良好，无相关并发症。

　　■患者出院前不仅应完成必须复查项目，且复查项目应无明显异常。若检查结果明显异常，主管医师应进行仔细分析并作出相应处置。

　　■主管医师必须在患者出院前，对其进行人工瓣膜植入后抗凝治疗的方法及监测手段的宣教，使其真正掌握华法林的药物特性、服药剂量、INR的目标值（1.8~2.5）和理想值（1.8~2.2），能够根据检查结果熟练调整药量，知晓影响因素，合理的抽血检测间隔周期，以保证出院后6个月内能进行有效的自我管理，防止发生血栓栓塞或出血并发症。

　　■强心、利尿药物治疗应根据患者心功能状态在出院后继续应用3~6个月，心功能改善不好者可以延长时间，甚至长期应用。

（十一）变异及原因分析

1. 围术期并发症：主动脉根部出血、人工瓣功能障碍、心功能不全、瓣周漏、与抗凝相关的血栓栓塞和出血、溶血、感染性心内膜炎、术后伤口感染等造成住院日延长和费用增加。
2. 合并有其他系统疾病，可能导致这些疾病加重而需要治疗，从而延长治疗时间和增加住院费用。
3. 人工心脏瓣膜的选择：由于患者的要求选择了不同的瓣膜（机械瓣膜或生物瓣膜、国产瓣膜或进口瓣膜）会导致住院费用存在差异。

4. 其他因素：术前心功能及其他重要脏器功能不全需调整；特殊原因（如稀有血型短缺等）造成的住院时间延长费用增加。

> **释义**
>
> ■ 主动脉瓣置换术可能出现的并发症有：低心排血量综合征、左心室后壁破裂、血栓栓塞、人造瓣膜心内膜炎、人造瓣膜瓣周漏、神经系统或其他重要脏器并发症以及切口感染、延迟愈合等，均可增加住院费用，延长住院时间。主管医师应进行变异原因的分析，并在临床路径的表单中予以说明。
>
> ■ 由于生物瓣的耐久性是影响预后的重要因素，因此，选择市场上经过验证的优良生物瓣十分重要（包括国产和进口生物瓣）。一般来说进口瓣膜价格较国产瓣膜高，各地医疗保险对于进口及国产瓣膜的报销比例不同，不同的选择将对住院费用产生影响。
>
> ■ 年轻女性或因职业所需可以选择进行微创小切口术式，由于术式改变住院费用相较常规术式有一定差异，额外费用自付。
>
> ■ 对于按路径流程完成治疗，但超出了路径规定的时限或限定的费用（如实际住院日超出标准住院日要求，或未能在规定的手术日时间限定内实施手术等）；不能按路径流程完成治疗，患者需要中途退出路径（如治疗过程中出现严重并发症，导致必须终止路径或需要转入其他路径进行治疗等）；或因患者方面的主观原因导致执行路径出现变异等情况，医师均需要在表单中予以说明。

四、风湿性心脏病主动脉瓣关闭不全临床路径给药方案

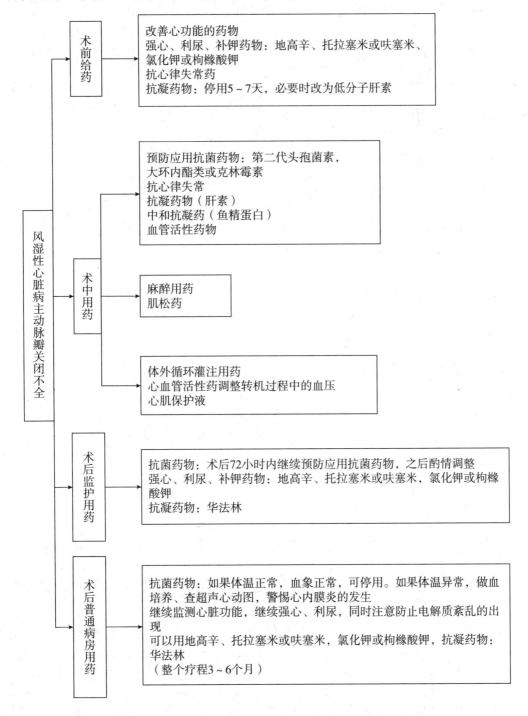

术前给药

改善心功能的药物
强心、利尿、补钾药物：地高辛、托拉塞米或呋塞米、
氯化钾或枸橼酸钾
抗心律失常药
抗凝药物：停用5~7天，必要时改为低分子肝素

风湿性心脏病主动脉瓣关闭不全

术中用药

预防应用抗菌药物：第二代头孢菌素，
大环内酯类或克林霉素
抗心律失常
抗凝药物（肝素）
中和抗凝药（鱼精蛋白）
血管活性药物

麻醉用药
肌松药

体外循环灌注用药
心血管活性药调整转机过程中的血压
心肌保护液

术后监护用药

抗菌药物：术后72小时内继续预防应用抗菌药物，之后酌情调整
强心、利尿、补钾药物：地高辛、托拉塞米或呋塞米，氯化钾或枸橼酸钾
抗凝药物：华法林

术后普通病房用药

抗菌药物：如果体温正常，血象正常，可停用。如果体温异常，做血培养、查超声心动图，警惕心内膜炎的发生
继续监测心脏功能，继续强心、利尿，同时注意防止电解质紊乱的出现
可以用地高辛、托拉塞米或呋塞米，氯化钾或枸橼酸钾，抗凝药物：
华法林
（整个疗程3~6个月）

【用药选择】

术后选用强心，利尿药物，并注意电解质平衡和内环境稳定，轻度负平衡。同时使用敏感抗菌药物预防感染，使用保护胃黏膜及化痰药物。需要使用华法林抗凝，维持 INR 值在 1.5~2.0。

【药学提示】

患者术后应激引起胃黏膜损伤，需要加用胃黏膜保护药物。

【注意事项】

保证华法林抗凝 INR 值在合适范围，早期应该剂量稍大，使 INR 值进一步提升到目标范围，防止血栓形成。

五、推荐表单

（一）医师表单

风湿性心脏病主动脉瓣关闭不全临床路径医师表单

适用对象：第一诊断为风湿性心脏病主动脉瓣关闭不全（ICD-10：35.100）

行主动脉瓣人工瓣膜置换术（ICD-9-CM-3：35.24）

患者姓名：		性别：　　年龄：　　门诊号：		住院号：
住院日期：　　年　月　日		出院日期：　　年　月　日		标准住院日：≤18天

时间	住院第1天	住院第2~5天 （完成术前准备日）	住院第6天 （术前第1日）
主要诊疗工作	□ 询问病史及体格检查 □ 上级医师查房 □ 初步的诊断和治疗方案 □ 住院医师完成住院志、首次病程、上级医师查房等病历书写 □ 开实验室检查单	□ 上级医师查房 □ 继续完成术前实验室检查 □ 完成必要的相关科室会诊 □ 调整心脏及重要脏器功能	□ 上级医师查房，术前评估和决定手术方案 □ 住院医师完成上级医师查房记录等 □ 向患者和（或）家属交代围术期注意事项并签署手术知情同意书、自费用品协议书、输血同意书、委托书（患者本人不能签字时） □ 麻醉医师查房并与患者和（或）家属交代麻醉注意事项并签署麻醉知情同意书 □ 完成各项术前准备
重点医嘱	**长期医嘱** □ 心外科二级护理常规 □ 普通饮食 □ 前调整心功能（强心利尿） □ 洋地黄化（口服地高辛） **临时医嘱** □ 血尿便常规检查、凝血功能、术前感染疾病筛查、肝肾功能、电解质、血气分析 □ 胸部X线片、心电图、超声心动图 □ 根据患者情况选择肺功能、冠状动脉造影	**长期医嘱（加）** □ 患者基础用药 □ 既往用药 □ 根据患者病情适当给予营养心肌治疗 **临时医嘱** □ 根据会诊科室要求开实验室检查单 □ 对症处理	**长期医嘱** 同前 **临时医嘱** □ 术前医嘱 □ 准备明日在全身麻醉、体外循环下行主动脉瓣人工瓣膜置换术 □ 术前禁食、禁水 □ 术前用抗菌药物皮试 □ 术区备皮 □ 配血 □ 术中特殊用药（甲泼尼龙、人血白蛋白等） □ 其他特殊医嘱
病情变异记录	□ 无　□ 有，原因： 1. 2.	□ 无　□ 有，原因： 1. 2.	□ 无　□ 有，原因： 1. 2.
医师签名			

时间	住院第 7 天 （手术日）	住院第 8 天 （术后第 1 日）	住院第 9 天 （术后第 2 日）
主要诊疗工作	□ 手术 □ 向家属交代病情、手术过程及术后注意事项 □ 术者完成手术记录 □ 完成术后病程 □ 上级医师查房 □ 观察生命体征及有无术后并发症并做相应处理	□ 上级医师查房 □ 住院医师完成常规病程记录 □ 根据病情变化及时完成病程记录 □ 观察伤口、引流量、体温、生命体征情况、有无并发症等并作出相应处理	□ 上级医师查房 □ 住院医师完成病程记录 □ 根据引流量拔除引流管，伤口换药 □ 观察生命体征情况、有无并发症等并作出相应处理
重点医嘱	**长期医嘱** □ 特级护理常规 □ 禁食 □ 留置引流管并计引流量 □ 生命体征/血流动力学监测 □ 强心利尿药 □ 抗菌药物 □ 呼吸机辅助呼吸 □ 保留尿管并记录尿量 □ 胃黏膜保护剂 □ 其他特殊医嘱 **临时医嘱** □ 今日在全身麻醉、体外循环下行主动脉瓣人工瓣膜置换术 □ 补液 □ 血管活性药 □ 血常规、生化全套、床旁胸部 X 线片、血气分析、凝血功能检查、超声床旁检查 □ 输血和（或）补晶体、胶体液（必要时） □ 其他特殊医嘱	**长期医嘱** □ 特级或一级护理，余同前 **临时医嘱** □ 复查血常规 □ 输血和（或）补晶体、胶体液（必要时） □ 换药 □ 镇痛等对症处理 □ 补液 □ 血管活性药 □ 强心利尿药 □ 拔除气管插管后开始常规抗凝治疗、抗凝监测	**长期医嘱** 同前 **临时医嘱** □ 复查血常规、生化全套（必要时） □ 输血和（或）补晶体、胶体液（必要时） □ 换药，拔引流管 □ 镇痛等对症处理 □ 常规抗凝治疗、根据情况进行抗凝监测
病情变异记录	□ 无 □ 有，原因： 1. 2.	□ 无 □ 有，原因： 1. 2.	□ 无 □ 有，原因： 1. 2.
医师签名			

时间	住院第 10 天 （术后第 3 日）	住院第 11 天至出院 （术后第 4 日至出院前）	住院第≤18 天 （出院日）
主 要 诊 疗 工 作	□ 上级医师查房 □ 住院医师完成病程记录 □ 伤口换药（必要时） □ 常规抗凝治疗	□ 上级医师查房 □ 住院医师完成病程记录 □ 伤口换药或拆线（必要时） □ 调整各重要脏器功能 □ 指导抗凝治疗 □ 预防感染	□ 上级医师查房，评估患者 是否达到出院标准，明确 是否出院 □ 完成出院志、病案首页、 出院诊断证明书等所有 病历 □ 向患者交代出院后的后续 治疗及相关注意事项，如 抗凝治疗、心功能调整等
重 点 医 嘱	**长期医嘱** 同前 **临时医嘱** □ 复查血尿常规、生化（必要 时） □ 输血和（或）补晶体、胶体 液（必要时） □ 换药（必要时） □ 镇痛等对症处理 □ 常规抗凝治疗、根据情况进 行抗凝监测	**长期医嘱** □ 根据病情变化调整抗菌药物 等长期医嘱 **临时医嘱** □ 复查血尿常规、生化、血凝 等检查（必要时） □ 输血和（或）补晶体、胶体 液（必要时） □ 换药（必要时） □ 对症处理 □ 抗凝治疗	**出院医嘱** □ 出院带药 □ 交代院外抗凝注意事项 □ 定期复查 □ 如有不适，随诊
病情 变异 记录	□ 无 □ 有，原因： 1. 2.	□ 无 □ 有，原因： 1. 2.	□ 无 □ 有，原因： 1. 2.
医师 签名			

（二）护士表单

风湿性心脏病主动脉瓣关闭不全临床路径护士表单

适用对象：第一诊断为风湿性心脏病主动脉瓣关闭不全（ICD-10：35.100）

行主动脉瓣人工瓣膜置换术（ICD-9-CM-3：35.24）

患者姓名：		性别： 年龄： 门诊号：		住院号：
住院日期： 年 月 日		出院日期： 年 月 日		标准住院日：≤18 天

时间	住院第 1 天	住院第 2~5 天 （完成术前准备日）	住院第 6 天 （术前第 1 天）
主要护理工作	□ 介绍病房环境、设施设备 □ 入院护理评估 □ 防止皮肤压疮护理	□ 观察患者病情变化 □ 防止皮肤压疮护理 □ 心理和生活护理	□ 做好备皮等术前准备 □ 提醒患者术前禁食、禁水 □ 术前心理护理
重点医嘱	**长期医嘱** □ 心外科二级护理常规 □ 普通饮食 □ 前调整心功能（强心利尿） □ 洋地黄化（口服地高辛） **临时医嘱** □ 血尿便常规检查、凝血功能、术前感染疾病筛查、肝肾功能、电解质、血气分析 □ 胸部 X 线片、心电图、超声心动图 □ 根据患者情况选择肺功能、冠状动脉造影	**长期医嘱** □ 患者基础用药 □ 既往用药 □ 根据患者病情适当给予营养心肌治疗 **临时医嘱** □ 根据会诊科室要求开实验室检查单 □ 对症处理	**长期医嘱** 同前 **临时医嘱** □ 术前医嘱 □ 准备明日在全身麻醉、体外循环下行主动脉瓣人工瓣膜置换术 □ 术前禁食、禁水 □ 术前用抗菌药物皮试 □ 术区备皮 □ 配血 □ 术中特殊用药（甲泼尼龙、人血白蛋白等） □ 其他特殊医嘱
病情变异记录	□ 无 □ 有，原因： 1. 2.	□ 无 □ 有，原因： 1. 2.	□ 无 □ 有，原因： 1. 2.
护士签名			

时间	住院第 7 天 （手术日）	住院第 8 天 （术后第 1 天）	住院第 9 天 （术后第 2 日）
主要 护理 工作	□ 观察患者病情变化并及时报告医师 □ 术后心理与生活护理 □ 防止皮肤压疮处理	□ 观察患者病情并做好引流量等相关记录 □ 术后心理与生活护理 □ 防止皮肤压疮处理	□ 观察患者病情变化 □ 术后心理与生活护理 □ 防止皮肤压疮处理
重点医嘱	**长期医嘱** □ 特级护理常规 □ 禁食 □ 留置引流管并计引流量 □ 生命体征/血流动力学监测 □ 强心利尿药 □ 抗菌药物 □ 呼吸机辅助呼吸 □ 保留尿管并记录尿量 □ 胃黏膜保护剂 □ 其他特殊医嘱 **临时医嘱** □ 今日在全身麻醉、体外循环下行主动脉瓣人工瓣膜置换术 □ 补液 □ 血管活性药 □ 血常规、生化全套、床旁胸部 X 线片、血气分析、凝血功能检查、超声床旁检查 □ 输血和（或）补晶体、胶体液（必要时） □ 其他特殊医嘱	**长期医嘱** □ 特级或一级护理，余同前 **临时医嘱** □ 复查血常规 □ 输血和（或）补晶体、胶体液（必要时） □ 换药 □ 镇痛等对症处理 □ 补液 □ 血管活性药 □ 强心利尿药 □ 拔除气管插管后开始常规抗凝治疗、抗凝监测	**长期医嘱** 同前 **临时医嘱** □ 复查血常规、生化全套（必要时） □ 输血和（或）补晶体、胶体液（必要时） □ 换药，拔引流管 □ 镇痛等对症处理 □ 常规抗凝治疗、根据情况进行抗凝监测
病情 变异 记录	□ 无 □ 有，原因： 1. 2.	□ 无 □ 有，原因： 1. 2.	□ 无 □ 有，原因： 1. 2.
护士 签名			

时间	住院第 10 天 （术后第 3 日）	住院第 11 天至出院 （术后第 4 日至出院前）	住院第≤18 天 （出院日）
主要 护理 工作	□ 观察患者病情变化 □ 术后心理与生活护理	□ 观察患者病情变化 □ 指导患者功能锻炼 □ 心理和生活护理	□ 指导患者办理出院手续 □ 出院宣教
重 点 医 嘱	**长期医嘱** 同前 **临时医嘱** □ 复查血尿常规、生化（必要时） □ 输血和（或）补晶体、胶体液（必要时） □ 换药（必要时） □ 镇痛等对症处理 □ 常规抗凝治疗、根据情况进行抗凝监测	**长期医嘱** □ 根据病情变化调整抗菌药物等长期医嘱 **临时医嘱** □ 复查血尿常规、生化、血凝等检查（必要时） □ 输血和（或）补晶体、胶体液（必要时） □ 换药（必要时） □ 对症处理 □ 抗凝治疗	**出院医嘱** □ 出院带药 □ 交代院外抗凝注意事项 □ 定期复查 □ 如有不适，随诊
病情 变异 记录	□ 无　□ 有，原因： 1. 2.	□ 无　□ 有，原因： 1. 2.	□ 无　□ 有，原因： 1. 2.
护士 签名			

（三）患者表单

风湿性心脏病主动脉瓣关闭不全临床路径患者表单

适用对象：第一诊断为风湿性心脏病主动脉瓣关闭不全（ICD-10：35.100）

　　　　　行主动脉瓣人工瓣膜置换术（ICD-9-CM-3：35.24）

患者姓名：	性别：　　年龄：　　门诊号：	住院号：
住院日期：　　年　月　日	出院日期：　　年　月　日	标准住院日：≤18 天

时间	住院第 1 天	住院第 2~5 天 （完成术前准备日）	住院第 6 天 （术前第 1 日）
医患配合	□ 术前宣教，了解术前检查内容及术前注意事项	□ 进行呼吸功能锻炼 □ 出入量记录	□ 良好的睡眠
重点诊疗及检查	□ 常规血液学检查	□ 心脏超声 □ 心电图 □ 主动脉 CT □ ≥50 岁患者冠状动脉造影	□ 术前给予镇静药物 □ 补充一定的液体，维持内环境稳定

时间	住院第 7 天 （手术日）	住院第 8 天 （术后第 1 日）	住院第 9 天 （术后第 2 日）
医患配合	□ 麻醉前恐惧宣教 □ ICU 带呼吸机管理	□ 拔管后气道管理 □ 血流动力学管理	□ 注意血象、伤口 □ 出入量平衡 □ 疼痛管理
重点诊疗及检查	□ 宣教气管插管及停呼吸机功能锻炼	□ 维持稳定的血流动力学	□ 疼痛管理

时间	住院第 10 天 （术后第 3 日）	住院第 11 天至出院 （术后第 4 日至出院前）	住院第≤18 天 （出院日）
医患配合	□ 抗菌药物预防感染 □ 伤口换药，引流管撤出	□ 基本下床活动锻炼	□ 出院药物使用注意事项
重点诊疗及检查	□ 肺部感染	□ 康复锻炼	□ 华法林使用 □ 出入量自我管理

附：原表单（2016 年版）

风湿性心脏病主动脉瓣关闭不全临床路径表单

适用对象：第一诊断为风湿性心脏病主动脉瓣关闭不全（ICD-10：35.100）

行主动脉瓣人工瓣膜置换术（ICD-9-CM-3：35.24）

患者姓名：		性别： 年龄： 门诊号：		住院号：
住院日期： 年 月 日		出院日期： 年 月 日		标准住院日：≤18 天

时间	住院第 1 天	住院第 2~5 天 （完成术前准备日）	住院第 6 天 （术前第 1 日）
主要诊疗工作	□ 询问病史及体格检查 □ 上级医师查房 □ 初步的诊断和治疗方案 □ 住院医师完成住院志、首次病程、上级医师查房等病历书写 □ 开实验室检查单	□ 上级医师查房 □ 继续完成术前实验室检查 □ 完成必要的相关科室会诊 □ 调整心脏及重要脏器功能	□ 上级医师查房，术前评估和决定手术方案 □ 住院医师完成上级医师查房记录等 □ 向患者和（或）家属交代围术期注意事项并签署手术知情同意书、自费用品协议书、输血同意书、委托书（患者本人不能签字时） □ 麻醉医师查房并与患者和（或）家属交代麻醉注意事项并签署麻醉知情同意书 □ 完成各项术前准备
重点医嘱	**长期医嘱** □ 心外科二级护理常规 □ 普通饮食 □ 前调整心功能（强心利尿） □ 洋地黄化（口服地高辛） **临时医嘱** □ 血尿便常规检查、凝血功能、术前感染疾病筛查、肝肾功能、电解质、血气分析 □ 胸部 X 线片、心电图、超声心动图 □ 根据患者情况选择肺功能、冠状动脉造影	**长期医嘱（加）** □ 患者基础用药 □ 既往用药 □ 根据患者病情适当给予营养心肌治疗 **临时医嘱** □ 根据会诊科室要求开实验室检查单 □ 对症处理	**长期医嘱** 同前 **临时医嘱** □ 术前医嘱 □ 准备明日在全身麻醉、体外循环下行主动脉瓣人工瓣膜置换术 □ 术前禁食、禁水 □ 术前用抗菌药物皮试 □ 术区备皮 □ 配血 □ 术中特殊用药（甲泼尼龙、人血白蛋白等） □ 其他特殊医嘱
主要护理工作	□ 介绍病房环境、设施设备 □ 入院护理评估 □ 防止皮肤压疮护理	□ 观察患者病情变化 □ 防止皮肤压疮护理 □ 心理和生活护理	□ 做好备皮等术前准备 □ 提醒患者术前禁食、禁水 □ 术前心理护理
病情变异记录	□ 无 □ 有，原因： 1. 2.	□ 无 □ 有，原因： 1. 2.	□ 无 □ 有，原因： 1. 2.
护士签名			
医师签名			

时间	住院第 7 天 （手术日）	住院第 8 天 （术后第 1 日）	住院第 9 天 （术后第 2 日）
主要诊疗工作	□ 手术 □ 向家属交代病情、手术过程及术后注意事项 □ 术者完成手术记录 □ 完成术后病程 □ 上级医师查房 □ 观察生命体征及有无术后并发症并做相应处理	□ 上级医师查房 □ 住院医师完成常规病程记录 □ 根据病情变化及时完成病程记录 □ 观察伤口、引流量、体温、生命体征情况、有无并发症等并作出相应处理	□ 上级医师查房 □ 住院医师完成病程记录 □ 根据引流量拔除引流管，伤口换药 □ 观察生命体征情况、有无并发症等并作出相应处理
重点医嘱	**长期医嘱** □ 特级护理常规 □ 禁食 □ 留置引流管并计引流量 □ 生命体征/血流动力学监测 □ 强心利尿药 □ 抗菌药物 □ 呼吸机辅助呼吸 □ 保留尿管并记录尿量 □ 胃黏膜保护剂 □ 其他特殊医嘱 **临时医嘱** □ 今日在全身麻醉、体外循环下行主动脉瓣人工瓣膜置换术 □ 补液 □ 血管活性药 □ 血常规、生化全套、床旁胸部 X 线片、血气分析、凝血功能检查、超声床旁检查 □ 输血和（或）补晶体、胶体液（必要时） □ 其他特殊医嘱	**长期医嘱** □ 特级或一级护理，余同前 **临时医嘱** □ 复查血常规 □ 输血和（或）补晶体、胶体液（必要时） □ 换药 □ 镇痛等对症处理 □ 补液 □ 血管活性药 □ 强心利尿药 □ 拔除气管插管后开始常规抗凝治疗、抗凝监测	**长期医嘱** 同前 **临时医嘱** □ 复查血常规、生化全套（必要时） □ 输血和（或）补晶体、胶体液（必要时） □ 换药，拔引流管 □ 镇痛等对症处理 □ 常规抗凝治疗、根据情况进行抗凝监测
主要护理工作	□ 观察患者病情变化并及时报告医师 □ 术后心理与生活护理 □ 防止皮肤压疮处理	□ 观察患者病情并做好引流量等相关记录 □ 术后心理与生活护理 □ 防止皮肤压疮处理	□ 观察患者病情变化 □ 术后心理与生活护理 □ 防止皮肤压疮处理
病情变异记录	□ 无　□ 有，原因： 1. 2.	□ 无　□ 有，原因： 1. 2.	□ 无　□ 有，原因： 1. 2.
护士签名			
医师签名			

时间	住院第 10 天 （术后第 3 日）	住院第 11 天至出院 （术后第 4 日至出院前）	住院第 ≤18 天 （出院日）
主要诊疗工作	□ 上级医师查房 □ 住院医师完成病程记录 □ 伤口换药（必要时） □ 常规抗凝治疗	□ 上级医师查房 □ 住院医师完成病程记录 □ 伤口换药或拆线（必要时） □ 调整各重要脏器功能 □ 指导抗凝治疗 □ 预防感染	□ 上级医师查房，评估患者是否达到出院标准，明确是否出院 □ 完成出院志、病案首页、出院诊断证明书等所有病历 □ 向患者交代出院后的后续治疗及相关注意事项，如：抗凝治疗、心功能调整等
重点医嘱	**长期医嘱** 同前 **临时医嘱** □ 复查血尿常规、生化（必要时） □ 输血和（或）补晶体、胶体液（必要时） □ 换药（必要时） □ 镇痛等对症处理 □ 常规抗凝治疗、根据情况进行抗凝监测	**长期医嘱** □ 根据病情变化调整抗菌药物等长期医嘱 **临时医嘱** □ 复查血尿常规、生化、血凝等检查（必要时） □ 输血和（或）补晶体、胶体液（必要时） □ 换药（必要时） □ 对症处理 □ 抗凝治疗	**出院医嘱** □ 出院带药 □ 交代院外抗凝注意事项 □ 定期复查 □ 如有不适，随诊
主要护理工作	□ 观察患者病情变化 □ 术后心理与生活护理	□ 观察患者病情变化 □ 指导患者功能锻炼 □ 心理和生活护理	□ 指导患者办理出院手续 □ 出院宣教
病情变异记录	□ 无　□ 有，原因： 1. 2.	□ 无　□ 有，原因： 1. 2.	□ 无　□ 有，原因： 1. 2.
护士签名			
医师签名			

第十三章

风湿性心脏病二尖瓣病变临床路径释义

一、风湿性心脏病二尖瓣病变编码

疾病名称及编码：风湿性心脏病二尖瓣病变（ICD-10：I05）

手术操作及编码：二尖瓣人工机械瓣置换术（ICD-9-CM-3：35.24）

二、临床路径检索方法

I05 伴 35.24

三、风湿性心脏病二尖瓣病变临床路径标准住院流程

（一）适用对象

第一诊断为风湿性心脏病二尖瓣病变（ICD-10：I05），行二尖瓣人工机械瓣置换术（ICD-9-CM-3：35.24）。

> 释义
>
> ■ 本路径适用于风湿性心脏病二尖瓣病变患者，包括风湿性二尖瓣狭窄、风湿性二尖瓣关闭不全以及风湿性二尖瓣狭窄合并关闭不全患者。
>
> ■ 本路径适用于因风湿性心脏病二尖瓣病变需实施人工机械瓣膜置换手术的患者。
>
> ■ 对其他病因所致二尖瓣病变，以及二尖瓣位人工生物瓣膜置换，均需参照其他相应路径。

（二）诊断依据

根据《临床诊疗指南·心脏外科学分册》（中华医学会编著，人民卫生出版社，2009），《外科学》（8年制和7年制教材临床医学专用，人民卫生出版社，2009）。

1. 病史：风湿热病史。

2. 有明显症状体征：呼吸困难、咯血、不能平卧、尿少、水肿，典型心脏杂音。

3. 辅助检查：心电图，胸部 X 线检查，超声心动图，冠状动脉造影（年龄≥50 岁）。

> 释义
>
> ■ 风湿热初次发作并不立即引起有临床症状或典型病生理的二尖瓣病变，往往需要数年甚至 10 年以上才会形成有临床意义的病理性瓣膜病变，由于部分患者风湿热的发作症状并不典型，且患者常把风湿热发病时的发热、乏力误认为一般的感冒发热，故在诊断风湿性心脏病二尖瓣病变中可无风湿热病史。

■ 临床表现：

（1）二尖瓣狭窄：临床症状的轻重主要取决于二尖瓣瓣口狭窄的程度，轻度狭窄者，静息时可无症状出现，当瓣口面积<1.5cm^{2}时，左心房排血困难，肺部慢性淤血，肺顺应性下降，临床上可出现劳力性心悸、呼吸困难、咯血、不能平卧、尿少、水肿、发绀等症状。

（2）二尖瓣关闭不全：临床症状的轻重主要取决于二尖瓣关闭不全的程度。

病变轻、心脏功能代偿良好者可无明显症状，二尖瓣病变较重或历时较久者可出现乏力、呼吸困难、心悸、胸痛等症状。

■ 体征及辅助检查：

（1）二尖瓣狭窄：轻度二尖瓣狭窄病例无发绀，重度狭窄伴低心排血量、有肺淤血的病例常有发绀，多见于颧部及口唇，形成所谓二尖瓣面容。心脏听诊可发现第1心音尖锐、短促而响亮，肺动脉区第2心音亢进。二尖瓣狭窄的特征性体征为局限于心尖区的隆隆样或雷鸣样舒张期杂音。

心电图改变取决于二尖瓣狭窄的程度及其引起的血流动力学改变的结果。轻度狭窄病例，心电图可以正常。中等度以上二尖瓣狭窄的患者可显示电轴右偏、P波增宽。病程长的病例，心房颤动较常见，肺动脉高压病例可有右心室肥厚或右束支传导阻滞。

轻度二尖瓣狭窄病例的胸部X线平片可无明显改变。中度以上狭窄的病例可发现肺淤血，左心房大，肺动脉段突出；并可有右心室增大。

超声心动图是目前评价二尖瓣狭窄的主要诊断方法，能显示二尖瓣结构和活动情况，揭示二尖瓣狭窄的严重程度。

冠状动脉造影：对于需行瓣膜置换术的50岁以上患者在手术前应常规行冠状动脉造影或冠状动脉CT检查，排除冠状动脉病变。对于40~50岁，合并一定冠心病危险因素的患者，也可考虑实施冠状动脉CT检查。

（2）二尖瓣关闭不全：主要体征是心尖搏动增强并向左下移位。心尖区可听到收缩期杂音，杂音在时间上可呈全收缩期，也可只存在于收缩早期、中期或晚期。由风湿热或心内膜炎导致的二尖瓣关闭不全，常呈振幅一致的全收缩期杂音，反流量越大，杂音越响。如果左心室保持强有力的收缩功能，血流速度及血流量均较高，杂音就越响亮。如果心功能不全，则喷血流速下降，即使反流程度并无变化，杂音也会趋于柔和。

轻度二尖瓣关闭不全患者的心电图通常正常或仅有左心房增大。较重者则常显示电轴左偏、二尖瓣型P波、左心室肥厚的心电图表现。

胸部X线平片上心影普遍增大，以左心房和左心室增大为主。吞钡时可见食管因左心房弥漫性扩张而向左移位。严重风湿性反流病例左心房可高度扩大，有时左心房右缘可成为心脏右缘的中段，巨大的左心房可使左支气管位置上移。长期肺动脉高压患者，肺动脉段突出。

超声心动图是诊断的重要依据。通过超声心动图可以评判二尖瓣关闭不全的严重程度；进行基本的病因学判定；衡量二尖瓣结构、形态及左心室功能。

冠状动脉造影：对于需行瓣膜置换术的50岁以上患者在手术前应常规行冠状动脉造影或冠状动脉CT检查，排除冠状动脉病变。对于40~50岁，合并一定的冠心病危险因素的患者，也可考虑实施冠状动脉CT检查。

（三）选择治疗方案的依据

根据《临床诊疗指南·心脏外科学分册》（中华医学会编著，人民卫生出版社，2009），《外科学》（8 年制和 7 年制教材临床医学专用，人民卫生出版社，2009）。

1. 有症状的二尖瓣中度及以上狭窄患者。
2. 心功能Ⅱ级（NYHA）及以上，中重度二尖瓣关闭不全患者。
3. 合并有血栓或心房纤颤等合并症的二尖瓣重度病变患者。
4. 目前无明显风湿活动的二尖瓣病变患者。
5. 无其他严重内科疾病。
6. 患者选择置换二尖瓣人工机械瓣。

释义

■ 二尖瓣狭窄是一种不断发展的终身疾病。开始仅有轻微的病症，数年后可出现临床症状，然后出现心房颤动，最后伤残。未治疗的二尖瓣狭窄患者总的 10 年生存率为 50%~60%。没有症状或仅有轻微症状的患者，10 年生存率可高达 80%。一旦出现症状，在伤残前一般有 5~20 年的平稳时期。当心功能达到Ⅲ~Ⅳ级或出现临床症状时，预后很差，10 年生存率不到 35%；如果患者出现心房颤动，10 年生存率仅为 25% 左右。

■ 二尖瓣关闭不全的自然病史取决于病因及反流的程度和心肌收缩力。经内科治疗的慢性二尖瓣关闭不全患者，总的 5 年生存率约为 80%，10 年生存率约为 60%。但有症状的二尖瓣关闭不全患者，虽经内科治疗，预后也较差，5 年生存率仅为 45%。一旦重度反流的二尖瓣关闭不全患者临床上出现左侧心力衰竭（NYHA 心功能Ⅲ或Ⅳ级），并伴有射血分数下降，其预后极差。

■ 因此，对有症状的二尖瓣中度及以上狭窄患者、心功能Ⅱ级（NYHA）及以上，中重度二尖瓣关闭不全患者，应及时推荐实施手术治疗。但对于有症状合并左心室功能显著减退的患者，手术治疗的决定常常是临床上棘手的问题，应根据具体情况决定治疗方案。

■ 左心房血栓：由于左心房血栓脱落会导致脑、肾、下肢等动脉栓塞，使患者致残致死，故对于合并左心房血栓的二尖瓣病变患者，应该积极的实施手术治疗。

■ 心房颤动使左心房收缩功能丧失，导致心排量降低 20%~25%，使临床症状恶化，尤其在心房颤动发生早期，快速心率可以引发肺水肿，另外心房颤动增加了发生左心房血栓及栓塞的机会，因此慢性心房颤动的出现即是手术指征之一。其需要终身抗凝。

■ 风湿性二尖瓣病变治疗方法随着外科技术的进步和医用材料的完善而不断发展变化。各单位应根据自身条件，依据患者病变的病理类型和特点，合理选择胸骨正中常规切口手术、胸骨正中小切口、右侧切口手术、微创手术等各种方式，开展安全、有效的治疗。手术前必须向患者交代清楚人工机械瓣的优缺点，以及围术期风险，10 年生存率，10 年再手术率，10 年不良事件发生率和终生抗凝风险。

（四）标准住院日

≤18 天。

> **释义**
>
> ■ 风湿性二尖瓣病变患者入院后，术前准备 1~7 天，在第 2~8 天实施手术，术后恢复 5~11 天出院。总住院时间不超过 18 天均符合路径要求。

（五）进入路径标准

1. 第一诊断必须符合 ICD-10：I05 风湿性二尖瓣病变疾病编码。
2. 当患者同时具有其他疾病诊断，但在住院期间不需要特殊处理也不影响第一诊断的临床路径流程实施时，可以进入路径。
3. 单纯二尖瓣病变选择换人工机械瓣的患者。
4. 除外其他原因导致的二尖瓣病变。
5. 有明确手术指征，需要进行手术治疗。

> **释义**
>
> ■ 患者明确诊断为风湿性二尖瓣病变，同时满足前述"选择治疗方案的依据"中的所有 6 条标准，适合进入本路径实施治疗。
>
> ■ 经入院常规检查发现以往所没有发现的疾病，而该疾病可能对患者健康影响更为严重，或者该疾病可能影响手术实施、提高手术和麻醉风险、影响预后，则应优先考虑治疗该种疾病，暂不宜进入路径。例如，高血压、糖尿病、心功能不全、肝肾功能不全、凝血功能障碍等。
>
> ■ 若既往患有上述疾病，经合理治疗后达到稳定，或目前尚需要持续用药，经评估无手术及麻醉禁忌，则可进入路径。但可能会增加医疗费用，延长住院时间。

（六）术前准备

7 天。
1. 必须完成的检查项目：
（1）血尿便常规、肝肾功能、电解质、凝血功能、术前感染疾病筛查、风湿活动筛查、血型+术前配血。
（2）胸部 X 线片、心电图、超声心动图。
2. 根据患者病情可选择的检查项目：
（1）血气分析和肺功能（高龄或既往有肺部病史者）、冠状动脉造影（年龄≥50 岁）。
（2）有其他专业疾病者及时请相关科室会诊。

> **释义**
>
> ■ 必查项目是确保手术治疗安全、有效开展的基础，在术前必须完成。除上述检查外，还应包括甲状腺功能检查。相关人员应认真分析检查结果，以便及时发现异常情况并采取对应处置。
>
> ■ 通常年龄>50 岁，或有明确心绞痛主诉、心电图提示有明显心肌缺血表现者，应行冠状动脉造影或冠状动脉 CT 检查。对于 40~50 岁，合并冠心病危险因素者，可考虑完善冠状动脉 CT 检查。

■ 既往有呼吸疾病史，或胸廓明显畸形以及高龄患者，应行呼吸功能检查。
■ 为缩短患者术前等待时间，检查项目可以在患者入院前于门诊完成。

（七）选择用药

抗菌药物使用：按照《抗菌药物临床应用指导原则》（卫医发〔2004〕285 号）执行，并根据患者的病情决定抗菌药物的选择与使用时间。

【释义】

■ 二尖瓣人工机械瓣膜置换手术属于Ⅰ类切口手术，但由于有心腔内手术操作、人工异物植入等易感因素存在，且一旦感染可导致严重后果，因此应该按规定预防性应用抗菌药物，通常选用第二代头孢菌素。

（八）手术日

入院 7 天以内。
1. 麻醉方式：全身麻醉体外循环。
2. 手术植入物：人工机械瓣。
3. 术中用药：麻醉及体外循环常规用药、皮前使用抗菌药物。
4. 输血：视术中病情需要决定。

【释义】

■ 本路径规定的二尖瓣人工机械瓣置换手术是在全身麻醉、体外循环辅助下实施。
■ 人工机械瓣膜型号及种类的选择，需由手术医师根据患者的具体情况来决定。
■ 切皮前 30 分钟使用抗菌药物预防感染。
■ 严格掌握输血适应证，减少不合理用血。

（九）术后住院恢复

≤11 天。
1. 必须复查的检查项目：
（1）血常规、电解质、肝肾功能、抗凝监测。
（2）心电图、胸部 X 线片、超声心动图。
2. 术后用药：
（1）抗菌药物使用：按照《抗菌药物临床应用指导原则》（卫医发〔2004〕285 号）执行，并根据患者的病情决定抗菌药物的选择与使用时间。
（2）抗凝：根据所测 INR 值调整抗凝药用量，终身抗凝。
（3）根据病情需要进行强心、利尿治疗。

> **释义**
>
> ■ 根据患者病情需要，开展相应的检查及治疗。检查内容不只限于路径中规定的必须复查项目，可根据需要增加，如血气分析、凝血功能分析等。必要时可增加同一项目的检查频次。
>
> ■ 因有人工异物植入的易感因素存在，需积极预防感染。
>
> ■ 人工机械瓣膜植入后应正规实施抗凝治疗。必须向患者交代清楚抗凝监测及抗凝药物剂量调整的方法，并告知其需要终身抗凝。
>
> ■ 风湿性二尖瓣病变患者病程长，心功能都有一定程度的损害，手术后应根据患者病情进行强心、利尿治疗，若患者出现水电解质紊乱，须考虑及时给予复方（糖）电解质注射液，例如葡萄糖氯化钠注射液、醋酸钠林格注射液等用于液体补充治疗。

（十）出院标准

1. 体温正常，血常规、电解质无明显异常。
2. 伤口愈合好：引流管拔除、伤口无感染。
3. 没有需要住院处理的并发症和（或）其他合并症。
4. 抗凝基本稳定。
5. 胸部 X 线片、超声心动图证实人工机械瓣功能良好，无相关并发症。

> **释义**
>
> ■ 患者出院前不仅应完成必须复查项目，且复查项目应无明显异常，即体温正常，血常规无异常。若检查结果明显异常，主管医师应进行仔细分析并作出对应处置。
>
> ■ 患者出院前必须接受人工机械瓣膜植入后的宣教，知晓抗凝治疗的方法及监测手段，以保证出院后能进行有效的自我管理。

（十一）变异及原因分析

1. 围术期并发症：左心室破裂、人工瓣功能障碍、心功能不全、瓣周漏、与抗凝相关的血栓栓塞和出血、溶血、感染性心内膜炎、术后伤口感染等造成住院日延长和费用增加。
2. 合并有其他系统疾病，可能导致这些疾病加重而需要治疗，从而延长治疗时间和增加住院费用。
3. 人工机械瓣的选择：由于患者的要求选择了不同的机械瓣（国产和进口）会导致住院费用存在差异。
4. 其他因素：术前心功能及其他重要脏器功能不全需调整；特殊原因（如稀有血型短缺等）造成的住院时间延长费用增加。

释义

■ 变异是指入选临床路径的患者未能按路径流程完成医疗行为或未达到预期的医疗质量控制目标。这包含有三方面情况：①按路径流程完成治疗，但出现非预期结果，可能需要后续进一步处理，如本路径治疗后出现人工机械瓣膜瓣周漏等；②按路径流程完成治疗，但超出了路径规定的时限或限定的费用，如实际住院日超出标准住院日要求，或未能在规定的手术日时间限定内实施手术等；③不能按路径流程完成治疗，患者需要中途退出路径，如治疗过程中出现严重并发症，导致必须终止路径或需要转入其他路径进行治疗等。对这些患者，主管医师均应进行变异原因的分析，并在临床路径的表单中予以说明。

■ 二尖瓣机械瓣置换术可能出现的并发症：低心排血量综合征、左心室后壁破裂、心脏传导功能异常、血栓栓塞和出血、人造瓣膜功能障碍、人造瓣膜心内膜炎、人造瓣膜瓣周漏、神经系统或其他重要脏器并发症以及切口感染、延迟愈合等。

■ 患者入选路径后，医师在检查及治疗过程中发现患者合并存在一些事前未预知的对本路径治疗可能产生影响的情况，需要终止执行路径或者是延长治疗时间、增加治疗费用，医师需在表单中明确说明。

■ 因患者方面的主观原因导致执行路径出现变异，也需要医师在表单中予以说明。

四、风湿性心脏病二尖瓣病变临床路径给药方案

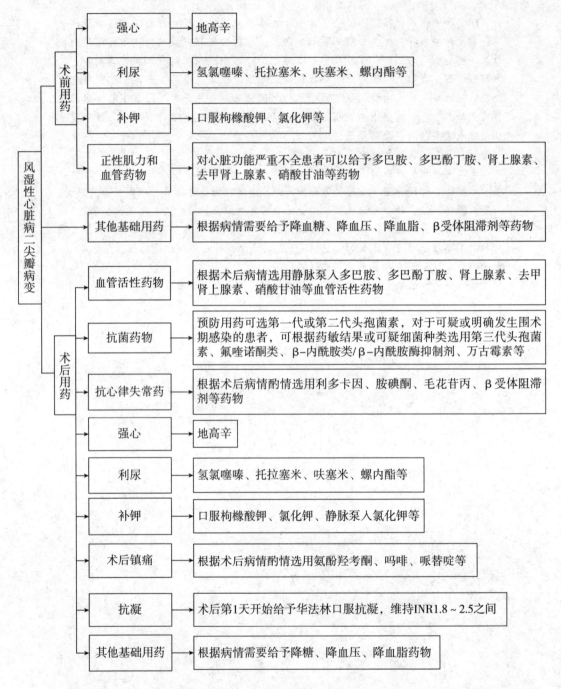

【用药选择】

1. 术前利尿剂多选用单一口服利尿药物，如合并严重心功能不全或单一药物利尿效果不理想，可联合使用两种口服药物或使用静脉注射利尿剂。

2. 术后使用抗菌药物可选第一代或第二代头孢菌素，酌情应用至术后 1~3 天，对于术后体温或血象出现异常增高或明确发生伤口及肺部感染患者，可根据药敏结果或可疑细菌种类选用第三代头孢菌素、氟喹诺酮类、β-内酰胺类/β-内酰胺酶抑制剂、万古霉素等。

3. 术后第 1 天开始给予华法林口服抗凝，维持 INR 在 1.8~2.5 之间，如果患者有出血倾向，建议推迟给药。

【药学提示】

1. 长期使用地高辛的患者应该注意监测血药浓度，避免出现地高辛中毒。

2. 利尿补钾时应该注意监测血清钾浓度，避免高钾血症及低钾血症的发生。

3. 如病情需要使用胺碘酮等抗心律失常药物，应该定期监测肝肾功能，避免长期过量使用带来的肝肾功能损害。

【注意事项】

药物使用方法及配伍禁忌请参考具体药物说明书。

五、推荐表单

(一) 医师表单

风湿性心脏病二尖瓣病变临床路径医师表单

适用对象:第一诊断为风湿性心脏病二尖瓣病变 (ICD-10:I05)

行二尖瓣人工机械瓣置换术 (ICD-9-CM-3:35.24)

患者姓名:	性别: 年龄: 门诊号:	住院号:
住院日期: 年 月 日	出院日期: 年 月 日	标准住院日:≤18 天

时间	住院第 1 天	住院第 1~6 天 (完成术前准备日)	住院第 1~7 天 (术前第 1 日)
主要诊疗工作	□ 询问病史及体格检查 □ 上级医师查房 □ 初步的诊断和治疗方案 □ 住院医师完成住院志、首次病程、上级医师查房等病历书写 □ 开实验室检查单	□ 上级医师查房 □ 继续完成术前检查 □ 完成必要的相关科室会诊 □ 调整心脏及重要脏器功能	□ 上级医师查房,术前评估和讨论,确定手术方案 □ 住院医师完成上级医师查房记录等 □ 向患者和(或)家属交代围术期注意事项并签署手术知情同意书、自费用品协议书、输血同意书、委托书(患者本人不能签字时) □ 麻醉医师查房并与患者和(或)家属交代麻醉注意事项并签署麻醉知情同意书 □ 完成各项术前准备
重点医嘱	**长期医嘱** □ 心外科二级护理常规 □ 饮食 □ 强心、利尿、补钾治疗 □ 患者既往基础用药 **临时医嘱** □ 血、尿、便常规检查、凝血功能、术前感染疾病筛查、肝肾功能、电解质、血气分析、风湿活动指标、甲状腺功能筛查 □ 胸部 X 线片、心电图、超声心动图 □ 根据患者情况选择肺功能、脑血管检查、冠状动脉造影	**长期医嘱** 同前 **临时医嘱** □ 根据会诊科室要求开实验室检查单 □ 对症处理	**长期医嘱** 同前 **临时医嘱** □ 术前医嘱 □ 拟于明日在全身麻醉、体外循环下行二尖瓣人工机械瓣置换术 □ 术前禁食、禁水 □ 术前用抗菌药物皮试 □ 术区备皮 □ 术前灌肠 □ 配血 □ 术前镇静药(酌情) □ 其他特殊医嘱
病情变异记录	□ 无 □ 有,原因: 1. 2.	□ 无 □ 有,原因: 1. 2.	□ 无 □ 有,原因: 1. 2.
医师签名			

时间	住院第 2~8 天 （手术日）	住院第 3~9 天 （术后第 1 日）	住院第 4~10 天 （术后第 2 日）
主要诊疗工作	□ 手术 □ 向家属交代病情、手术过程及术后注意事项 □ 术者完成手术记录 □ 完成术后病程 □ 上级医师查房 □ 麻醉医师查房 □ 观察生命体征及有无术后并发症并做相应处理	□ 上级医师查房 □ 住院医师完成常规病程记录 □ 根据病情变化及时完成病程记录 □ 观察伤口、引流量、体温、生命体征情况、有无并发症等并作出相应处理	□ 上级医师查房 □ 住院医师完成病程记录 □ 根据引流量拔除引流管，伤口换药 □ 观察生命体征情况、有无并发症等并作出相应处理
重点医嘱	**长期医嘱** □ 特级护理常规 □ 禁食、禁水 □ 氧气吸入 □ 留置引流管并计引流量 □ 心电、血压及经皮血氧饱和度监测 □ 酌情使用抗菌药物 □ 呼吸机辅助呼吸 □ 保留尿管并记录尿量 □ 胃黏膜保护剂 □ 其他特殊医嘱 **临时医嘱** □ 二尖瓣人工机械瓣置换术 □ 血管活性药 □ 血常规、生化全套、心电图、床旁胸部 X 线片、血气分析、凝血功能检查 □ 输血和（或）补晶体、胶体液（必要时） □ 其他特殊医嘱	**长期医嘱** □ 特级或一级护理 □ 流质饮食或半流质饮食 □ 强心、利尿、补钾治疗 □ 余同前 **临时医嘱** □ 复查血常规 □ 输血和（或）补晶体、胶体液（必要时） □ 换药 □ 镇痛等对症处理 □ 补液 □ 血管活性药 □ 强心利尿药 □ 抗凝药物 □ 拔除气管插管后开始常规抗凝治疗、抗凝监测	**长期医嘱** 同前 **临时医嘱** □ 复查血常规、生化全套（必要时） □ 输血和（或）补晶体、胶体液（必要时） □ 换药，拔引流管 □ 镇痛等对症处理 □ 常规抗凝治疗、根据情况进行抗凝监测
病情变异记录	□ 无　□ 有，原因： 1. 2.	□ 无　□ 有，原因： 1. 2.	□ 无　□ 有，原因： 1. 2.
医师签名			

时间	住院第 5~11 天 （术后第 3 日）	住院第 6~12 天至出院 （术后第 4 日至出院前）	住院第 7~18 天 （出院日）
主要诊疗工作	□ 上级医师查房 □ 住院医师完成病程记录 □ 伤口换药（必要时） □ 常规抗凝治疗	□ 上级医师查房 □ 住院医师完成病程记录 □ 伤口换药或拆线（必要时） □ 调整各重要脏器功能 □ 指导抗凝治疗 □ 预防感染	□ 上级医师查房，评估患者是否达到出院标准，明确是否出院 □ 完成出院志、病案首页、出院诊断证明书等所有病历 □ 向患者交代出院后的后续治疗及相关注意事项，如：抗凝治疗、心功能调整等
重点医嘱	**长期医嘱** □ 一级或二级护理，余同前 **临时医嘱** □ 复查血尿常规、生化（必要时） □ 输血和（或）补晶体、胶体液（必要时） □ 换药（必要时） □ 镇痛等对症处理 □ 常规抗凝治疗、根据情况进行抗凝监测	**长期医嘱** □ 根据病情变化调整抗菌药物等 □ 长期医嘱，余同前 **临时医嘱** □ 复查血尿常规、生化（必要时） □ 输血和（或）补晶体、胶体液（必要时） □ 换药（必要时） □ 对症处理 □ 抗凝治疗	**出院医嘱** □ 出院带药 □ 终身抗凝 □ 定期复查 □ 如有不适，随诊
病情变异记录	□ 无　□ 有，原因： 1. 2.	□ 无　□ 有，原因： 1. 2.	□ 无　□ 有，原因： 1. 2.
医师签名			

（二）护士表单

风湿性心脏病二尖瓣病变临床路径护士表单

适用对象：第一诊断为风湿性心脏病二尖瓣病变（ICD-10：I05）

行二尖瓣人工机械瓣置换术（ICD-9-CM-3：35.24）

患者姓名：	性别： 年龄： 门诊号：	住院号：
住院日期： 年 月 日	出院日期： 年 月 日	标准住院日：≤18天

时间	住院第1天	住院第1~6天 （完成术前准备日）	住院第1~7天 （术前第1日）
主要护理工作	□ 入院宣教（环境、设施、人员等） □ 入院护理评估（营养状况、性格变化等） □ 病史询问，相应查体 □ 防止皮肤压疮护理 □ 联系相关检查	□ 观察患者病情变化 □ 防止皮肤压疮护理 □ 心理和生活护理 □ 继续完成术前检查	□ 汇总检查结果 □ 完成术前评估 □ 术前宣教（提醒患者术前禁食、禁水） □ 术前心理护理 □ 完成术前准备（备皮等）
重点医嘱	**长期医嘱** □ 心外科二级护理常规 □ 饮食 □ 术前调整心功能 **临时医嘱** □ 血尿便常规检查、凝血功能、术前感染疾病筛查、肝肾功能、电解质、血气分析、风湿活动指标筛查 □ 胸部X线片、心电图、超声心动图 □ 根据患者情况选择肺功能、脑血管检查、冠状动脉造影	**长期医嘱** □ 患者基础用药 □ 既往用药 □ 强心、利尿、补钾治疗 **临时医嘱** □ 根据会诊科室要求开实验室检查单 □ 对症处理	**长期医嘱** 同前 **临时医嘱** □ 术前医嘱 □ 准备明日在全身麻醉、体外循环下行二尖瓣人工机械瓣置换术 □ 术前禁食、禁水 □ 抗菌药物皮试 □ 术区备皮 □ 术前灌肠 □ 配血 □ 术前镇静药（酌情） □ 其他特殊医嘱
病情变异记录	□ 无 □ 有，原因： 1. 2.	□ 无 □ 有，原因： 1. 2.	□ 无 □ 有，原因： 1. 2.
护士签名			

时间	住院第 2~8 天 （手术日）	住院第 3~9 天 （术后第 1 日）	住院第 4~10 天 （术后第 2 日）
主要护理工作	□ 协助手术 □ 监测生命体征情况及有无电解质紊乱 □ 做好引流量、24 小时出入量等相关记录 □ 观察患者病情变化并及时报告医师 □ 术后心理与生活护理 □ 防止皮肤压疮处理	□ 监测生命体征情况，观察有无并发症等 □ 走时记录重要监测指标 □ 术后心理与生活护理 □ 术后康复指导 □ 防止皮肤压疮处理	□ 观察生命体征情况、有无并发症等 □ 观察患者切口情况 □ 鼓励患者下床活动，利于恢复 □ 联系相关复查 □ 术后心理与生活护理 □ 术后康复指导 □ 防止皮肤压疮处理
重点医嘱	**长期医嘱** □ 特级护理常规 □ 禁食、禁水 □ 留置引流管并计引流量 □ 生命体征/血流动力学监测 □ 酌情使用抗菌药物 □ 呼吸机辅助呼吸 □ 保留尿管并记录尿量 □ 胃黏膜保护剂 □ 其他特殊医嘱 **临时医嘱** □ 二尖瓣人工机械瓣置换术 □ 血管活性药 □ 床旁 胸部 X 线片、心电图、血气分析、凝血功能检查、生化全套 □ 输血和（或）补晶体、胶体液（必要时） □ 其他特殊医嘱	**长期医嘱** □ 特级或一级护理 □ 流质饮食或半流质饮食 □ 强心、利尿、补钾治疗 □ 余同前 **临时医嘱** □ 复查血常规、床旁胸部 X 线片、心电图 □ 输血和（或）补晶体、胶体液（必要时） □ 换药 □ 镇痛等对症处理 □ 血管活性药 □ 拔除气管插管后开始常规抗凝治疗、抗凝监测	**长期医嘱** 同前 **临时医嘱** □ 复查血常规、生化全套（必要时） □ 输血和（或）补晶体、胶体液（必要时） □ 换药，拔引流管 □ 镇痛等对症处理 □ 常规抗凝治疗、根据情况进行抗凝监测
病情变异记录	□ 无 □ 有，原因： 1. 2.	□ 无 □ 有，原因： 1. 2.	□ 无 □ 有，原因： 1. 2.
护士签名			

时间	住院第 5~11 天 （术后第 3 日）	住院第 6~12 天至出院 （术后第 4 日至出院前）	住院第 7~18 天 （出院日）
主要护理工作	□ 观察患者一般状况及切口情况 □ 鼓励患者下床活动，利于恢复 □ 联系相关复查 □ 术后心理与生活护理 □ 术后康复指导	□ 观察患者病情变化 □ 联系相关复查 □ 指导患者功能锻炼 □ 心理和生活护理 □ 术后康复指导	□ 出院宣教 □ 向患者交代出院注意事项及复查日期 □ 帮助患者办理出院手续 □ 通知出院处
重点医嘱	**长期医嘱** □ 一级或二级护理，余同前 **临时医嘱** □ 复查血尿常规、生化（必要时） □ 输血和（或）补晶体、胶体液（必要时） □ 换药（必要时） □ 镇痛等对症处理 □ 常规抗凝治疗、根据情况进行抗凝监测	**长期医嘱** □ 根据病情变化调整抗菌药物等 **临时医嘱** □ 复查血尿常规、生化（必要时） □ 输血和（或）补晶体、胶体液（必要时） □ 换药（必要时） □ 对症处理 □ 抗凝治疗	**出院医嘱** □ 出院带药 □ 终身抗凝 □ 定期复查 □ 如有不适，随诊
病情变异记录	□ 无　□ 有，原因： 1. 2.	□ 无　□ 有，原因： 1. 2.	□ 无　□ 有，原因： 1. 2.
护士签名			

（三）患者表单

风湿性心脏病二尖瓣病变临床路径患者表单

适用对象：第一诊断为风湿性心脏病二尖瓣病变（ICD-10：I05）
行二尖瓣人工机械瓣置换术（ICD-9-CM-3：35.24）

患者姓名：		性别： 年龄： 门诊号：		住院号：
住院日期： 年 月 日		出院日期： 年 月 日		标准住院日：≤18 天

时间	住院第 1 天	住院第 1~6 天 （完成术前准备日）	住院第 1~7 天 （术前第 1 日）
医患配合	□ 接受入院宣教 □ 接受入院护理评估 □ 接受病史询问 □ 进行体格检查 □ 交代既往用药情况 □ 进行相关检查	□ 配合医师诊疗 □ 继续完成术前实验室检查 □ 完成必要的相关科室会诊 □ 调整心脏及重要脏器功能	□ 患者及家属与医师交流了解病情 □ 了解手术方案及围术期注意事项 □ 签署手术知情同意书、自费用品协议书、输血同意书 □ 接受术前宣教
重点诊疗及检查	**重点诊疗** □ 心外科二级护理常规 □ 饮食 □ 术前调整心功能 **重点检查** □ 血、尿、便常规检查、凝血功能、术前感染疾病筛查、肝肾功能、电解质、血气分析、风湿活动指标筛查 □ X 线胸片、心电图、超声心动图 □ 根据病情补充安排其他检查	**重点诊疗** □ 接受医师安排的检查及治疗 □ 基础用药 □ 对症处理 **重点检查** □ 根据会诊科室要求开实验室检查单	**重点诊疗** □ 接受医师安排的治疗 □ 备皮 □ 备血 □ 抗菌药物皮试 □ 术前晚灌肠（按医护人员指导） □ 术前禁食、禁水（按医护人员指导） □ 术前镇静药（酌情）

时间	住院第 2~8 天 （手术日）	住院第 3~9 天 （术后第 1 日）	住院第 4~10 天 （术后第 2 日）
医患配合	□ 接受手术治疗 □ 患者家属与医师交流了解手术情况及术后注意事项 □ 接受术后监护治疗	□ 接受术后康复指导 □ 配合记录 24 小时出入量 □ 配合医师拔除胸管（根据引流量） □ 配合医师拔除尿管（根据病情）	□ 接受术后康复指导 □ 下床活动，促进恢复（根据病情） □ 接受相关复查 □ 配合医师进行伤口换药
重点诊疗及检查	**重点诊疗** □ 禁食 □ 持续血压、心电及经皮血氧饱和度监测 □ 呼吸机辅助呼吸 □ 预防用抗菌药物 **重要检查** □ 床旁胸部 X 线片、心电图 □ 其他必要检查	**重点诊疗** □ 特级或一级护理 □ 半流质饮食 □ 氧气吸入 □ 生命指标监测 □ 输血和（或）补晶体、胶体液（必要时） □ 拔除气管插管后开始常规抗凝治疗、抗凝监测 □ 换药，拔引流管（根据引流量） □ 预防用抗菌药物 □ 药物治疗 **重要检查** □ 床旁胸部 X 线片、心电图 □ 按医师要求进行相关检查	**重点诊疗** □ 饮食 □ 改二级护理（视病情恢复定） □ 停止监测（视病情恢复定） □ 输血和（或）补晶体、胶体液（必要时） □ 常规抗凝治疗 **重要检查** □ 按医师要求进行相关检查 □ 抗凝监测

时间	住院第 5~11 天 （术后第 3 日）	住院第 6~12 天至出院 （术后第 4 日至出院前）	住院第 7~18 天 （出院日）
医患配合	□ 接受术后康复指导 □ 下床活动，促进恢复（根据病情） □ 接受相关复查 □ 配合医师进行伤口换药（必要时） □ 接受抗凝治疗	□ 接受术后康复指导 □ 下床活动，促进恢复 □ 配合拔除深静脉置管并行留置针穿刺（视病情恢复定） □ 接受相关复查 □ 配合医师进行伤口换药或拆线（必要时） □ 调整各重要脏器功能 □ 接受抗凝治疗指导	□ 接受出院前康复宣教 □ 学习出院注意事项 □ 知晓出院后的后续治疗及相关注意事项，如：抗凝治疗、心功能调整 □ 了解复查程序 □ 办理出院手续 □ 获取出院诊断书 □ 获取出院带药
重点诊疗及检查	**重点诊疗** □ 饮食 □ 改二级护理（视病情恢复定） □ 停止监测（视病情恢复定） □ 常规抗凝治疗 **重要检查** □ 按医师要求进行相关检查 □ 抗凝监测	**重点诊疗** □ 饮食 □ 改二级护理（视病情恢复定） □ 停用抗菌药物（视病情恢复定） □ 常规抗凝治疗 **重要检查** □ 复查胸部 X 线片、心电图、超声心动图 □ 血常规，血生化全套复查 □ 抗凝监测	**重点诊疗** □ 出院 □ 知晓终身抗凝治疗的方法及监测指标

附：原表单（2009 年版）

风湿性心脏病二尖瓣病变临床路径表单

适用对象：第一诊断为风湿性心脏病二尖瓣病变（ICD-10：I05）

行二尖瓣人工机械瓣置换术（ICD-9-CM-3：35.24）

患者姓名：	性别： 年龄： 门诊号：	住院号：
住院日期： 年 月 日	出院日期： 年 月 日	标准住院日：≤18 天

时间	住院第 1 天	住院第 2~6 天 （完成术前准备日）	住院第 7 天 （术前第 1 日）
主要诊疗工作	□ 询问病史及体格检查 □ 上级医师查房 □ 初步的诊断和治疗方案 □ 住院医师完成住院志、首次病程、上级医师查房等病历书写 □ 开实验室检查单	□ 上级医师查房 □ 继续完成术前实验室检查 □ 完成必要的相关科室会诊 □ 调整心脏及重要脏器功能	□ 上级医师查房，术前评估和决定手术方案 □ 住院医师完成上级医师查房记录等 □ 向患者（或）家属交代围术期注意事项并签署手术知情同意书、自费用品协议书、输血同意书、委托书（患者本人不能签字时） □ 麻醉医师查房并与患者和（或）家属交代麻醉注意事项并签署麻醉知情同意书 □ 完成各项术前准备
重点医嘱	长期医嘱 □ 心外科二级护理常规 □ 饮食 □ 术前调整心功能 临时医嘱 □ 血尿便常规检查、凝血功能、术前感染疾病筛查、肝肾功能、电解质、血气分析 □ X 线心脏像、心电图、超声心动图 □ 根据患者情况选择肺功能、脑血管检查、冠状动脉造影	长期医嘱 □ 患者基础用药 □ 既往用药 临时医嘱 □ 根据会诊科室要求开实验室检查单 □ 对症处理	长期医嘱 同前 临时医嘱 □ 术前医嘱 □ 准备明日在全身麻醉、体外循环下行二尖瓣人工机械瓣置换术 □ 术前禁食、禁水 □ 术前用抗菌药物皮试 □ 术区备皮 □ 术前灌肠 □ 配血 □ 术中特殊用药 □ 其他特殊医嘱
主要护理工作	□ 介绍病房环境、设施设备 □ 入院护理评估 □ 防止皮肤压疮护理	□ 观察患者病情变化 □ 防止皮肤压疮护理 □ 心理和生活护理	□ 做好备皮等术前准备 □ 提醒患者术前禁食、禁水 □ 术前心理护理
病情变异记录	□ 无 □ 有，原因： 1. 2.	□ 无 □ 有，原因： 1. 2.	□ 无 □ 有，原因： 1. 2.
护士签名			
医师签名			

时间	住院第 8 天 （手术日）	住院第 9 天 （术后第 1 日）	住院第 10 天 （术后第 2 日）
主要诊疗工作	□ 手术 □ 向家属交代病情、手术过程及术后注意事项 □ 术者完成手术记录 □ 完成术后病程 □ 上级医师查房 □ 麻醉医师查房 □ 观察生命体征及有无术后并发症并做相应处理	□ 上级医师查房 □ 住院医师完成常规病程记录 □ 根据病情变化及时完成病程记录 □ 观察伤口、引流量、体温、生命体征情况、有无并发症等并作出相应处理	□ 上级医师查房 □ 住院医师完成病程记录 □ 根据引流量拔除引流管，伤口换药 □ 观察生命体征情况、有无并发症等并作出相应处理
重点医嘱	**长期医嘱** □ 特级护理常规 □ 饮食 □ 留置引流管并计引流量 □ 生命体征/血流动力学监测 □ 强心利尿药 □ 抗菌药物 □ 呼吸机辅助呼吸 □ 保留尿管并记录尿量 □ 胃黏膜保护剂 □ 其他特殊医嘱 **临时医嘱** □ 今日在全身麻醉、体外循环下行二尖瓣人工机械瓣置换术 □ 补液 □ 血管活性药 □ 血常规、生化全套、床旁胸部 X 线片、血气分析、凝血功能检查 □ 输血和（或）补晶体、胶体液（必要时） □ 其他特殊医嘱	**长期医嘱** □ 特级或一级护理，余同前 **临时医嘱** □ 复查血常规 □ 输血和（或）补晶体、胶体液（必要时） □ 换药 □ 镇痛等对症处理 □ 补液 □ 血管活性药 □ 强心利尿药 □ 拔除气管插管后开始常规抗凝治疗、抗凝监测	**长期医嘱** 同前 **临时医嘱** □ 复查血常规、生化全套（必要时） □ 输血和（或）补晶体、胶体液（必要时） □ 换药，拔引流管 □ 镇痛等对症处理 □ 常规抗凝治疗、根据情况进行抗凝监测
主要护理工作	□ 观察患者病情变化并及时报告医师 □ 术后心理与生活护理 □ 防止皮肤压疮处理	□ 观察患者病情并做好引流量等相关记录 □ 术后心理与生活护理 □ 防止皮肤压疮处理	□ 观察患者病情变化 □ 术后心理与生活护理 □ 防止皮肤压疮处理
病情变异记录	□ 无 □ 有，原因： 1. 2.	□ 无 □ 有，原因： 1. 2.	□ 无 □ 有，原因： 1. 2.
护士签名			
医师签名			

时间	住院第 11 天 （术后第 3 日）	住院第 12 天至出院 （术后第 4 日至出院前）	住院第≤18 天 （出院日）
主要诊疗工作	□ 上级医师查房 □ 住院医师完成病程记录 □ 伤口换药（必要时） □ 常规抗凝治疗	□ 上级医师查房 □ 住院医师完成病程记录 □ 伤口换药或拆线（必要时） □ 调整各重要脏器功能 □ 指导抗凝治疗 □ 预防感染	□ 上级医师查房，评估患者是否达到出院标准，明确是否出院 □ 完成出院志、病案首页、出院诊断证明书等所有病历 □ 向患者交代出院后的后续治疗及相关注意事项，如：抗凝治疗、心功能调整等
重点医嘱	**长期医嘱** 同前 **临时医嘱** □ 复查血尿常规、生化（必要时） □ 输血和（或）补晶体、胶体液（必要时） □ 换药（必要时） □ 镇痛等对症处理 □ 常规抗凝治疗、根据情况进行抗凝监测	**长期医嘱** □ 根据病情变化调整抗菌药物等长期医嘱 **临时医嘱** □ 复查血尿常规、生化（必要时） □ 输血和（或）补晶体、胶体液（必要时） □ 换药（必要时） □ 对症处理 □ 抗凝治疗	**出院医嘱** □ 出院带药 □ 终身抗凝 □ 定期复查 □ 如有不适，随诊
主要护理工作	□ 观察患者病情变化 □ 术后心理与生活护理	□ 观察患者病情变化 □ 指导患者功能锻炼 □ 心理和生活护理	□ 指导患者办理出院手续 □ 出院宣教
病情变异记录	□ 无 □ 有，原因： 1. 2.	□ 无 □ 有，原因： 1. 2.	□ 无 □ 有，原因： 1. 2.
护士签名			
医师签名			

第十四章

冠状动脉粥样硬化性心脏病临床路径释义

一、冠状动脉粥样硬化性心脏病编码

疾病名称及编码：冠状动脉粥样硬化性心脏病（ICD-10：I25.1）

手术操作及编码：冠状动脉旁路移植术（ICD-9-CM-3：36.1）

二、临床路径检索方法

36.1 且年龄≤70 岁（由于冠心病是一个较为笼统的诊断，因此在临床上做冠状动脉旁路移植术的患者第一诊断常常更为具体，如 ST 段抬高性心肌梗死。但做这一手术者肯定是冠心病的患者。因此，在临床路径的检索方法上只检索 36.1，而不要加上 I25.1 的条件）。

三、冠状动脉粥样硬化性心脏病临床路径标准住院流程

（一）适用对象

第一诊断为冠状动脉粥样硬化性心脏病（ICD-10：I25.1），行冠状动脉旁路移植术（ICD-9-CM-3：36.1）。

> **释义**
>
> ■ 冠状动脉粥样硬化性心脏病是一种常见的后天获得性心血管疾病，治疗方法包括药物、经皮血管成形术（PCI）以及外科手术治疗（冠状动脉旁路移植术，coronary artery bypass grafting，CABG），各种治疗均有其适合的患者群体。本路径只针对适合接受冠状动脉旁路移植术治疗的冠状动脉粥样硬化性心脏病患者。

（二）诊断依据

根据《临床诊疗指南·心血管外科学分册》（中华医学会编著，人民卫生出版社）。

1. 病史：可有心绞痛发作史。
2. 临床表现：可有体力劳动、情绪激动或饱餐时心前区憋闷、不适，心律失常等。
3. 辅助检查：心电图和心电图运动试验、超声心动图、冠状动脉造影等。

> **释义**
>
> ■ 无论对患者还是医师而言，心绞痛都是一种高度主观症状。前瞻性研究显示，加拿大心血管协会的心绞痛分级标准的可重复性仅为 73%，而且临床症状和心肌缺血的相关性较差，这一点在糖尿病合并无症状心肌缺血患者中表现尤为明显。心绞痛症状并非单纯的疼痛，更多的是心前区压榨感和胸闷表现，有些患者向肩背部放射。

■ 心电图异常有助于心肌缺血负荷的评价，但对半数以上的慢性稳定性心绞痛患者，心电图缺乏特异性。如果心电图出现明显的异常 Q 波，符合陈旧性心肌梗死的表现，可以对患者冠心病的诊断提供支持。相反，心电图正常则是左心室功能正常的有力指标。

■ 心电图运动试验是一项简单、价廉的检查，可作为筛选试验，对解剖病变明确的患者，则可提供更多关于缺血严重程度及疾病预后的信息。试验的敏感性随年龄、病变程度、ST 段变化幅度的增加而增加。如果 ST 段压低>1mm，心电图运动试验的预测价值>90%；若变化>2mm 且伴有心绞痛则有明确诊断意义。运动试验早期ST 段压低以及运动试验终止后持续性 ST 段压低与多支病变有明确关系。但由于目前 β 受体阻滞剂广泛应用于控制心率以及其他合并疾病对患者运动耐量的影响，许多患者并不能达到目标心率，严重限制了这项试验的有效性。

■ 超声心动图检查可以有效评估患者的心肌功能。而运动后和药物负荷超声心动图检查对心肌缺血诊断的敏感性和特异性均可达 85%。超声心动图还可以观测患者左心室大小和室壁运动情况，节段性室壁运动异常为心梗后超声心动图的特有表现，还可以判断是不是合并室间隔穿孔和左心室室壁瘤。左心室射血分数（LVEF）是判断患者左心室收缩功能的重要指标，冠心病患者早期引起的是心脏舒张功能的下降，一旦收缩功能受影响，说明冠心病的发展进入中晚期阶段，造成的原因可能是较大面积的心肌坏死，或者是广泛心肌缺血造成的缺血性心肌病，是掌握手术适应证和判断预后的重要依据。

■ 路径中未强调的多排 CT，近年来应用日趋广泛，由于其无创性和对冠状动脉病变钙化和狭窄程度的判断有一定的准确性，可作为冠心病患者的初筛检查，如果有阳性发现，还需要进一步实施冠状动脉造影，具体可由操作单位根据实际情况掌握。

■ 对心脏外科医师了解冠状动脉粥样硬化性心脏病患者病情最有帮助和明确指导意义的检查仍是冠状动脉造影。对于超声心动图提示有节段性室壁运动障碍的患者，建议在冠状动脉造影同时，加做左心室造影。

（三）选择治疗方案的依据

根据《临床技术操作规范·心血管外科学分册》（中华医学会编著，人民军医出版社，2009）。

冠状动脉旁路移植术（ICD-9-CM-3：36.1）。

> **释义**
>
> ■ 从 20 世纪 60 年代开始，冠状动脉旁路移植术作为冠状动脉粥样硬化性心脏病治疗的主要方式之一经过了近 50 年的历程。虽然许多临床试验证实冠状动脉旁路移植术在延长患者寿命及缓解心绞痛症状方面有明显的优势，但冠状动脉旁路移植术并不能防止冠状动脉粥样硬化的进展。伴随着新技术的不断出现和发展，以及临床实践证据的积累，冠状动脉旁路移植术的手术适应证也在不断变化之中。因此需要根据循证医学的指导，对合适的患者采取合理的治疗，以追求最佳的治疗效果。
>
> ■ 目前认为冠状动脉左主干病变，二支病变及一支冠状动脉多处狭窄，冠状动脉旁路移植术疗效优于药物及 PCI 治疗。

　　■ 冠状动脉旁路移植术的手术方法随着外科技术的进步和医用材料的完善而不断发展变化。各单位应根据自身条件，依据患者病变的病理类型和特点，合理选择常规体外循环辅助下的冠状动脉旁路移植术治疗或非体外循环辅助心脏不停跳的冠状动脉旁路移植术治疗。

（四）标准住院日

11~18 天。

> **释义**
>
> 　　■ 冠状动脉粥样硬化患者为实施冠状动脉旁路移植术入院后，术前准备 1~3 天，在第 2~4 天实施手术，术后恢复 5~14 天出院。总住院时间不超过 18 天均符合路径要求。

（五）进入路径标准

1. 第一诊断必须符合 ICD-10：I25.1 冠状动脉粥样硬化性心脏病疾病编码。
2. 已完成冠状动脉造影检查，诊断明确。
3. 有手术适应证，无禁忌证。
4. 年龄≤70 岁。
5. 心功能≤Ⅲ级或 EF≥45%。
6. 当患者同时具有其他疾病诊断，但在住院期间不需要特殊处理也不影响第一诊断的临床路径流程实施时，可以进入路径。

> **释义**
>
> 　　■ 进入本路径患者均应是已完成冠状动脉造影检查，适合实施冠状动脉旁路移植术治疗的患者。没有完成冠状动脉造影检查的可能行冠状动脉旁路移植术治疗患者不在本临床路径管理之列。由内科完成冠状动脉造影检查后转入外科的患者，如符合进入本路径的条件，则自转科之日开始计算为进入本路径的时间。
>
> 　　■ 对大多数病例，高龄是手术的危险因素。若患者合并脑血管病、肾功能障碍、肺脏疾病，就更增加外科手术的风险，也可能延长治疗的时间。因此本路径将患者年龄限定为不超过 70 岁。
>
> 　　■ 虽然目前的研究显示左心功能明显减退的患者接受再血管化治疗的益处也很明显，但左心功能障碍仍是增加冠状动脉旁路移植术风险的高危因素。为便于临床路径病例的质量管理，本路径限定在心功能≤Ⅲ级或 EF≥45%的患者群体。
>
> 　　■ 经入院常规检查发现以往所没有发现的疾病，而该疾病可能对患者健康影响更为严重，或者该疾病可能影响手术实施、提高手术和麻醉风险、影响预后，则应优先考虑治疗该种疾病，暂不宜进入路径。如高血压、糖尿病、心功能不全、颈动脉狭窄、肝肾功能不全、凝血功能障碍等。如果冠状动脉病变严重已引起心源性休克，需要安装主动脉内球囊反搏（IABP）的重症患者，不宜进入本路径。

■冠状动脉粥样硬化性心脏病由于心肌缺血可能会造成心脏乳头肌功能障碍进而造成缺血性瓣膜病，在手术同时需要处理心脏瓣膜，这种情况手术时间，风险及费用都要大于单纯冠状动脉旁路移植术患者，不宜进入本路径。

■若既往患有上述疾病，经合理治疗后达到稳定，或目前尚需要持续用药，经评估无手术及麻醉禁忌，则可进入路径。但可能会增加医疗费用，延长住院时间。如糖尿病是导致冠状动脉旁路移植术患者需要再次经皮或再次手术实施再血管化治疗的高危因素。因为糖尿病具有炎症反应、增殖和高凝的生物学特性，从而增加冠状动脉再狭窄和闭塞的发生率。但完全再血管化治疗对提高这类患者生活质量意义重大，因此条件允许时应纳入本路径。颈动脉重度狭窄患者，经过颈动脉内膜剥脱手术治疗，或内科介入支架并经过一定时间的抗凝治疗后，可以进入本临床路径。

（六）术前准备

1~3天。

1. 必须的检查项目：

（1）实验室检查：血常规+血型，尿常规，血生化全项（电解质+肝肾功能+血糖），凝血功能，感染性疾病筛查（乙型肝炎、丙型肝炎、梅毒、艾滋病等），血气分析。

（2）胸部X线片、心电图、超声心动图。

（3）冠状动脉造影检查。

2. 根据患者具体情况可选择的检查项目：如心肌酶、血肌钙蛋白、胸部CT，肺功能检查、颈动脉血管超声、取材血管超声、腹部超声检查等。

> 释义

> ■必查项目是确保手术治疗安全、有效开展的基础，在术前必须完成。请再次确认进入本路径患者均已完成冠状动脉造影检查，以通过检查结果确认搭桥指征及手术设计方案。同时相关人员应认真分析检查结果，以便及时发现异常情况并采取对应处置。

> ■为排查患者近期有无急性心肌梗死，可检查心肌酶、血肌钙蛋白等指标，若异常增高则不宜进入本路径治疗。一般急性心梗患者应在4周后考虑冠状动脉旁路移植术，此时若无手术禁忌，符合本路径条件，可进入本路径。

> ■因许多冠状动脉粥样硬化性心脏病患者可合并周围血管病变，对可疑病例可选择进行颈动脉血管超声、取材血管超声、腹部超声检查。

> ■既往有呼吸疾病史或胸廓明显畸形患者，应行胸部CT、肺功能检查。

> ■为缩短患者术前等待时间，检查项目可以在患者入院前于门诊完成。

（七）预防性抗菌药物选择与使用时机

抗菌药物使用：按照《抗菌药物临床应用指导原则》（卫医发〔2004〕285号）执行，并根据患者的病情决定抗菌药物的选择与使用时间。

> **释义**
>
> ■ 冠状动脉旁路移植术属于Ⅰ类切口手术，但由于存在手术操作复杂、手术时间长、创伤大等易感因素存在，且一旦感染可导致严重后果。因此，可按规定适当预防性应用抗菌药物，通常选用第二代头孢菌素。

（八）手术日

入院第 2~4 天。

1. 麻醉方式：全身麻醉。
2. 术中根据情况决定是否使用体外循环辅助。
3. 手术植入物：胸骨固定钢丝。
4. 术中用药：麻醉和体外循环常规用药。
5. 输血及血液制品：视术中情况而定。

> **释义**
>
> ■ 本路径规定的冠状动脉旁路移植术均是在全身麻醉下实施。手术医师根据患者具体情况可选择常规体外循环辅助下手术，也可以在非体外循环辅助心脏不停跳下实施手术。为防止围术期心肌缺血引发心肌损伤，可早期使用营养和修复心肌的药物，以改善能量代谢障碍，修复细胞膜，降低心肌酶和肌钙蛋白水平，促进心肌修复及心脏功能的恢复，如注射用磷酸肌酸钠等。

（九）术后住院恢复

9~14 天。

1. 术后转监护病房，持续监测治疗。
2. 病情平稳后转回普通病房。
3. 必须复查的检查项目：血常规、血电解质+肝肾功能+血糖，胸部 X 线片、心电图、超声心动图。
4. 抗菌药物使用：按照《抗菌药物临床应用指导原则》（卫医发〔2004〕285 号）执行，并根据患者的病情决定抗菌药物的选择与使用时间。
5. 抗血小板治疗：根据患者病情决定用药时机。

> **释义**
>
> ■ 冠状动脉旁路移植术后早期应对患者进行持续的监测治疗，以便及时掌握病情变化。主管医师评估患者病情平稳后，方可终止持续监测。
>
> ■ 根据患者病情需要，开展相应的检查及治疗。检查内容不只限于路径中规定的必须复查项目，可根据需要增加，血气分析、凝血功能分析等。必要时可增加同一项目的检查频次。
>
> ■ 及时开始抗血小板治疗，既有利于维护旁路血管的通畅，也有利于减少术后心脑血管事件的发生。为有效调节胆固醇在体内含量，降低冠心病的发病率，可使用卵磷脂片等药物进行辅助治疗。

（十）出院标准

1. 患者一般情况良好，体温正常，完成复查项目。
2. 切口愈合好：引流管拔除，伤口无感染。
3. 没有需要住院处理的并发症。

释义

■ 患者出院前不仅应完成必须复查的项目，且复查项目应无明显异常。若检查结果明显异常，主管医师应进行仔细分析并作出对应处置。

■ 对冠状动脉粥样硬化性心脏病患者进行健康宣教，引导术后患者接受有益于健康的生活方式是出院前医护人员需要重视的工作。

（十一）变异及原因分析

1. 术前需停用阿司匹林、氯吡格雷等抗血小板药物5~6天，手术时间相应顺延，导致住院时间延长。
2. 围术期并发症等造成住院日延长和费用增加。
3. 手术耗材的选择：由于病情不同，使用不同的内植物和耗材，导致住院费用存在差异。
4. 医师认可的变异原因分析。
5. 其他患者方面的原因等。

释义

■ 变异是指入选临床路径的患者未能按路径流程完成医疗行为或未达到预期的医疗质量控制目标。这包含两方面情况：①按路径流程完成治疗，但超出了路径规定的时限或限定的费用，如实际住院日超出标准住院日要求，或未能在规定的手术日时间限定内实施手术等；②不能按路径流程完成治疗，患者需要中途退出路径，如治疗过程中出现严重并发症，导致必须中止路径或需要转入其他路径进行治疗等。对这些患者，主管医师均应进行变异原因的分析，并在临床路径的表单中予以说明。

■ 冠状动脉旁路移植术可能出现的并发症有：围术期心肌缺血、围术期心律失常（如心房颤动）、低心排血量综合征、出血、神经系统或其他重要脏器并发症以及取血管材料处切口愈合不良、纵隔感染、切口延迟愈合等。

■ 医师认可的变异原因主要指患者入选路径后，医师在检查及治疗过程中发现患者合并存在一些事前未预知的对本路径治疗可能产生影响的情况，需要终止执行路径或者是延长治疗时间、增加治疗费用，医师需在表单中明确说明。

■ 因患者方面的主观原因导致执行路径出现变异，也需要医师在表单中予以说明。

四、冠状动脉粥样硬化性心脏病临床路径给药方案

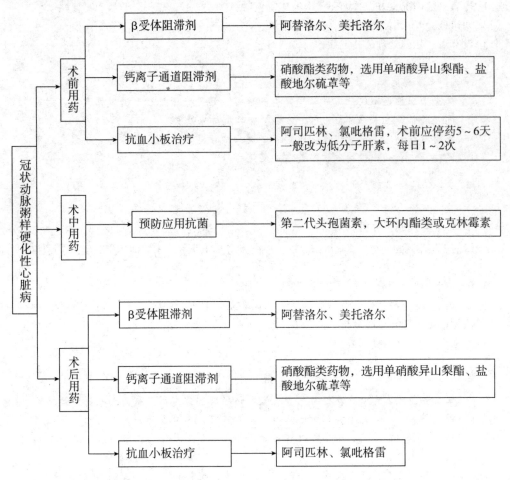

【用药选择】

1. 患者手术前基本用药为 β 受体阻滞剂，钙离子通道阻滞剂及临时应用硝酸酯类药物。抗血小板药物如阿司匹林、氯吡格雷等需术前停用 5~6 天，可考虑在进入本路径前门诊实施。

2. 患者预防性抗菌药物的应用原则，应在手术开始前 0.5 小时内应用一次，手术超过 3 小时，应该追加 1 次，通常选用第二代头孢菌素。

3. 患者术后可以进食后恢复口服 β 受体阻滞剂，钙离子通道阻滞剂等应用，抗血小板治疗可在患者术后第 1 天开始，如患者不能拔除气管插管，可在患者胸腔引流液不多的前提下，应用胃管给药。

【药学提示】

β 受体阻滞剂可选用阿替洛尔、美托洛尔等药物，钙离子通道阻滞剂可选用单硝酸异山梨酯、盐酸地尔硫䓬等药物，抗血小板药可选用阿司匹林和氯吡格雷等。

【注意事项】

药物应用剂量一般参考患者术前用药，并根据患者生命体征进行调整。

五、推荐表单

（一）医师表单

冠状动脉粥样硬化性心脏病临床路径医师表单

适用对象：第一诊断为冠状动脉粥样硬化性心脏病（ICD-10：I25.1）

行冠状动脉旁路移植术（ICD-9-CM-3：36.1）

患者姓名：		性别：　　年龄：　　门诊号：	住院号：
住院日期：　　年　月　日		出院日期：　　年　月　日	标准住院日：11~18 天

时间	住院第 1~2 天	住院第 1~3 天	住院第 2~4 天 （手术日）
主要诊疗工作	□ 病史询问，体格检查 □ 完成入院病历书写 □ 安排相关检查 □ 上级医师查房	□ 汇总检查结果 □ 完成术前准备与术前评估 □ 术前讨论，确定手术方案 □ 完成术前小结、上级医师查房记录等病历书写 □ 向患者及家属交代病情及围术期注意事项 □ 签署手术知情同意书、自费用品协议书、输血同意书	□ 气管插管，建立深静脉通路 □ 手术 □ 术后转入重症监护病房 □ 术者完成手术记录 □ 完成术后病程记录 □ 向患者家属交代手术情况及术后注意事项
重点医嘱	**长期医嘱** □ 按冠状动脉粥样硬化性心脏病护理常规 □ 二级护理 □ 饮食：低盐低脂饮食/糖尿病饮食/其他 □ 患者既往基础用药 **临时医嘱** □ 血尿便常规，血型，凝血功能，血生化全套，感染性疾病筛查 □ 胸部 X 线片、心电图、超声心动图 □ 肺功能及颈动脉超声检查（视患者情况而定）	**长期医嘱** □ 术前基础用药 **临时医嘱** □ 拟于明日在全身麻醉下行冠状动脉旁路移植术 □ 备皮 □ 备血 □ 血型 □ 术前晚灌肠 □ 术前禁食、禁水 □ 术前镇静药（酌情） □ 其他特殊医嘱	**长期医嘱** □ 按心脏体外循环直视术后护理 □ 禁食 □ 持续血压、心电及经皮血氧饱和度监测 □ 呼吸机辅助呼吸 □ 预防用抗菌药物 **临时医嘱** □ 床旁心电图、胸部 X 线片 □ 其他特殊医嘱
病情变异记录	□ 无　□ 有，原因： 1. 2.	□ 无　□ 有，原因： 1. 2.	□ 无　□ 有，原因： 1. 2.
医师签名			

时间	住院第 3~5 天 （术后第 1 日）	住院第 4~17 天 （术后第 2~8 日）	住院第 18 天 （术后第 5~14 日，出院日）
主要诊疗工作	□ 医师查房 □ 清醒后拔除气管插管 □ 转回普通病房 □ 观察切口有无血肿、渗血 □ 拔除尿管（根据患者情况）	□ 医师查房 □ 拔除胸管（根据引流量） □ 安排相关复查并分析检查结果 □ 观察切口情况	□ 检查愈合情况 □ 确定患者可以出院 □ 向患者交代出院注意事项、复查日期 □ 通知出院处 □ 开出院诊断书 □ 完成出院记录
重点医嘱	**长期医嘱** □ 一级护理 □ 半流质饮食 □ 氧气吸入 □ 心电、无创血压及经皮血氧饱和度监测 □ 预防用抗菌药物 □ 抗血小板治疗 □ 扩冠、控制心率药物治疗 **临时医嘱** □ 床旁心电图 □ 大换药 □ 复查血常规及相关指标 □ 其他特殊医嘱	**长期医嘱** □ 饮食：低盐低脂饮食/糖尿病饮食/其他 □ 停一级护理，改二级护理（时间视病情恢复定） □ 停止监测（时间视病情恢复定） □ 停用抗菌药物（时间视病情恢复定） **临时医嘱** □ 拔除深静脉置管并行留置针穿刺（时间视病情恢复定） □ 复查胸部 X 线片、心电图、超声心动图以及血常规、血生化全套 □ 大换药	**临时医嘱** □ 通知出院 □ 出院带药 □ 伤口换药
病情变异记录	□ 无 □ 有，原因： 1. 2.	□ 无 □ 有，原因： 1. 2.	□ 无 □ 有，原因： 1. 2.
医师签名			

（二）护士表单

冠状动脉粥样硬化性心脏病临床路径护士表单

适用对象：第一诊断为冠状动脉粥样硬化性心脏病（ICD-10：I25.1）

行冠状动脉旁路移植术（ICD-9-CM-3：36.1）

患者姓名：	性别： 年龄： 门诊号：	住院号：
住院日期： 年 月 日	出院日期： 年 月 日	标准住院日：11~18 天

时间	住院第 1~2 天	住院第 1~3 天	住院第 2~4 天（手术日）
主要护理工作	□ 入院宣教（环境、设施、人员等） □ 入院护理评估（营养状况、性格变化等） □ 病史询问，相应查体 □ 联系相关检查	□ 汇总检查结果 □ 完成术前评估 □ 术前宣教（提醒患者按时禁水等） □ 完成术前准备（备皮等）	□ 协助手术 □ 观察患者病情变化并及时通报医师 □ 定时记录重要监测指标
重点医嘱	**长期医嘱** □ 按冠状动脉粥样硬化性心脏病护理常规 □ 二级护理 □ 饮食：低盐低脂饮食/糖尿病饮食/其他 □ 患者既往基础用药 **临时医嘱** □ 血尿便常规，血型，凝血功能，血生化全套，感染性疾病筛查 □ 胸部 X 线片、心电图、超声心动图 □ 肺功能及颈动脉超声检查（视患者情况而定）	**长期医嘱** □ 术前基础用药 **临时医嘱** □ 拟于明日在全身麻醉下行冠状动脉旁路移植术 □ 备皮 □ 备血 □ 血型 □ 抗菌药物皮试 □ 术前晚灌肠 □ 术前禁食、禁水 □ 术前镇静药（酌情） □ 其他特殊医嘱	**长期医嘱** □ 按心脏体外循环直视术后护理 □ 禁食 □ 持续血压、心电及经皮血氧饱和度监测 □ 呼吸机辅助呼吸 □ 扩冠、控制心率药物治疗 □ 预防用抗菌药物 **临时医嘱** □ 床旁心电图、胸部 X 线片 □ 其他特殊医嘱
病情变异记录	□ 无 □ 有，原因： 1. 2.	□ 无 □ 有，原因： 1. 2.	□ 无 □ 有，原因： 1. 2.
护士签名			

时间	住院第 3~5 天 （术后第 1 日）	住院第 4~17 天 （术后第 2~8 日）	住院第 18 天 （术后第 5~14 日，出院日）
主要 护理 工作	□ 观察患者情况 □ 记录生命体征 □ 记录 24 小时出入量 □ 术后康复指导	□ 患者一般状况及切口情况 □ 联系相关复查 □ 鼓励患者下床活动，利于恢 复观察情况 □ 术后康复指导	□ 向患者交代出院注意事项 及复查日期 □ 帮助患者办理出院手续 □ 通知出院处 □ 康复宣教
重 点 医 嘱	**长期医嘱** □ 一级护理 □ 半流质饮食 □ 氧气吸入 □ 心电、无创血压及经皮血氧 饱和度监测 □ 预防用抗菌药物 □ 抗血小板治疗 □ 扩冠、控制心率药物治疗 **临时医嘱** □ 床旁心电图、胸部 X 线片 □ 大换药 □ 复查血常规及相关指标 □ 其他特殊医嘱	**长期医嘱** □ 饮食：低盐低脂饮食/糖尿病 饮食/其他 □ 停一级护理，改二级护理 （时间视病情恢复定） □ 停止监测（时间视病情恢复 定） □ 停用抗菌药物（时间视病情 恢复定） □ 抗血小板治疗 □ 扩冠、控制心率药物治疗 **临时医嘱** □ 拔除深静脉置管并行留置针 穿刺（时间视病情恢复定） □ 复查胸部 X 线片、心电图、 超声心动图以及血常规，血 生化全套 □ 大换药	**临时医嘱** □ 通知出院 □ 出院带药 □ 伤口换药
病情 变异 记录	□ 无　□ 有，原因： 1. 2.	□ 无　□ 有，原因： 1. 2.	□ 无　□ 有，原因： 1. 2.
护士 签名			

（三）患者表单

冠状动脉粥样硬化性心脏病临床路径患者表单

适用对象：第一诊断为冠状动脉粥样硬化性心脏病（ICD-10：I25.1）
　　　　　行冠状动脉旁路移植术（ICD-9-CM-3：36.1）

患者姓名：	性别：　　年龄：　　门诊号：	住院号：
住院日期：　　年　月　日	出院日期：　　年　月　日	标准住院日：11~18 天

时间	住院第 1~2 天	住院第 1~3 天	住院第 2~4 天（手术日）
医患配合	□ 接受入院宣教 □ 接受入院护理评估 □ 接受病史询问 □ 进行体格检查 □ 交代既往用药情况 □ 进行相关检查	□ 患者及家属与医师交流了解病情 □ 了解手术方案及围术期注意事项 □ 签署手术知情同意书、自费用品协议书、输血同意书 □ 接受术前宣教	□ 接受手术治疗 □ 患者家属与医师交流了解手术情况及术后注意事项 □ 接受术后监护治疗
重点诊疗及检查	**重点诊疗** □ 分级护理 □ 饮食安排 □ 既往基础用药 **重要检查** □ 血、尿常规，血型，凝血功能，电解质，肝肾功能，感染性疾病筛查 □ 胸部 X 线片、心电图、超声心动图 □ 根据病情补充安排其他检查	**重点诊疗** □ 接受医师安排的治疗 □ 备皮 □ 备血 □ 术前晚灌肠（按医护人员指导） 术前禁食、禁水（按医护人员指导） 术前镇静药（酌情）	**重点诊疗** □ 禁食 □ 持续血压、心电及经皮血氧饱和度监测 □ 呼吸机辅助呼吸预防用抗菌药物 **重要检查** □ 床旁胸部 X 线片 □ 其他必要检查

时间	住院第 3~5 天 （术后第 1 日）	住院第 4~17 天 （术后第 2~8 日）	住院第 18 天 （术后第 5~14 天，出院日）
医患配合	□ 接受术后康复指导 □ 配合记录 24 小时出入量 □ 配合医师拔除胸管（根据引流量） □ 配合医师拔除尿管（根据病情）	□ 接受术后康复指导 □ 下床活动，促进恢复 □ 配合拔除深静脉置管并行留置针穿刺（视病情恢复定） □ 接受相关复查 □ 配合医师进行伤口换药	□ 接受出院前康复宣教 □ 学习出院注意事项 □ 了解复查程序 □ 办理出院手续 □ 获取出院诊断书 □ 获取出院带药
重点诊疗及检查	**重点诊疗** □ 一级护理 □ 半流质饮食 □ 氧气吸入 □ 生命指标监测 □ 预防用抗菌药物 □ 药物治疗 **重要检查** □ 心电图 □ 按医师要求进行相关检查	**重点诊疗** □ 饮食 □ 改二级护理（视病情恢复定） □ 停止监测（视病情恢复定） □ 停用抗菌药物（视病情恢复定） **重要检查** □ 复查胸部 X 线片、心电图、超声心动图 □ 血常规、血生化全套复查	**重点诊疗** □ 出院

附：原表单（2009 年版）

冠状动脉粥样硬化性心脏病临床路径表单

适用对象：第一诊断为冠状动脉粥样硬化性心脏病（ICD-10：I25.1）

行冠状动脉旁路移植术（ICD-9-CM-3：36.1）

患者姓名：	性别：　　年龄：　　门诊号：	住院号：
住院日期：　　年　月　日	出院日期：　　年　月　日	标准住院日：11~18 天

日期	住院第 1 天	住院第 2~3 天	住院第 2~4 天（手术日）
主要诊疗工作	□ 病史询问，体格检查 □ 完成入院病历书写 □ 安排相关检查 □ 上级医师查房	□ 汇总检查结果 □ 完成术前准备与术前评估 □ 术前讨论，确定手术方案 □ 完成术前小结、上级医师查房记录等病历书写 □ 向患者及家属交代病情及围术期注意事项 □ 签署手术知情同意书、自费用品协议书、输血同意书	□ 气管插管，建立深静脉通路 □ 手术 □ 术后转入重症监护病房 □ 术者完成手术记录 □ 完成术后病程记录 □ 向患者家属交代手术情况及术后注意事项
重点医嘱	**长期医嘱** □ 按冠状动脉粥样硬化性心脏病护理常规 □ 二级护理 □ 饮食：低盐低脂饮食/糖尿病饮食/其他 □ 患者既往基础用药 **临时医嘱** □ 血尿便常规，血型，凝血功能，血生化全套，感染性疾病筛查 □ 胸部 X 线片、心电图、超声心动图 □ 肺功能及颈动脉超声检查（视患者情况而定）	**长期医嘱** □ 术前基础用药 **临时医嘱** □ 拟于明日在全身麻醉下行冠状动脉旁路移植术 □ 备皮 □ 备血 □ 血型 □ 术前晚灌肠 □ 术前禁食、禁水 □ 术前镇静药（酌情） □ 其他特殊医嘱	**长期医嘱** □ 按心脏体外循环直视术后护理 □ 禁食 □ 持续血压、心电及经皮血氧饱和度监测 □ 呼吸机辅助呼吸 □ 预防用抗菌药物 **临时医嘱** □ 床旁心电图、胸部 X 线片 □ 其他特殊医嘱
主要护理工作	□ 入院宣教（环境、设施、人员等） □ 入院护理评估（营养状况、性格变化等）	□ 术前准备（备皮等） □ 术前宣教（提醒患者按时禁水等）	□ 观察患者病情变化 □ 记录生命体征 □ 记录 24 小时出入量 □ 定期记录重要监测指标
病情变异记录	□ 无　□ 有，原因： 1. 2.	□ 无　□ 有，原因： 1. 2.	□ 无　□ 有，原因： 1. 2.
护士签名			
医师签名			

日期	住院第 3~5 天 （术后第 1 日）	住院第 4~12 天 （术后第 2~8 日）	至出院日 （术后第 9~14 日）
主要诊疗工作	□ 医师查房 □ 清醒后拔除气管插管 □ 转回普通病房 □ 观察切口有无血肿，渗血 □ 拔除尿管（根据患者情况）	□ 医师查房 □ 拔除胸管（根据引流量） □ 安排相关复查并分析检查结果 □ 观察切口情况	□ 检查伤口愈合情况并拆线 □ 确定患者可以出院 □ 向患者交代出院注意事项、复查日期 □ 通知出院处 □ 开出院诊断书 □ 完成出院记录
重点医嘱	**长期医嘱** □ 一级护理 □ 半流质饮食 □ 氧气吸入 □ 心电、无创血压及经皮血氧饱和度监测 □ 预防用抗菌药物 □ 抗血小板治疗 □ 扩冠、控制心率药物治疗 **临时医嘱** □ 床旁心电图 □ 大换药 □ 复查血常规及相关指标 □ 其他特殊医嘱	**长期医嘱** □ 饮食：低盐低脂饮食/糖尿病饮食/其他 □ 停止一级护理，改二级护理（时间视病情恢复定） □ 停止监测（时间视病情恢复定） □ 停用抗菌药物（时间视病情恢复定） **临时医嘱** □ 拔除深静脉置管并行留置针穿刺（时间视病情恢复定） □ 复查胸部 X 线片、心电图、超声心动图以及血常规，血生化全套 □ 大换药	**临时医嘱** □ 通知出院 □ 出院带药 □ 拆线换药
主要护理工作	□ 观察患者情况 □ 记录生命体征 □ 记录 24 小时出入量 □ 术后康复指导	□ 观察患者一般状况及切口情况 □ 鼓励患者下床活动，利于恢复 □ 术后康复指导	□ 帮助患者办理出院手续 □ 康复宣教
病情变异记录	□ 无　□ 有，原因： 1. 2.	□ 无　□ 有，原因： 1. 2.	□ 无　□ 有，原因： 1. 2.
护士签名			
医师签名			

第十五章

主动脉根部瘤（升主动脉瘤）临床路径释义

一、主动脉根部瘤（升主动脉瘤）编码

疾病名称及编码：升主动脉瘤（ICD-10：I71.201）

主动脉根部机械瓣带瓣管道置换术（Bentall 手术）（ICD-9-CM-3：38.45）

二、临床路径检索方法

I71.201 伴 38.45

三、主动脉根部瘤（升主动脉瘤）临床路径标准住院流程

（一）适用对象

第一诊断为升主动脉瘤（ICD-10：I71.0-I71.2），行主动脉根部机械瓣带瓣管道置换术（Bentall 手术）（ICD-9-CM-3：38.4401）。

> **释义**
>
> ■ 本路径对象为第一诊断为主动脉根部瘤的患者。
>
> ■ 主动脉根部指左心室出口至窦管交界的主动脉，主动脉根部瘤定义为主动脉根部管径的扩张或膨出≥5cm。
>
> ■ 第二诊断为心脏主动脉瓣病变（ICD-10：I06.0-I06.2 /I35.0-I35.2 /Q23.0-Q23.1），主要是主动脉瓣关闭不全，也可以是主动脉瓣狭窄。

（二）诊断依据

根据《临床诊疗指南·心脏外科学分册》（中华医学会编著，人民卫生出版社，2009）。

1. 症状：可有乏力、胸闷、心前区疼痛、呼吸困难、水肿、不能平卧等症状。

2. 体征：因主动脉瓣关闭不全可闻及胸骨左缘第 3、4 肋间舒张期泼水样杂音等。

3. 辅助检查：心电图、胸部 X 线平片、超声心动图、CT 或 MRI 等。

> **释义**
>
> ■ 主动脉根部瘤早期可不出现临床症状。随着主动脉病变的加重，尤其是主动脉瓣关闭不全的加重以及左心室功能的下降，可有不同程度心功能不全的表现。体征：主动脉瓣狭窄者可闻及主动脉瓣区Ⅲ/6 级以上收缩期杂音；主动脉瓣关闭不全者可闻及胸骨左缘第 3、4 肋间舒张期泼水样杂音。胸部 X 线摄片检查显示主动脉根部区域增宽。心电图检查无特异性，常显示左心室肥厚和劳损。超声心动图提示主动脉窦部扩张，直径超过 5cm，同时提示主动脉瓣狭窄或关闭不全。主动脉 CT 或 MRI 显示主动脉根部瘤样扩张，CT 测定主动脉窦部直径超过 5cm。

■ 主动脉根部瘤需与下列疾病鉴别：

1. 主动脉夹层动脉瘤：常有突发病史，剧烈胸痛，呈撕裂样或刀割样，可伴休克症状。

2. 纵隔肿瘤：纵隔肿瘤其症状体征和 X 线检查与胸主动脉瘤相似，超声心动图、CT、MRI 检查可提供鉴别。

3. 中心型肺癌：中心型肺癌有咳嗽、咳痰带血史，痰癌细胞检查呈阳性，纤维支气管镜检查取标本可确诊，超声心动图、CT、MRI 检查可提供鉴别。

4. 食管癌：有进行性吞咽困难史，钡餐和纤维食管镜可确诊。

（三）选择治疗方案的依据

根据《临床诊疗指南·心脏外科学分册》（中华医学会编著，人民卫生出版社，2009）。行主动脉根部机械瓣带瓣管道置换术。

释义

■ 非马方综合征患者主动脉根部直径>5.5cm，马方综合征患者主动脉根部直径>5.0cm 为手术指征。主动脉病变尤其是二瓣化畸形需要手术时主动脉根部直径>4.5cm 应考虑置换主动脉根部或升主动脉。另外升主动脉瘤直径每年增加 1cm 以上的患者，也有手术指征。对于有主动脉瘤相关症状，如疼痛或压迫症状，无论瘤体的直径大小均应限期手术。

（四）标准住院日

一般≤21 天。

释义

■ 患者入院后，术前准备≤5 天，第 2~6 天实施手术，术后恢复≤16 天出院。总住院时间不超过 21 天均符合路径要求。优化治疗过程，确保在标准住院日内完成本路径的重点有：尽快完善术前检查、明确诊断、确立手术方案，手术团队密配合，术前准备充分，降低术后并发症发生概率。

（五）进入路径标准

1. 第一诊断必须符合 ICD-10：I71.0-I71.2 升主动脉瘤疾病编码。

2. 主动脉根部瘤样扩张，直径>5cm。

3. 中重度主动脉瓣关闭不全或狭窄。

4. 左心室舒张末径≤75mm。

5. 左心室 EF 值≥45%。

6. 患者选择主动脉瓣位置换人工机械瓣。

7. 当患者同时具有其他疾病诊断，但在住院期间不需要特殊处理也不影响第一诊断的临床路径实施时，可以进入路径。

释义

■ 近年来，主动脉根部瘤的手术时机和标准随着外科技术的进步和对该疾病基础研究的认识而不断发生变化。为便于进行统一的医疗质量管理，本路径将"主动脉根部瘤样扩张，直径>5cm"作为进入路径的入选标准。

■ 如果主动脉弓部、胸降主动脉亦受累及，左心室舒张末径>75mm，左心室 EF 值<45%。病理改变较为复杂，病情重，手术矫治技术要求高，术后并发症发生概率高，不宜纳入本路径管理。

■ 只有采用主动脉根部机械瓣带瓣管道置换术（Bentall 手术），才适用本路径，其他方式的主动脉根部手术则不适用本路径，如主动脉根部生物瓣置换加人工血管置换术，保留主动脉瓣的主动脉根部替换术（David 手术），主动脉瓣置换及升主动脉置换术（Wheat 手术）。

■ 合并其他心脏疾病需同期手术处理者不宜进入本路径管理，例如：需同期进行冠状动脉旁路移植术、二尖瓣成形或置换术、先天性心脏病矫治术等。

■ 在主动脉根部瘤的基础上发生了主动脉夹层（DeBakey II 型）虽然也采用Bentall 手术来处理，但由于是急诊手术，不适用于本路径。

■ 经入院常规检查发现以往所没有发现的疾病，而该疾病可能对患者健康影响更为严重，或者该疾病可能影响手术实施、提高手术和麻醉风险、影响预后，则应优先考虑治疗该种疾病，暂不宜进入路径。如肿瘤、心功能不全、肝肾功能不全、重度贫血、凝血功能障碍等。

■ 若既往患有上述疾病，经合理治疗后达到稳定，或目前尚需持续用药，经评估无手术及麻醉禁忌，则可进入路径。但可能会增加医疗费用，延长住院时间。

（六）术前准备

≤5 天（工作日）。

1. 必须的检查项目：

（1）血常规、尿常规、便常规+隐血试验。

（2）肝功能测定、肾功能测定、葡萄糖测定、电解质、血型、凝血功能、感染性疾病筛查（乙型肝炎、丙型肝炎、梅毒、艾滋病等）。

（3）心电图、胸部 X 线平片、超声心动图。

2. 根据患者病情，可选择检查项目：如心肌酶、心功能测定 [如 B 型钠尿肽（BNP）测定、B 型钠尿肽前体（PRO-BNP）测定等]、CT 或 MRI、冠状动脉影像学检查（CT 或造影）（有冠心病发病危险因素及年龄≥50 岁患者）、血气分析和肺功能检查（高龄或既往有肺部病史者）、腹部及外周血管超声检查等。

释义

■ 必查项目是明确诊断、判定是否具有进入路径指征以及确保手术治疗安全、有效开展的基础，在术前必须完成。相关人员应认真分析检查结果，以便及时发现异常情况并采取对应处置，明显异常的检查结果可能导致退出本路径。

■ 通常年龄>50岁，或有明确心绞痛主诉、心电图提示有明显心肌缺血表现者，应行冠状动脉造影/冠状动脉CT检查确诊有无合并冠心病，合并冠心病的患者需同期接受冠状动脉旁路移植术并退出本路径。对于40~50岁之间，合并一定的冠心病危险因素的患者，也可考虑实施冠状动脉CT检查。可疑合并心肌梗死、心力衰竭的患者需测定心肌酶、TNI以及BNP或pro-BNP，这些结果对于评价患者心功能状况，决定患者是否继续进入路径管理具有重要意义。对比剂过敏无法进行主动脉CT造影检查的患者可改行MRI检查。

（七）预防性抗菌药物选择与使用时机

按照《抗菌药物临床应用指导原则》（卫医发〔2004〕285号）执行，并根据患者的病情决定抗菌药物的选择与使用时间。建议使用第一、二代头孢菌素。如可疑感染，需做相应的微生物学检查，必要时做药敏试验。

释义

■ 主动脉根部机械瓣带瓣管道置换术（Bentall手术）属于Ⅰ类切口手术，但由于有心腔内手术操作、异物植入等易感因素存在，且一旦感染可导致严重后果。因此可按规定适当预防性应用抗菌药物，通常选用第二代头孢菌素。

（八）手术日

入院≤5天（工作日）。

1. 麻醉方式：全身麻醉。
2. 体外循环辅助。
3. 手术植入物：机械瓣带瓣管道、胸骨固定钢丝等。
4. 术中用药：麻醉及体外循环常规用药。
5. 输血及血液制品：视术中情况而定。输血前需行血型鉴定、抗体筛选和交叉合血。

释义

■ 主动脉根部机械瓣带瓣管道置换术（Bentall手术）由于涉及大血管的吻合，术中、术后出血是较常见的并发症，且是导致围术期不良事件的危险因素之一。因此，与其他心内直视手术相比，可适当放宽围术期输血及血液制品、止血药物的应用指征，通常输注悬浮红细胞、血浆、血小板、人纤维蛋白原和人凝血酶原复合物来保护患者凝血功能的稳定。

（九）术后住院恢复

≤16天。

1. 术后早期持续监测，观察生命体征。
2. 必须复查的检查项目：血常规、电解质、肝肾功能、抗凝监测、心电图、胸部X线平片、超声心动图。

3. 可选择的复查项目：CT 等。

4. 抗菌药物：按照《抗菌药物临床应用指导原则》（卫医发〔2004〕285号）执行，并根据患者的病情决定抗菌药物的选择与使用时间。如可疑感染，需做相应的微生物学检查，必要时做药敏试验。

5. 抗凝：根据所测 INR 值调整抗凝药用量，终身抗凝治疗。

6. 根据病情需要进行强心、利尿等治疗。

> **释义**
>
> ■ 主动脉根部机械瓣带瓣管道置换术（Bentall 手术）术后早期应对患者进行持续的监测治疗，以便及时掌握病情变化。主管医师评估患者病情平稳后，方可终止持续监测。
>
> ■ 术后部分患者可能发生感染，必要时可根据药敏试验结果更换敏感抗菌药物，常用的药敏试验如痰培养、血培养，在药敏结果回报前一般经验性选用广谱抗菌药物。
>
> ■ 根据患者病情需要，开展相应的检查及治疗，检查内容不只限于路径中规定的必须复查项目，可根据需要增加，如血常规、生化检查、血气分析、凝血功能分析等，必要时需增加同一项目的检查频次。

（十）出院标准

1. 体温正常，血常规、电解质无明显异。

2. 引流管拔除、伤口愈合无感染。

3. 没有需要住院处理的并发症和（或）其他合并症。

4. 抗凝基本稳定。

5. 胸部 X 线平片、超声心动图或 CT 证实人工机械瓣功能良好、人工血管通畅，无相关并发症。

> **释义**
>
> ■ 患者出院前不仅应完成必须复查项目，且复查项目应无明显异常。若检查结果明显异常，如发热、血常规白细胞显著增高、切口未愈合、中量以上的心包积液、气胸、严重贫血、血红蛋白尿、严重肾功能不全等，主管医师应进行仔细分析并作出对应处置，必要时需请其他相关专业医师会诊。部分患者抗凝结果尚未完全稳定，也可在门诊继续进行抗凝药物的调整。

（十一）变异及原因分析

1. 围术期并发症：主动脉根部出血、人工瓣功能障碍、心功能不全、瓣周漏、与抗凝相关的血栓栓塞和出血、溶血、感染性心内膜炎、术后伤口感染、重要脏器功能不全等造成住院日延长和费用增加。

2. 合并有其他系统疾病加重而需要治疗，延长治疗时间和增加住院费用。

3. 人工机械瓣及人工血管的选择：患者选择了不同的机械瓣和人工血管材料（国产和进口）导致住院费用存在差异。

4. 合并心房纤颤等严重心律失常者，造成住院日延长和费用增加。

5. 非常规路径（胸骨正中切口）的各类微创术式，导致住院费用存在差异。

6. 其他因素：术前心功能及其他重要脏器功能不全需调整，特殊原因（如稀有血型短缺等）造成的住院时间延长费用增加。

> **释义**
>
> ■ 变异是指入选临床路径的患者未能按路径流程完成医疗行为或未达到预期的医疗质量控制目标。这包含三方面情况：①按路径流程完成治疗，但出现非预期结果，可能需要后续进一步处理；②按路径流程完成治疗，但超出了路径规定的时限或限定的费用，如实际住院日超出标准住院日要求，或未能在规定的手术日时间限定内实施手术等；③不能按路径流程完成治疗，患者需要中途退出路径，如治疗过程中出现严重并发症，导致必须终止路径或需要转入其他路径进行治疗等。对这些患者，主管医师均应进行变异原因的分析，并在临床路径的表单中予以说明。
>
> ■ 主动脉根部机械瓣带瓣管道置换术（Bentall 手术）可能出现的并发症有：主动脉根部出血、人工瓣功能障碍、心功能不全、瓣周漏、与抗凝相关的血栓栓塞和出血、溶血、感染性心内膜炎、术后伤口感染、重要脏器功能不全等。这些并发症的出现可能导致死亡、二次开胸手术、显著延长住院时间尤其是监护室时间，将明显增加医疗费用，建议退出路径。
>
> ■ 不明显增加医疗费用及住院时间的变异，如较轻的感染、选择不同的人工机械瓣或人工血管、合并心房颤动、小切口微创入路手术、因其他特殊原因导致术前等待时间较长可不退出路径。
>
> ■ 因患者方面的主观原因导致执行路径出现变异，也需要医师在表单中予以说明。

四、主动脉根部瘤（升主动脉瘤）临床路径给药方案

【用药选择】

1. 术前根据患者心功能开始调整心功能用药。

2. 围术期预防性用抗菌药物。

3. 术后开始控制血压、维护心功能、补钾治疗。

【药学提示】

1. 术前根据患者心功能开始调整心功能用药，主要是指利尿治疗。心功能Ⅲ级及以上的还须要酌情加用洋地黄类正性肌力药物。

2. 根据《抗菌药物临床应用指导原则（2015 年版）》的指示，围术期预防性使用抗菌药物，首剂时间为术前 0.5 小时，手术超过 3 小时加用 1 次抗菌药物；总预防性用药时间一般不超过 24 小时，个别情况可延长至 48 小时。术后 48 小时后，若无特殊可停用抗菌药物，若患者血象较高，体温在 38.5℃以上，可继续应用抗菌药物，建议完善细菌培养检查，并根据痰培养、血培养结果选择敏感抗菌药物。

【注意事项】

抗菌药物的滥用导致耐药株不断出现，且二重感染机会增加。故在术后 48 小时后，若无明显感染证据，应停用抗菌药物。有必要继续应用抗菌药物的，应根据痰培养或血培养的药敏结果合理选择抗菌药物。在术后 72 小时内，应加大利尿药物，减轻心脏负担，尽量使患者处于液体的负平衡，72 小时后可适当放宽患者出入量情况。

五、推荐表单

（一）医师表单

主动脉根部瘤（升主动脉瘤）临床路径医师表单

适用对象：**第一诊断为升主动脉瘤**（ICD-10：I71.0-I71.2）

　　　　　行主动脉根部机械瓣带瓣管道置换术（Bentall 手术）（ICD-9-CM-3：38.4401）

患者姓名：		性别：　　年龄：　　门诊号：	住院号：
住院日期：　　年　月　日		出院日期：　　年　月　日	标准住院日：≤21 天

时间	住院第 1~2 天	住院第 1~3 天 （完成术前准备日）	住院第 2~4 天 （术前第 1 日）
主要诊疗工作	□ 询问病史及体格检查 □ 上级医师查房 □ 初步诊断和初步治疗方案 □ 住院医师完成住院志、首次病程、上级医师查房等病历书写 □ 开实验室检查单	□ 上级医师查房 □ 完成术前实验室检查 □ 完成必要的相关科室会诊 □ 调整心脏及重要脏器功能	□ 上级医师查房，术前评估和决定手术方案 □ 住院医师完成上级医师查房记录等 □ 向患者或家属交代围术期注意事项并签署手术知情同意书、自费用品协议书、输血同意书、委托书（患者本人不能签字时） □ 麻醉医师查房并与患者或家属交代麻醉注意事项并签署麻醉知情同意书 □ 完成各项术前准备
重点医嘱	**长期医嘱** □ 心外科二级护理常规 □ 饮食 □ 术前调整心功能 **临时医嘱** □ 血常规、尿常规、便常规+隐血试验 □ 肝功能测定、肾功能测定、葡萄糖测定、电解质、血型、凝血功能、感染性疾病筛查 □ 心电图、胸部 X 线平片、超声心动图 □ CT 或 MRI（酌情） □ 根据患者情况选择肺功能、脑血管检查、冠状动脉造影	**长期医嘱** □ 患者基础用药 □ 既往用药 **临时医嘱** □ 根据会诊科室要求开实验室检查单 □ 对症处理	**长期医嘱** 同前 **临时医嘱** □ 术前医嘱 □ 准备明日在全身麻醉、体外循环下行主动脉根部机械瓣带瓣管道置换术 □ 术前禁食、禁水 □ 术前用抗菌药物皮试 □ 术区备皮 □ 术前灌肠 □ 配血 □ 术中特殊用药 □ 其他特殊医嘱
主要护理工作	□ 介绍病房环境、设施设备 □ 入院护理评估 □ 防止皮肤压疮护理	□ 观察患者病情变化 □ 防止皮肤压疮护理 □ 心理和生活护理	□ 做好备皮等术前准备 □ 提醒患者术前禁食、禁水 □ 术前心理护理

续　表

时间	住院第 1~2 天	住院第 1~3 天 （完成术前准备日）	住院第 2~4 天 （术前第 1 日）
病情 变异 记录	□无　□有，原因： 1. 2.	□无　□有，原因： 1. 2.	□无　□有，原因： 1. 2.
护士 签名			
医师 签名			

时间	住院第 2~5 天 （手术日）	住院第 3~6 天 （术后第 1 日）	住院第 4~7 天 （术后第 2 日）
主要诊疗工作	□ 手术 □ 向家属交代病情、手术过程及术后注意事项 □ 术者完成手术记录 □ 完成术后病程 □ 上级医师查房 □ 麻醉医师查房 □ 观察生命体征及有无术后并发症并相应处理	□ 上级医师查房 □ 住院医师完成常规病程记录 □ 根据病情变化及时完成病程记录 □ 观察伤口、引流量、体温、生命体征情况、有无并发症等并作出相应处理	□ 上级医师查房 □ 住院医师完成病程记录 □ 根据引流量拔除引流管，伤口换药 □ 观察生命体征情况、有无并发症等并作出相应处理
重点医嘱	**长期医嘱** □ 特级护理常规 □ 留置引流管并记录引流量 □ 生命体征/血流动力学监测 □ 强心利尿药 □ 抗菌药物 □ 呼吸机辅助呼吸 □ 保留尿管并记录尿量 □ 胃黏膜保护剂 □ 其他特殊医嘱 **临时医嘱** □ 今日在全身麻醉、体外循环下行主动脉根部机械瓣带瓣管道置换术 □ 补液 □ 血管活性药 □ 血常规、生化检查、床旁胸部 X 线平片、血气分析 □ 输血和（或）补晶体、胶体液（必要时） □ 其他特殊医嘱	**长期医嘱** □ 特级或一级护理，余同前 **临时医嘱** □ 复查血常规 □ 输血和（或）补晶体、胶体液（必要时） □ 换药 □ 镇痛等对症处理 □ 补液 □ 血管活性药 □ 强心利尿药 □ 拔除气管插管后开始常规抗凝治疗、抗凝监测	**长期医嘱** 同前 **临时医嘱** □ 复查血常规、生化检查（必要时） □ 输血和（或）补晶体、胶体液（必要时） □ 换药，拔引流管 □ 镇痛等对症处理 □ 常规抗凝治疗、抗凝监测
主要护理工作	□ 观察患者病情变化并及时报告医师 □ 术后心理与生活护理 □ 防止皮肤压疮处理	□ 观察患者病情并做好引流量等相关记录 □ 术后心理与生活护理 □ 防止皮肤压疮处理	□ 观察患者病情变化 □ 术后心理与生活护理 □ 防止皮肤压疮处理
病情变异记录	□ 无 □ 有，原因： 1. 2.	□ 无 □ 有，原因： 1. 2.	□ 无 □ 有，原因： 1. 2.
护士签名			
医师签名			

时间	住院第 5~8 天 （术后第 3 日）	住院第 6~20 天 （术后第 4 日至出院前）	住院第 9~21 天 （术后第 7~16 日）
主要诊疗工作	□ 上级医师查房 □ 住院医师完成病程记录 □ 伤口换药（必要时） □ 常规抗凝治疗	□ 上级医师查房 □ 住院医师完成病程记录 □ 伤口换药或拆线（必要时） □ 调整各重要脏器功能 □ 指导抗凝治疗 □ 预防感染（酌情）	□ 上级医师查房，评估患者是否达到出院标准，明确是否出院 □ 完成出院志、病案首页、出院诊断证明书等所有病历 □ 向患者交代出院后的后续治疗及相关注意事项，如抗凝治疗、心功能调整等
重点医嘱	**长期医嘱** 同前 **临时医嘱** □ 复查血常规、尿常规、生化检查（必要时） □ 输血和（或）补晶体、胶体液（必要时） □ 换药（必要时） □ 镇痛等对症处理 □ 常规抗凝治疗、根据情况进行抗凝监测	**长期医嘱** □ 根据病情变化调整抗菌药物等 □ 长期医嘱 **临时医嘱** □ 复查血常规、尿常规、生化检查（必要时） □ 输血和（或）补晶体、胶体液（必要时） □ 换药（必要时） □ 对症处理 □ 抗凝治疗、根据情况进行抗凝监测 □ 复查心电图、胸部 X 线平片、超声心动图 □ 复查 CT 或 MRI	**出院医嘱** □ 出院带药 □ 终身抗凝 □ 定期复查 □ 如有不适，随诊
主要护理工作	□ 观察患者病情变化 □ 术后心理与生活护理	□ 观察患者病情变化 □ 指导患者功能锻炼 □ 心理和生活护理	□ 指导患者办理出院手续 □ 出院宣教
病情变异记录	□ 无 □ 有，原因： 1. 2.	□ 无 □ 有，原因： 1. 2.	□ 无 □ 有，原因： 1. 2.
护士签名			
医师签名			

（二）护士表单

主动脉根部瘤（升主动脉瘤）临床路径护士表单

适用对象：第一诊断为升主动脉瘤（ICD-10：I71.0-I71.2）
行主动脉根部机械瓣带瓣管道置换术（Bentall 手术）（ICD-9-CM-3：38.4401）

| 患者姓名： | 性别： 年龄： 门诊号： | 住院号： |

| 住院日期： 年 月 日 | 出院日期： 年 月 日 | 标准住院日：≤21 天 |

时间	住院第 1~2 天	住院第 1~3 天 （完成术前准备日）	住院第 2~4 天 （术前第 1 日）
重点医嘱	**长期医嘱** □ 心外科二级护理常规 □ 饮食 □ 术前调整心功能 **临时医嘱** □ 血常规、尿常规、便常规+隐血肝功能测定、肾功能测定、葡萄糖测定、电解质、血型、凝血功能、感染性疾病筛查 □ 心电图、胸部 X 线平片、超声心动图 □ CT 或 MRI（酌情） □ 根据患者情况选择肺功能、脑血管检查、冠状动脉造影	**长期医嘱** □ 患者基础用药 □ 既往用药 **临时医嘱** □ 根据会诊科室要求开实验室检查单 □ 对症处理	**长期医嘱** 同前 **临时医嘱** □ 术前医嘱 □ 准备明日在全身麻醉、体外循环下行主动脉根部机械瓣带瓣管道置换术 □ 术前禁食、禁水 □ 术前用抗菌药物皮试 □ 术区备皮术前灌肠配血 □ 术中特殊用药 □ 其他特殊医嘱
主要护理工作	□ 介绍病房环境、设施设备 □ 入院护理评估 □ 防止皮肤压疮护理	□ 观察患者病情变化 □ 防止皮肤压疮护理 □ 心理和生活护理	□ 做好备皮等术前准备 □ 提醒患者术前禁食、禁水 □ 术前心理护理
病情变异记录	□ 无 □ 有，原因： 1. 2.	□ 无 □ 有，原因： 1. 2.	□ 无 □ 有，原因： 1. 2.
护士签名			

时间	住院第 2~5 天 （手术日）	住院第 3~6 天 （术后第 1 日）	住院第 4~7 天 （术后第 2 日）
重点医嘱	**长期医嘱** □ 特级护理常规 □ 留置引流管并记录引流量生命体征/血流动力学监测强心利尿药 □ 抗菌药物 □ 呼吸机辅助呼吸 □ 保留尿管并记录尿量 □ 胃黏膜保护剂 □ 其他特殊医嘱 **临时医嘱** □ 今日在全身麻醉、体外循环下行主动脉根部机械瓣带瓣管道置换术 □ 补液 □ 血管活性药 □ 血常规、生化检查、床旁胸部 X 线平片、血气分析 □ 输血和（或）补晶体、胶体液（必要时） □ 其他特殊医嘱	**长期医嘱** □ 特级或一级护理，余同前 **临时医嘱** □ 复查血常规 □ 输血和（或）补晶体、胶体液（必要时） □ 换药 □ 镇痛等对症处理 □ 补液 □ 血管活性药 □ 强心利尿药 □ 拔除气管插管后开始常规抗凝治疗、抗凝监测	**长期医嘱** 同前 **临时医嘱** □ 复查血常规、生化检查（必要时） □ 输血和（或）补晶体、胶体液（必要时） □ 换药，拔引流管 □ 镇痛等对症处理 □ 常规抗凝治疗、抗凝监测
主要护理工作	□ 观察患者病情变化并及时报告医师 □ 术后心理与生活护理防止皮肤压疮处理	□ 观察患者病情并做好引流量等相关记录 □ 术后心理与生活护理 □ 防止皮肤压疮处理	□ 观察患者病情变化 □ 术后心理与生活护理 □ 防止皮肤压疮处理
病情变异记录	□ 无 □ 有，原因： 1. 2.	□ 无 □ 有，原因： 1. 2.	□ 无 □ 有，原因： 1. 2.
护士签名			

时间	住院第 5~8 天 （术后第 3 日）	住院第 6~20 天 （术后第 4 日至出院前）	住院第 9~21 天 （术后第 7~16 日）
重点医嘱	**长期医嘱** 同前 **临时医嘱** □ 复查血常规、尿常规、生化检查（必要时） □ 输血和（或）补晶体、胶体液（必要时） □ 换药（必要时） □ 镇痛等对症处理 □ 常规抗凝治疗、根据情况进行抗凝监测	**长期医嘱** □ 根据病情变化调整抗菌药物等 □ 长期医嘱 **临时医嘱** □ 复查血常规、尿常规、生化检查（必要时） □ 输血和（或）补晶体、胶体液（必要时） □ 换药（必要时） □ 对症处理 □ 抗凝治疗、根据情况进行抗凝监测 □ 复查心电图、胸部 X 线平片、超声心动图 □ 复查 CT 或 MRI	**出院医嘱** □ 出院带药 □ 终身抗凝 □ 定期复查 □ 如有不适，随诊
主要护理工作	□ 观察患者病情变化 □ 术后心理与生活护理	□ 观察患者病情变化 □ 指导患者功能锻炼 □ 心理和生活护理	□ 指导患者办理出院手续 □ 出院宣教
病情变异记录	□ 无　□ 有，原因： 1. 2.	□ 无　□ 有，原因： 1. 2.	□ 无　□ 有，原因： 1. 2.
护士签名			

（三）患者表单

主动脉根部瘤（升主动脉瘤）临床路径患者表单

适用对象：第一诊断为升主动脉瘤（ICD-10：I71.0-I71.2）
　　　　　行主动脉根部机械瓣带瓣管道置换术（Bentall 手术）（ICD-9-CM-3：38.4401）

患者姓名：	性别：　　年龄：　　门诊号：		住院号：
住院日期：　　年　月　日	出院日期：　　年　月　日		标准住院日：≤21 天

时间	住院第 1~4 天	住院第 3~4 天	住院第 4~5 天（手术日）
医患配合	□ 接受入院宣教 □ 接受入院护理评估 □ 接受病史询问 □ 进行质体格检查 □ 交代既往用药情况 □ 进行相关检查	□ 患者及家属与医师交流了解病情 □ 了解手术方案及围术期注意事项 □ 签署手术知情同意书、自费用品协议书、输血同意书 □ 接受术前宣教	□ 接受手术治疗 □ 患者家属与医师交流了解手术情况及术后注意事项 □ 接受术后监护治疗
重点诊疗及检查	**重点诊疗** □ 分级护理 □ 饮食安排 □ 既往基础用药 **重要检查** □ 血、尿常规，血型，凝血功能，电解质，肝肾功能，感染性疾病筛查 □ 胸部 X 线片、心电图、超声心动图、主动脉 CTA/MRI □ 根据病情补充安排其他检查	**重点诊疗** □ 接受医师安排的治疗 □ 备皮 □ 备血 □ 术前晚灌肠（按医护人员指导） □ 术前禁食、禁水（按医护人员指导） □ 术前镇静药（酌情）	**重点诊疗** □ 禁食 □ 持续血压、心电及经皮血氧饱和度监测 □ 呼吸机辅助呼吸 □ 预防用抗菌药物 **重要检查** □ 床旁胸部 X 线片 □ 其他必要检查
病情变异记录	□ 无　□ 有，原因： 1. 2.	□ 无　□ 有，原因： 1. 2.	□ 无　□ 有，原因： 1. 2.

时间	住院第 5~6 天 （术后第 1 日）	住院第 7~11 天 （术后第 2~6 日）	住院第 12~21 天 （术后第 5~14 日）
医患配合	□ 接受术后康复指导 □ 配合记录 24 小时出入量 □ 配合医师拔除胸管（根据引流量） □ 配合医师拔除尿管（根据病情）	□ 接受术后康复指导 □ 下床活动，促进恢复 □ 配合拔除深静脉置管并行留置针穿刺（视病情恢复定） □ 接受相关复查 □ 配合医师进行伤口换药	□ 接受出院前康复宣教 □ 学习出院注意事项 □ 了解复查程序 □ 办理出院手续 □ 获取出院诊断书 □ 获取出院带药
重点诊疗及检查	**重点诊疗** □ 一级护理 □ 半流质饮食 □ 氧气吸入 □ 生命指标监测 □ 预防用抗菌药物 □ 药物治疗 **重要检查** □ 心电图 □ 按医师要求进行相关检查	**重点诊疗** □ 饮食 □ 改二级护理（视病情恢复定） □ 停止监测（视病情恢复定） □ 停用抗菌药物（视病情恢复定） **重要检查** □ 复查胸部 X 线片、心电图、超声心动图 □ 血常规，血生化全套复查	**重点诊疗** □ 出院
病情变异记录	□ 无　□ 有，原因： 1. 2.	□ 无　□ 有，原因： 1. 2.	□ 无　□ 有，原因： 1. 2.

附：原表单（2010 年版）

主动脉根部瘤（升主动脉瘤）临床路径表单

适用对象：第一诊断为升主动脉瘤（ICD-10：I71.0-I71.2）

行主动脉根部机械瓣带瓣管道置换术（Bentall 手术）（ICD-9-CM-3：38.4401）

患者姓名：	性别： 年龄： 门诊号：	住院号：
住院日期： 年 月 日	出院日期： 年 月 日	标准住院日：≤21 天

时间	住院第 1~2 天	住院第 1~3 天 （完成术前准备日）	住院第 2~4 天 （术前第 1 日）
主要诊疗工作	□ 询问病史及体格检查 □ 上级医师查房 □ 初步诊断和初步治疗方案 □ 住院医师完成住院志、首次病程、上级医师查房等病历书写 □ 开实验室检查单	□ 上级医师查房 □ 完成术前实验室检查 □ 完成必要的相关科室会诊 □ 调整心脏及重要脏器功能	□ 上级医师查房，术前评估和决定手术方案 □ 住院医师完成上级医师查房记录等 □ 向患者和（或）家属交代围术期注意事项并签署手术知情同意书、自费用品协议书、输血同意书、委托书（患者本人不能签字时） □ 麻醉医师查房并与患者和（或）家属交代麻醉注意事项并签署麻醉知情同意书 □ 完成各项术前准备
重点医嘱	**长期医嘱** □ 心外科二级护理常规 □ 饮食 □ 术前调整心功能 **临时医嘱** □ 血常规、尿常规、粪便常规+隐血试验 □ 肝功能测定、肾功能测定、葡萄糖测定、电解质、血型、凝血功能、感染性疾病筛查 □ 心电图、胸部 X 线平片、超声心动图 □ CT 或 MRI（酌情） □ 根据患者情况选择肺功能、脑血管检查、冠状动脉造影	**长期医嘱** □ 患者基础用药 □ 既往用药 **临时医嘱** □ 根据会诊科室要求开实验室检查单 □ 对症处理	**长期医嘱** 同前 **临时医嘱** □ 术前医嘱 □ 准备明日在全身麻醉、体外循环下行主动脉根部机械瓣带瓣管道置换术 □ 术前禁食、禁水 □ 术前用抗菌药物皮试 □ 术区备皮 □ 术前灌肠 □ 配血 □ 术中特殊用药 □ 其他特殊医嘱
主要护理工作	□ 介绍病房环境、设施设备 □ 入院护理评估 □ 防止皮肤压疮护理	□ 观察患者病情变化 □ 防止皮肤压疮护理 □ 心理和生活护理	□ 做好备皮等术前准备 □ 提醒患者术前禁食、禁水 □ 术前心理护理

时间	住院第 1~2 天	住院第 1~3 天 （完成术前准备日）	住院第 2~4 天 （术前第 1 日）
病情 变异 记录	□无　□有，原因： 1. 2.	□无　□有，原因： 1. 2.	□无　□有，原因： 1. 2.
护士 签名			
医师 签名			

时间	住院第2~5天 （手术日）	住院第3~6天 （术后第1日）	住院第4~7天 （术后第2日）
主要诊疗工作	□ 手术 □ 向家属交代病情、手术过程及术后注意事项 □ 术者完成手术记录 □ 完成术后病程 □ 上级医师查房 □ 麻醉医师查房 □ 观察生命体征及有无术后并发症并相应处理	□ 上级医师查房 □ 住院医师完成常规病程记录 □ 根据病情变化及时完成病程记录 □ 观察伤口、引流量、体温、生命体征情况、有无并发症等并作出相应处理	□ 上级医师查房 □ 住院医师完成病程记录 □ 根据引流量拔除引流管，伤口换药 □ 观察生命体征情况、有无并发症等并作出相应处理
重点医嘱	**长期医嘱** □ 特级护理常规 □ 留置引流管并记录引流量 □ 生命体征/血流动力学监测 □ 强心利尿药 □ 抗菌药物 □ 呼吸机辅助呼吸 □ 保留尿管并记录尿量 □ 胃黏膜保护剂 □ 其他特殊医嘱 **临时医嘱** □ 今日在全身麻醉、体外循环下行主动脉根部机械瓣带瓣管道置换术 □ 补液 □ 血管活性药 □ 血常规、生化检查、床旁胸部X线平片、血气分析 □ 输血和（或）补晶体、胶体液（必要时） □ 其他特殊医嘱	**长期医嘱** □ 特级或一级护理，余同前 **临时医嘱** □ 复查血常规 □ 输血和（或）补晶体、胶体液（必要时） □ 换药 □ 镇痛等对症处理 □ 补液 □ 血管活性药 □ 强心利尿药 □ 拔除气管插管后开始常规抗凝治疗、抗凝监测	**长期医嘱** 同前 **临时医嘱** □ 复查血常规、生化检查（必要时） □ 输血和（或）补晶体、胶体液（必要时） □ 换药，拔引流管 □ 镇痛等对症处理 □ 常规抗凝治疗、抗凝监测
主要护理工作	□ 观察患者病情变化并及时报告医师 □ 术后心理与生活护理 □ 防止皮肤压疮处理	□ 观察患者病情并做好引流量等相关记录 □ 术后心理与生活护理 □ 防止皮肤压疮处理	□ 观察患者病情变化 □ 术后心理与生活护理 □ 防止皮肤压疮处理
病情变异记录	□ 无 □ 有，原因： 1. 2.	□ 无 □ 有，原因： 1. 2.	□ 无 □ 有，原因： 1. 2.
护士签名			
医师签名			

时间	住院第 5~8 天 （术后第 3 日）	住院第 6~20 天 （术后第 4 日至出院前）	住院第 9~21 天 （术后第 7~16 日）
主要诊疗工作	□ 上级医师查房 □ 住院医师完成病程记录 □ 伤口换药（必要时） □ 常规抗凝治疗	□ 上级医师查房 □ 住院医师完成病程记录 □ 伤口换药或拆线（必要时） □ 调整各重要脏器功能 □ 指导抗凝治疗 □ 预防感染（酌情）	□ 上级医师查房，评估患者是否达到出院标准，明确是否出院 □ 完成出院志、病案首页、出院诊断证明书等所有病历 □ 向患者交代出院后的后续治疗及相关注意事项，如抗凝治疗、心功能调整等
重点医嘱	**长期医嘱** 同前 **临时医嘱** □ 复查血常规、尿常规、血生化检查（必要时） □ 输血和（或）补晶体、胶体液（必要时） □ 换药（必要时） □ 镇痛等对症处理 □ 常规抗凝治疗、根据情况进行抗凝监测	**长期医嘱** □ 根据病情变化调整抗菌药物等长期医嘱 **临时医嘱** □ 复查血常规、尿常规、血生化检查（必要时） □ 输血和（或）补晶体、胶体液（必要时） □ 换药（必要时） □ 对症处理 □ 抗凝治疗、根据情况进行抗凝监测 □ 复查心电图、胸部 X 线平片、超声心动图 □ 复查 CT 或 MRI	**出院医嘱** □ 出院带药 □ 终身抗凝 □ 定期复查 □ 如有不适，随诊
主要护理工作	□ 观察患者病情变化 □ 术后心理与生活护理	□ 观察患者病情变化 □ 指导患者功能锻炼 □ 心理和生活护理	□ 指导患者办理出院手续 □ 出院宣教
病情变异记录	□ 无　□ 有，原因： 1. 2.	□ 无　□ 有，原因： 1. 2.	□ 无　□ 有，原因： 1. 2.
护士签名			
医师签名			

第十六章

升主动脉瘤/升主动脉夹层动脉瘤临床路径释义

一、升主动脉瘤/升主动脉夹层动脉瘤编码

　　疾病名称及编码：升主动脉瘤（ICD-10：I71.201）

　　　　　　　　　　升主动脉夹层动脉瘤（ICD-10：I71.003）

　　手术操作名称及编码：升主动脉人工血管置换术（ICD-9-CM-3：38.45）

二、临床路径检索方法

　　I71.201/I71.003 伴 38.45

三、升主动脉瘤/升主动脉夹层动脉瘤临床路径标准住院流程

　　（一）适用对象

　　第一诊断为升主动脉瘤/升主动脉夹层动脉瘤（ICD-10：I71.0-I71.2），行升主动脉人工血管置换术（ICD-9-CM-3：38.4402）。

> **释义**
>
> ■ 适用对象编码参见第一部分。
> ■ 本路径适用对象为临床诊断为升主动脉瘤/升主动脉夹层动脉瘤的患者。升主动脉是指从窦管交界到第一个主动脉弓分支开口（无名动脉）这一节段的主动脉。如升主动脉瘤/升主动脉夹层动脉瘤累及主动脉窦部和（或）弓部，以及合并需要干预的主动脉瓣病变等情形，则需进入其他相应路径。
> ■ 升主动脉瘤定义标准为管径的扩张/膨出≥5cm。
> ■ 升主动脉夹层动脉瘤是指慢性期的 DeBakey Ⅱ 型主动脉夹层。慢性期是指发病超过 14 天。DeBakey Ⅱ 型主动脉夹层是指：原发破口位于升主动脉且夹层范围局限于升主动脉。

　　（二）诊断依据

　　根据《临床诊疗指南·心脏外科学分册》（中华医学会编著，人民卫生出版社，2009）。

　　1. 症状：可有乏力、胸闷、胸痛等症状，也可无明显症状。

　　2. 体征：多无明显的阳性体征。

　　3. 辅助检查：心电图、胸部 X 线平片、超声心动图、CT 或 MRI 等。

释义

■ 单纯升主动脉动脉瘤早期无明显症状。随着动脉瘤增大，开始出现胸痛。胸痛多为钝痛，也有刺痛。有的疼痛呈持续性，也有的可随呼吸或运动而加剧。疼痛的原因可能是动脉壁内神经随壁扩张而受牵拉引起，也可能是动脉瘤压迫周围交感神经节所致。气管受到瘤体压迫可出现胸闷、乏力。其他一些不常见的症状有膈肌麻痹、声音嘶哑等。单纯升主动脉瘤阳性体征不多，可见到右颈根部搏动、颈静脉和胸壁静脉怒张，面颈部肿胀和青紫等。胸部 X 线摄片检查显示升主动脉扩张。心电图无特异性，高血压引起的动脉瘤可出现左心室肥厚和高电压。主动脉 CT 或 MRI 显示升主动脉扩张。

■ 绝大多数 DeBakeyⅡ型主动脉夹层可有突发的剧烈疼痛病史，多表现为胸前区的持续性锐痛，如刀割样，难以忍受。辅助检查：大多数主动脉夹层患者心电图正常。既往有冠心病或高血压的高龄患者亦可有相应心电图表现。X 线检查发现心影增大，提示有心包渗出。超声心动图可探及分隔主动脉真假腔的隔膜，隔膜随血流摆动，并可见内膜破口，有否心包积液等。经食管超声心动图（TEE）还可检查主动脉弓部远端及胸主动脉。诊断准确性高，但对患者影响大，有一定创伤性，并可能引起或加重高血压，诱发夹层破裂。重症患者不宜行此项检查。CT 检查的典型表现为由隔膜分隔的真假腔，真腔常较假腔小。CT 可以同时发现内膜破口、附壁血栓、心包腔及胸腔积液等。

（三）选择治疗方案的依据

根据《临床诊疗指南·心脏外科学分册》（中华医学会编著，人民卫生出版社，2009）。升主动脉人工血管置换术。

释义

■ 升主动脉瘤样扩张，直径>5cm，不论有无症状，均应手术治疗。近年来，升主动脉瘤的手术时机和标准随着外科技术的进步和对该疾病基础研究的认识而不断发生治疗时机的前移。各单位应根据自身条件，依据患者病变的病理类型和特点，参考国际及国内有关指南，合理选择升主动脉人工血管置换术的手术时机。

■ 升主动脉夹层动脉瘤手术治疗效果好于药物治疗，而且研究资料表明，Ⅱ型主动脉夹层即使进入慢性期，破裂和主动脉瓣关闭不全致死的危险性仍然较大。因此，对于 DeBakeyⅡ型主动脉夹层，无论有无症状，均宜采取以手术为主的综合治疗，可防止夹层继续剥离，降低主动脉破裂和急性左心衰竭的发生率。

（四）标准住院日

通常≤18 天。

释义

■ 患者入院后，术前准备 1~4 天，第 2~5 天实施手术，术后继续住院 5~13 天，主要观察恢复情况以及是否出现并发症。如无明显需退出本路径的变异，仅在住院日数上有小的差异，并不影响纳入路径。一般情况下，总住院时间不超过 18 天均符合路径要求。

（五）进入路径标准

1. 第一诊断必须符合 ICD-10：I71.0-I71.2 升主动脉瘤/升主动脉夹层动脉瘤疾病编码。

2. 升主动脉瘤样扩张，直径>5cm。

3. 主动脉窦部正常，主动脉弓部正常，主动脉瓣无明显病变。

4. 当患者同时具有其他疾病诊断，但在住院期间不需要特殊处理也不影响第一诊断的临床路径流程实施时，可以进入路径。

释义

■ 进入本路径的患者，第一诊断应为升主动脉瘤/升主动脉夹层动脉瘤。近年来，升主动脉瘤的手术时机和标准随着外科技术的进步和对该疾病基础研究的认识而不断发生变化。为便于进行统一的医疗质量管理，将"升主动脉瘤样扩张，直径>5cm"作为进入路径的标准。

■ 如果主动脉窦部/主动脉弓部/主动脉瓣受累及/DeBakeyⅡ型主动脉夹层急性期（发病≤14天），病理改变较为复杂，手术矫治技术要求高，术后并发症发生概率高，不宜纳入本路径管理。

■ 经入院常规检查发现以往所没有发现的疾病，该疾病可能对患者健康影响更为严重，或者该疾病可能影响手术实施、提高手术和麻醉风险、影响预后，则应优先考虑治疗该种疾病，暂不宜进入路径。如心功能不全、肝肾功能不全、凝血功能障碍等。

■ 若既往患有上述疾病，经合理治疗后达到稳定，或目前尚需持续用药，经评估无手术及麻醉禁忌，则可进入路径。但可能会增加医疗费用，延长住院时间。

（六）术前准备（评估）

≤5 天工作日。

1. 必须的检查项目：

（1）血常规、尿常规。

（2）肝功能、肾功能、电解质、血型、凝血功能，感染性疾病筛查（乙型肝炎、丙型肝炎、梅毒、艾滋病等）。

（3）心电图、胸部 X 线平片、超声心动图、CT 或 MRI。

2. 根据患者病情可选择的检查项目：如心肌酶、大便常规、冠状动脉影像学检查（CT 或造影）（有冠心病发病危险因素及年龄≥50 岁患者）、血气分析和肺功能检查（高龄或既往有肺部病史者）、腹部及外周血管超声检查等。

释义

■ 必查项目是确保手术治疗安全、有效开展的基础，在术前必须完成。相关人员应认真分析检查结果，以便及时发现异常情况并采取对应处置。

■ 通常年龄≥50 岁，或有明确心绞痛主诉、心电图提示有明显心肌缺血表现者，应行冠状动脉造影/冠状动脉 CT 检查。对于升主动脉夹层动脉瘤患者，建议 CT 检查，避免冠状动脉造影。

（七）预防性抗菌药物选择与使用时机

1. 抗菌药物：按照《抗菌药物临床应用指导原则》（卫医发〔2004〕285 号）选择用药。可以考虑使用第一、第二代头孢菌素。

2. 预防性用抗菌药物，时间为术前 0.5 小时，手术超过 3 小时加用 1 次抗菌药物；总预防性用药时间一般不超过 24 小时，个别情况可延长至 48 小时。

> **释义**
>
> ■ 升主动脉人工血管置换术属于Ⅰ类切口手术，但由于有心腔内手术操作、异物植入等易感因素存在，且一旦感染可导致严重后果。因此可按规定适当预防性应用抗菌药物，通常选用第二代头孢菌素。

（八）手术日

入院 5 个工作日。

1. 麻醉方式：全身麻醉。

2. 体外循环辅助。

3. 手术植入物：人工血管、胸骨固定钢丝等。

4. 术中用药：麻醉及体外循环常规用药。

5. 输血及血液制品：视术中情况而定。

> **释义**
>
> ■ 升主动脉人工血管置换术由于涉及大血管的吻合、术中吻合口出血是导致围术期不良事件的危险因素之一。因此，与其他心内直视手术相比，可适当放宽围术期输血及血液制品应用指征，通常输注悬浮红细胞，血浆和血小板。

（九）术后住院恢复

≤13 天。

1. 术后早期持续监测治疗，观察生命体征。

2. 必须复查的检查项目：血常规、血电解质、肝肾功能、心电图、胸部 X 线平片、超声心动图、CT 或 MRI。

3. 抗菌药物使用：按照《抗菌药物临床应用指导原则》（卫医发〔2004〕285 号）执行。

4. 根据病情需要进行强心、利尿等治疗。

> **释义**
>
> ■ 升主动脉人工血管置换术后早期应对患者进行持续的监测治疗，以便及时掌握病情变化。主管医师评估患者病情平稳后，方可终止持续监测。
>
> ■ 根据患者病情需要，开展相应的检查及治疗。检查内容不只限于路径中规定的必须复查项目，可根据需要增加，如血气分析、凝血功能分析等。必要时可增加同一项目的检查频次。

（十）出院标准

1. 体温正常，血常规、电解质检查无明显异常。
2. 引流管拔除、伤口愈合无感染。
3. 没有需要住院处理的并发症和（或）其他合并症。
5. 胸部 X 线平片、超声心动图、CT 或 MRI 证实人工血管通畅，无相关并发症。

释义

■ 患者出院前不仅应完成必须复查项目，且复查项目应无明显异常。若检查结果明显异常，如心包积液，贫血等，主管医师应进行仔细分析并作出对应处置。

（十一）变异及原因分析

1. 围术期并发症：心功能不全、出血、感染性心内膜炎、术后伤口感染、重要脏器功能不全等造成住院日延长和费用增加。
2. 合并有其他系统疾病，可能出现合并疾病加重而需要治疗，从而延长治疗时间和增加住院费用。
3. 人工血管的选择：根据患者的病情，使用不同的人工血管，导致住院费用存在差异。
4. 其他因素：术前心功能及其他重要脏器功能不全需调整；特殊原因（如稀有血型短缺等）造成的住院时间延长费用增加。

释义

■ 变异是指入选临床路径的患者未能按路径流程完成医疗行为或未达到预期的医疗质量控制目标。这包含三方面情况：①按路径流程完成治疗，但出现非预期结果，可能需要后续进一步处理，如本路径治疗后人工血管感染等；②按路径流程完成治疗，但超出了路径规定的时限或限定的费用，如实际住院日超出标准住院日要求，或未能在规定的手术日时间限定内实施手术等；③不能按路径流程完成治疗，患者需要中途退出路径，如治疗过程中出现严重并发症，导致必须终止路径或需要转入其他路径进行治疗等。对这些患者，主管医师均应进行变异原因的分析，并在临床路径的表单中予以说明。

■ 升主动脉人工血管置换术可能出现的并发症有：术后心功能不全、出血、神经系统或其他重要脏器并发症、移植物感染以及切口感染、延迟愈合等。

■ 医师认可的变异原因主要指患者入选路径后，医师在检查及治疗过程中发现患者合并存在一些事前未预知的对本路径治疗可能产生影响的情况，需要终止执行路径或者是延长治疗时间、增加治疗费用，医师需在表单中明确说明。

■ 因患者方面的主观原因导致执行路径出现变异，也需要医师在表单中予以说明。

四、升主动脉瘤/升主动脉夹层动脉瘤临床路径给药方案

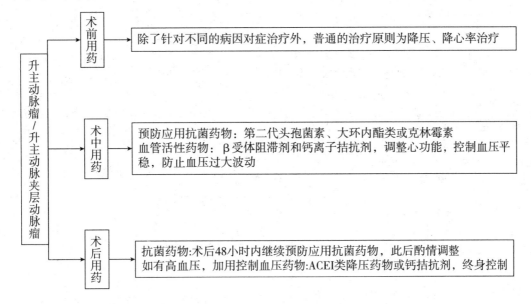

【用药选择】

1. 术前根据患者既往病史开始既往基础用药。

2. 围术期预防性用抗菌药物。

3. 如有高血压病史，术后开始控制血压治疗。

【药学提示】

围术期预防性用抗菌药物，时间为术前 0.5 小时，手术超过 3 小时加用 1 次抗菌药物；总预防性用药时间一般不超过 24 小时，个别情况可延长至 48 小时。术后 48 小时后，若无特殊可停用抗菌药物，若患者血象较高，体温在 38.5℃以上，可继续应用抗菌药物，建议完善细菌培养检查，并根据痰培养、血培养结果选择敏感抗菌药物。

五、推荐表单

（一）医师表单

升主动脉瘤/升主动脉夹层动脉瘤临床路径医师表单

适用对象：第一诊断为升主动脉瘤/升主动脉夹层动脉瘤（ICD-10：I71.0-I71.2）

行升主动脉人工血管置换术（ICD-9-CM-3：38.4402）

患者姓名：	性别： 年龄： 门诊号：	住院号：
住院日期： 年 月 日	出院日期： 年 月 日	标准住院日：≤18 天

时间	住院第 1~4 天	住院第 3~4 天	住院第 4~5 天（手术日）
主要诊疗工作	□ 病史询问，体格检查 □ 完成入院病历书写 □ 安排相关检查 □ 上级医师查房	□ 汇总检查结果 □ 完成术前准备与术前评估 □ 术前讨论，确定手术方案 □ 完成术前小结、上级医师查房记录等病历书写 □ 向患者及家属交代病情及围术期注意事项 □ 签署手术知情同意书、自费用品协议书、输血同意书	□ 气管插管，建立深静脉通路 □ 手术 □ 术后转入监护病房 □ 术者完成手术记录 □ 完成术后病程记录 □ 向患者家属交代手术情况及术后注意事项
重点医嘱	**长期医嘱** □ 按大血管疾病护理常规 □ 二级护理 □ 饮食 □ 患者既往基础用药 **临时医嘱** □ 血尿便常规，血型，凝血功能，电解质，肝肾功能，感染性疾病筛查 □ 胸部 X 线片、心电图、超声心动图、主动脉 CTA/MRI	**长期医嘱** □ 控制血压治疗 **临时医嘱** □ 拟于明日在全身麻醉、体外循环下行升主动脉人工血管置换术 □ 备皮 □ 备血 □ 血型 □ 术前禁食、禁水 □ 术前镇静药（酌情） □ 其他特殊医嘱	**长期医嘱** □ 按心脏体外循环直视术后护理 □ 禁食 □ 持续血压、心电及经皮血氧饱和度监测 □ 呼吸机辅助呼吸 □ 预防用抗菌药物 **临时医嘱** □ 床旁胸部 X 线片 □ 其他特殊医嘱
主要护理工作	□ 入院宣教（环境、设施、人员等） □ 入院护理评估（营养状况、性格变化等）	□ 术前准备（备皮等） □ 术前宣教（提醒患者按时禁水等）	□ 观察患者病情变化 □ 定期记录重要监测指标
病情变异记录	□ 无 □ 有，原因： 1. 2.	□ 无 □ 有，原因： 1. 2.	□ 无 □ 有，原因： 1. 2.
医师签名			

时间	住院第 5~6 天 （术后第 1 日）	住院第 7~11 天 （术后第 2~6 日）	住院第 12~18 天 （术后第 7~13 日）
主要诊疗工作	□ 医师查房 □ 观察伤口有无血肿，渗血	□ 医师查房 □ 安排相关复查并分析检查结果 □ 观察伤口情况 □ 拔除胸管（根据引流量） □ 拔除尿管	□ 检查伤口愈合情况 □ 确定患者可以出院 □ 向患者交代出院注意事项复查日期 □ 通知出院处 □ 开出院诊断书 □ 完成出院记录
重点医嘱	**长期医嘱** □ 一级护理 □ 半流质饮食 □ 氧气吸入 □ 心电、无创血压及经皮血氧饱和度监测 □ 预防用抗菌药物 □ 控制血压、利尿、补钾治疗 **临时医嘱** □ 心电图 □ 大换药 □ 复查血常规及相关指标 □ 其他特殊医嘱	**长期医嘱** □ 饮食 □ 改二级护理（视病情恢复定） □ 停止监测（视病情恢复定） □ 停用抗菌药物（视病情恢复定） **临时医嘱** □ 拔除深静脉置管并行留置针穿刺（视病情恢复定） □ 复查胸部 X 线片、心电图、超声心动图以及血常规，血生化全套 □ 大换药	**临时医嘱** □ 通知出院 □ 出院带药 □ 伤口换药
主要护理工作	□ 观察患者情况 □ 记录生命体征 □ 记录 24 小时出入量 □ 术后康复指导	□ 患者一般状况及情况 □ 鼓励患者下床活动，利于恢复 □ 术后康复指导	□ 帮助患者办理出院手续 □ 康复宣教
病情变异记录	□ 无　□ 有，原因： 1. 2.	□ 无　□ 有，原因： 1. 2.	□ 无　□ 有，原因： 1. 2.
医师签名			

（二）护士表单

升主动脉瘤/升主动脉夹层动脉瘤临床路径护士表单

适用对象：第一诊断为升主动脉瘤/升主动脉夹层动脉瘤（ICD-10：I71.0-I71.2）
行升主动脉人工血管置换术（ICD-9-CM-3：38.4402）

患者姓名：		性别： 年龄： 门诊号：	住院号：
住院日期： 年 月 日		出院日期： 年 月 日	标准住院日：≤18天

时间	住院第 1~4 天	住院第 3~4 天	住院第 4~5 天 （手术日）
主要护理工作	□ 入院宣教（环境、设施、人员等） □ 入院护理评估（营养状况、性格变化等） □ 病史询问，相应查体 □ 联系相关检查	□ 汇总检查结果 □ 完成术前评估 □ 术前宣教（提醒患者按时禁水等） □ 完成术前准备（备皮等）	□ 协助手术 □ 观察患者病情变化 □ 定期记录重要监测指标
重点医嘱	**长期医嘱** □ 按心外科护理常规 □ 二级护理 □ 饮食 □ 患者既往基础用药 **临时医嘱** □ 血、尿、便常规，血型，凝血功能，电解质，肝肾功能，感染性疾病筛查 □ 胸部 X 线片、心电图、超声心动图、主动脉 CTA/MRI	**长期医嘱** □ 控制血压治疗 **临时医嘱** □ 拟于明日在全身麻醉、体外循环下行升主动脉人工血管置换术 □ 备皮 □ 备血 □ 血型 □ 术前禁食、禁水 □ 术前镇静药（酌情） □ 其他特殊医嘱	**长期医嘱** □ 按心脏体外循环直视术后护理 □ 禁食 □ 持续血压、心电及经皮血氧饱和度监测 □ 呼吸机辅助呼吸 □ 预防用抗菌药物 **临时医嘱** □ 床旁胸部 X 线片 □ 其他特殊医嘱
病情变异记录	□ 无 □ 有，原因： 1. 2.	□ 无 □ 有，原因： 1. 2.	□ 无 □ 有，原因： 1. 2.
护士签名			

时间	住院第5~6天 （术后第1日）	住院第7~11天 （术后第2~6日）	住院第12~18天 （术后第7~11日）
主要 护理 工作	□ 观察患者情况 □ 记录生命体征 □ 记录24小时出入量 □ 术后康复指导	□ 患者一般状况及伤口情况 □ 联系相关复查 □ 鼓励患者下床活动，利于恢复观察情况 □ 术后康复指导	□ 向患者交代出院注意事项及复查日期 □ 帮助病患者办理出院手续 □ 通知出院处 □ 康复宣教
重 点 医 嘱	**长期医嘱** □ 一级护理 □ 半流质饮食 □ 氧气吸入 □ 心电、无创血压及经皮血氧饱和度监测 □ 预防用抗菌药物 □ 控制血压、利尿、补钾治疗 **临时医嘱** □ 心电图 □ 大换药 □ 复查血常规及相关指标 □ 其他特殊医嘱	**长期医嘱** □ 饮食 □ 改二级护理（视病情恢复定） □ 停止监测（视病情恢复定） □ 停用抗菌药物（视病情恢复定） **临时医嘱** □ 拔除深静脉置管并行留置针穿刺（视病情恢复定） □ 复查胸部X线片、心电图、超声心动图以及血常规、血生化全套 □ 大换药	**临时医嘱** □ 通知出院 □ 出院带药 □ 伤口换药
病情 变异 记录	□ 无 □ 有，原因： 1. 2.	□ 无 □ 有，原因： 1. 2.	□ 无 □ 有，原因： 1. 2.
护士 签名			

（三）患者表单

升主动脉瘤/升主动脉夹层动脉瘤临床路径患者表单

适用对象：第一诊断为升主动脉瘤/升主动脉夹层动脉瘤（ICD-10：I71.0-I71.2）

行升主动脉人工血管置换术（ICD-9-CM-3：38.4402）

患者姓名：	性别： 年龄： 门诊号：	住院号：
住院日期： 年 月 日	出院日期： 年 月 日	标准住院日：≤18 天

时间	住院第 1~4 天	住院第 3~4 天	住院第 4~5 天 （手术日）
医患配合	□ 接受入院宣教 □ 接受入院护理评估 □ 接受病史询问 □ 进行体格检查 □ 交代既往用药情况 □ 进行相关检查	□ 患者及家属与医师交流了解病情 □ 了解手术方案及围术期注意事项 □ 签署手术知情同意书、自费用品协议书、输血同意书 □ 接受术前宣教	□ 接受手术治疗 □ 患者家属与医师交流了解手术情况及术后注意事项 □ 接受术后监护治疗
重点诊疗及检查	**重点诊疗** □ 分级护理 □ 饮食安排 □ 既往基础用药 **重要检查** □ 血、尿常规，血型，凝血功能，电解质，肝肾功能，感染性疾病筛查 □ 胸部 X 线片、心电图、超声心动图、主动脉 CTA/MRI □ 根据病情补充安排其他检查	**重点诊疗** □ 接受医师安排的治疗 □ 备皮 □ 备血 □ 术前晚灌肠（按医护人员指导） □ 术前禁食、禁水（按医护人员指导） □ 术前镇静药（酌情）	**重点诊疗** □ 禁食 □ 持续血压、心电及经皮血氧饱和度监测 □ 呼吸机辅助呼吸 □ 预防用抗菌药物 **重要检查** □ 床旁胸部 X 线片 □ 其他必要检查
病情变异记录	□ 无 □ 有，原因： 1. 2.	□ 无 □ 有，原因： 1. 2.	□ 无 □ 有，原因： 1. 2.

时间	住院第 5~6 天 （术后第 1 日）	住院第 7~11 天 （术后第 2~6 日）	住院第 12~18 天 （术后第 5~11 日）
医患配合	□ 接受术后康复指导 □ 配合记录 24 小时出入量 □ 配合医师拔除胸管（根据引流量） □ 配合医师拔除尿管（根据病情）	□ 接受术后康复指导 □ 下床活动，促进恢复 □ 配合拔除深静脉置管并行留置针穿刺（视病情恢复定） □ 接受相关复查 □ 配合医师进行伤口换药	□ 接受出院前康复宣教 □ 学习出院注意事项 □ 了解复查程序 □ 办理出院手续 □ 获取出院诊断书 □ 获取出院带药
重点诊疗及检查	**重点诊疗** □ 一级护理 □ 半流质饮食 □ 氧气吸入 □ 生命指标监测 □ 预防用抗菌药物 □ 药物治疗 **重要检查** □ 心电图 □ 按医师要求进行相关检查	**重点诊疗** □ 饮食 □ 改二级护理（视病情恢复定） □ 停止监测（视病情恢复定） □ 停用抗菌药物（视病情恢复定） **重要检查** □ 复查胸部 X 线片、心电图、超声心动图 □ 血常规、血生化全套复查	**重点诊疗** □ 出院
病情变异记录	□ 无　□ 有，原因： 1. 2.	□ 无　□ 有，原因： 1. 2.	□ 无　□ 有，原因： 1. 2.

附：原表单（2011 年版）

升主动脉瘤/升主动脉夹层动脉瘤临床路径表单

适用对象：第一诊断为升主动脉瘤/升主动脉夹层动脉瘤（ICD-10：I71.0-I71.2）

行升主动脉人工血管置换术（ICD-9-CM-3：38.4402）

患者姓名：	性别： 年龄： 门诊号：	住院号：
住院日期： 年 月 日	出院日期： 年 月 日	标准住院日：≤18 天

时间	住院第 1~2 天	住院第 2~3 天 （完成术前准备日）	住院第 2~4 天 （术前第 1 天）
主要诊疗工作	□ 询问病史及体格检查 □ 上级医师查房 □ 初步的诊断和治疗方案 □ 住院医师完成住院志、首次病程、上级医师查房等病历书写 □ 开实验室检查单	□ 上级医师查房 □ 完成术前实验室检查 □ 完成必要的相关科室会诊 □ 调整心脏及重要脏器功能	□ 上级医师查房，术前评估，决定手术方案 □ 住院医师完成上级医师查房记录等 □ 向患者和（或）家属交代围术期注意事项并签署手术知情同意书、自费用品协议书、输血同意书、委托书（患者本人不能签字时） □ 麻醉医师查房并与患者和（或）家属交代麻醉注意事项并签署麻醉知情同意书 □ 完成各项术前准备
重点医嘱	**长期医嘱** □ 心外科二级护理常规 □ 饮食 □ 术前调整心功能 **临时医嘱** □ 血常规、尿常规 □ 血型、凝血功能、电解质、肝肾功能、感染性疾病筛查 □ 心电图、胸部 X 线平片、超声心动图 □ CT 或 MRI □ 根据患者情况选择肺功能、脑血管检查、冠状动脉造影	**长期医嘱** □ 患者基础用药 □ 既往用药 **临时医嘱** □ 根据会诊科室要求开实验室检查单 □ 对症处理	**长期医嘱** 同前 **临时医嘱** □ 术前医嘱 □ 准备明日在全身麻醉、体外循环下行升主动脉人工血管置换术 □ 术前禁食、禁水 □ 术前用抗菌药物皮试 □ 术区备皮 □ 术前灌肠 □ 配血 □ 术中特殊用药 □ 其他特殊医嘱
主要护理工作	□ 介绍病房环境、设施设备 □ 入院护理评估 □ 防止皮肤压疮护理	□ 观察患者病情变化 □ 防止皮肤压疮护理 □ 心理和生活护理	□ 做好备皮等术前准备 □ 提醒患者术前禁食、禁水 □ 术前心理护理
病情变异记录	□ 无 □ 有，原因： 1. 2.	□ 无 □ 有，原因： 1. 2.	□ 无 □ 有，原因： 1. 2.
护士签名			
医师签名			

时间	住院第3~5天 （手术日）	住院第4~6天 （术后第1日）	住院第5~7天 （术后第2日）
主要诊疗工作	□ 手术 □ 向家属交代病情、手术过程及术后注意事项 □ 术者完成手术记录 □ 完成术后病程 □ 上级医师查房 □ 麻醉医师查房 □ 观察生命体征及有无术后发症并做相应处理	□ 上级医师查房 □ 住院医师完成常规病程记录 □ 根据病情变化及时完成病程记录 □ 观察伤口、引流量、体温、生命体征情况、有无并发症等并作出相应处理	□ 上级医师查房 □ 住院医师完成病程记录 □ 根据引流量拔除引流管，伤口换药 □ 观察生命体征情况、有无并发症等并作出相应处理 □ 抗菌药物：如体温正常，伤口情况良好，无明显红肿时可以停止抗菌药物治疗
重点医嘱	**长期医嘱** □ 特级护理常规 □ 饮食 □ 留置引流管并计引流量 □ 生命体征/血流动力学监测 □ 强心、利尿药 □ 抗菌药物 □ 呼吸机辅助呼吸 □ 保留尿管并记录尿量 □ 胃黏膜保护剂 □ 其他特殊医嘱 **临时医嘱** □ 今日在全身麻醉、体外循环下行升主动脉人工血管置换术 □ 血管活性药 □ 血常规、肝肾功能、电解质、床旁胸部X线平片、血气分析 □ 输血和（或）补晶体、胶体液（必要时） □ 其他特殊医嘱	**长期医嘱** □ 特级或一级护理，余同前 **临时医嘱** □ 复查血常规 □ 输血和（或）补晶体、胶体液（必要时） □ 换药 □ 镇痛等对症处理 □ 补液 □ 血管活性药 □ 强心、利尿药	**长期医嘱** 同前 **临时医嘱** □ 复查血常规、肝肾功能、电解质（必要时） □ 输血和（或）补晶体、胶体液（必要时） □ 换药，拔引流管 □ 镇痛等对症处理
主要护理工作	□ 观察患者病情变化并及时报告医师 □ 术后心理与生活护理 □ 防止皮肤压疮处理	□ 观察患者病情并做好引流量等相关记录 □ 术后心理与生活护理 □ 防止皮肤压疮处理	□ 观察患者病情变化 □ 术后心理与生活护理 □ 防止皮肤压疮处理
病情变异记录	□ 无　□ 有，原因： 1. 2.	□ 无　□ 有，原因： 1. 2.	□ 无　□ 有，原因： 1. 2.
护士签名			
医师签名			

时间	住院第 6~8 天 （术后第 3 日）	住院第 7~17 天 （术后第 4 日至出院前）	住院第 9~18 天 （术后第 7~13 日）
主要诊疗工作	□ 上级医师查房 □ 住院医师完成病程记录 □ 伤口换药（必要时）	□ 上级医师查房 □ 住院医师完成病程记录 □ 伤口换药或拆线（必要时） □ 调整各重要脏器功能 □ 指导抗凝治疗 □ 预防感染	□ 上级医师查房，评估患者是否达到出院标准，明确是否出院 □ 完成出院志、病案首页、出院诊断证明书等所有病历 □ 向患者交代出院后的后续治疗及相关注意事项，如：心功能调整等
重点医嘱	**长期医嘱** 同前 **临时医嘱** □ 复查血尿常规、生化（必要时） □ 输血和（或）补晶体、胶体液（必要时） □ 换药（必要时） □ 镇痛等对症处理	**长期医嘱** □ 根据病情变化调整抗菌药物等长期医嘱 **临时医嘱** □ 复查血尿常规、生化（必要时） □ 输血和（或）补晶体、胶体液（必要时） □ 换药（必要时） □ 对症处理 □ 复查心电图、胸部 X 线平片、超声心动图 □ 复查 CT 或 MRI	**出院医嘱** □ 出院带药 □ 定期复查 □ 如有不适，随诊
主要护理工作	□ 观察患者病情变化 □ 术后心理与生活护理	□ 观察患者病情变化 □ 指导患者功能锻炼 □ 心理和生活护理	□ 指导患者办理出院手续 □ 出院宣教
病情变异记录	□ 无　□ 有，原因： 1. 2.	□ 无　□ 有，原因： 1. 2.	□ 无　□ 有，原因： 1. 2.
护士签名			
医师签名			

第十七章

主动脉夹层腔内治疗临床路径释义

一、主动脉夹层腔内治疗编码

1. 原主动脉夹层腔内治疗疾病编码：

疾病名称及编码：主动脉夹层（ICD-10：I71.001）

手术操作名称及编码：主动脉覆膜支架腔内隔绝术（ICD-9-CM-3：38.4402）

2. 修改编码：

疾病名称及编码：主动脉夹层［任何部分］（ICD-10：I71.0）

手术操作名称及编码：腹主动脉覆膜支架腔内隔绝术（ICD-9-CM-3：39.71）

胸主动脉覆膜支架腔内隔绝术（ICD-9-CM-3：39.73）

二、临床路径检索方法

I71.0 伴（39.71/39.73）

三、主动脉夹层腔内治疗临床路径标准住院流程

（一）适用对象

第一诊断为主动脉夹层（ICD-10：I71.001），分型考虑 Stanford B 型及部分累及主动脉弓的 Stanford non-A/non-B 型。行主动脉覆膜支架腔内隔绝术（ICD-9-CM-3：38.4402）。

> **释义**
>
> ■ 本路径适用于不累及或部分累及主动脉弓远段，可借助覆膜支架腔内修复的主动脉夹层患者。
>
> ■ 对需进行开放性胸主动脉人工血管替换术，或尽管能够实施腔内修复，但由于锚定区不足等原因需要借助烟囱技术、开窗技术、分支支架、定制支架等特殊技术的患者，均需参考其他相应路径。

（二）诊断依据

根据《临床诊疗指南·外科学分册》（中华医学会编著，人民卫生出版社，2009）。

1. 临床表现：

（1）突发的持续剧烈疼痛，呈刀割或者撕裂样，向前胸和背部放射，亦可以延伸至腹部、腰部、下肢和颈部。

（2）有夹层累及主动脉及主要分支的临床表现和体征。

2. 辅助检查：

（1）CTA、MRA 或组织多普勒超声证实主动脉夹层 Stanford B 型。

（2）多数有红细胞沉降率、C 反应蛋白、D－二聚体明显升高。

> **释义**
>
> ■ 主动脉夹层（Stanford B 型）大多表现为突发剧烈胸背痛，也有极少数症状较轻甚至体检偶然发现者，若形成夹层动脉瘤，主动脉直径增加，可能压迫喉返神经、气管、食管造成相应症状，偶有因声音嘶哑就诊发现主动脉夹层的患者，非常少见。
>
> ■ 影像学，尤其是主动脉 CT 是确诊该类主动脉病变的主要检查手段，根据薄层扫描和三维重建，不仅可以确诊，而且可以据其制定手术方案，目前使用最为广泛。

（三）选择治疗方案的依据

根据《临床诊疗指南·心脏外科学分册》（中华医学会编著，人民卫生出版社，2009），《临床技术操作规范·心血管外科学分册》（中华医学会编著，人民军医出版社，2009）。
具有主动脉夹层腔内修复治疗指征。

> **释义**
>
> ■ 随着介入技术的发展和器械性能的优化，对于锚定区足够的主动脉夹层的治疗方法倾向于首选腔内修复手术治疗，并以药物治疗控制血压、心率为基础。

（四）标准住院日

≤18 天。

> **释义**
>
> ■ 患者为接受胸主动脉腔内修复治疗入院，术前准备时间根据病种不同有较大波动，少则 1 天（如普通择期手术或夹层急诊手术），多则 14 天（如部分急性夹层须稳定度过急性期再手术），术后恢复 3~7 天出院。综合考虑，总住院时间不超过 21 天均符合路径要求。

（五）进入路径标准

1. 第一诊断必须符合 ICD-10：I71.001 主动脉夹层疾病编码，分型考虑 Stanford B 型。
2. 有适应证，无禁忌证。
3. 心功能≤Ⅲ级。
4. 主动脉解剖条件适合腔内修复治疗。
5. 患者选择腔内修复治疗。
6. 当患者同时具有其他疾病诊断，但在住院期间不需要特殊处理也不影响第一诊断的临床路径流程实施时，可以进入路径。

> **释义**
>
> ■ 对于降主动脉远端病变重，需要重建内脏动脉的患者，外科手术治疗是目前国际指南的推荐术式，介入治疗远期效果不明，不宜进入路径。

■ 虽然介入治疗技术也能完成累及分支血管的胸主动脉疾病的治疗，但这类患者技术复杂多样，治疗有其特殊性。因此此类患者暂不进入本路径。

■ 经入院常规检查发现以往所没有发现的疾病，而该疾病可能对患者健康有影响，也需要同期处理，或者该疾病可能影响介入治疗实施、提高介入治疗和麻醉风险、影响预后，则暂不宜进入路径。如未经治疗控制的冠心病、心功能不全、肝肾功能不全、凝血功能障碍等。

■ 若既往患有上述疾病，经合理治疗后达到稳定，或目前尚需持续用药，经评估无手术及麻醉禁忌，则可进入路径。但可能会增加医疗费用，延长住院时间。

（六）术前准备（评估）

不超过 7 天。

1. 必须的检查项目：

（1）血尿便常规、肝肾功能、电解质、凝血功能、血糖、血型、感染性疾病筛查。

（2）血气分析、红细胞沉降率、C 反应蛋白。

（3）胸部 X 线片、主动脉 CTA 或 MRA、心电图、超声心动图。

2. 根据患者病情可选择的检查项目：

（1）血清心肌损伤标志物、D-二聚体等。

（2）有其他专业疾病者及时请相关科室会诊。

释义

■ 必查项目是确保手术治疗安全、有效开展的基础，在术前必须完成。相关人员应认真分析检查结果，以便及时发现异常情况并采取对应处置。

■ 既往有胸闷、心前区不适等表现，或有吸烟、高脂血症、动脉粥样硬化证据等危险因素，或年龄>50 岁的患者，病情允许，建议行冠状动脉 CT 检查。

■ 介入治疗中要使用含碘的对比剂，故对有相应症状或危险因素的患者还应评价甲状腺功能。

■ 根据病种不同术前准备时间建议为 1~14 天。为缩短患者术前等待时间，检查项目可以在患者入院前于门诊完成。对于部分急性主动脉夹层，需要药物治疗度过急性期再实施手术者，术前可在急诊留观区或心血管内科监护治疗。

（七）预防性抗菌药物选择与使用时机

抗菌药物使用：根据《抗菌药物临床应用指导原则（2015 年版）》（国卫办医发〔2015〕43 号）执行。

释义

■ 由于存在血管内植入异物等易感因素，且一旦感染可导致严重后果。因此可按规定适当预防性应用抗菌药物，通常选用第二代头孢菌素。一般于手术开始前 0.5 小时或麻醉开始时应用预防抗菌药物。

（八）手术日

不超过入院后 16 天。

1. 麻醉方式：主动脉腔内治疗麻醉常规。
2. 手术植入物：主动脉覆膜支架血管。
3. 术中用药：心脏主动脉外科、麻醉常规用药。
4. 输血及血液制品：视术中病情需要决定。

> **释义**
>
> ■ 根据病种不同建议手术日不超过入院后 14 天。
>
> ■ 本路径规定的胸主动脉病变覆膜支架腔内修复术可在局部麻醉或全身麻醉下实施，经腹股沟区小切口或穿刺实施，是一种微创治疗技术。传统的主动脉开放手术治疗技术不包含在此路径中。行小切口者，患者术后应缝合股动脉和皮肤切口，10~12 天后拆线；经穿刺方式实施手术者，一般需要缝合器关闭股动脉入口，必要时辅以局部加压包扎，并于术后 24 小时后撤除。另外，通常需要同时穿刺左肱动脉，作为术中造影定位的入路，术后加压包扎。

（九）术后住院恢复

≤11 天。

1. 必须复查的检查项目：
（1）血常规、电解质、肝肾功能。
（2）心电图、主动脉 CTA、超声心动图。
2. 术后用药：
（1）抗菌药物使用：根据《抗菌药物临床应用指导原则（2015 年版）》（国卫办医发〔2015〕43 号）执行。
（2）根据主动脉腔内治疗常规用药。

> **释义**
>
> ■ 术后恢复 3~7 天出院。
>
> ■ 术后早期应注意询问患者的不适主诉，观察患者的生命体征，主要包括心率、心律、血压等，以便及时掌握病情变化。并注意观察伤口是否渗血，或穿刺部位是否有血肿，以及足背动脉搏动情况，防止下肢缺血。
>
> ■ 根据患者病情需要，开展相应的检查及治疗。检查内容不只限于路径中规定的必须复查项目，可根据需要增加血常规、尿常规、肾功能、电解质、血气分析、凝血功能等检查。必要时可增加同一项目的检查频次。
>
> ■ 心电图、超声心动图一般用于术后有胸闷等不适症状的冠心病患者；而主动脉 CTA 术后出院前不是必查项目，一般术后 1~6 个月内完成即可。

（十）出院标准

1. 体温正常，血常规、电解质无明显异常。
2. 切口愈合，无出院禁忌。

3. 没有需要住院处理的并发症和（或）其他合并症

4. 主动脉 CTA、超声心动图检查结果符合出院标准。

> **释义**
>
> ■ 患者出院前不仅应完成必须复查项目，且复查项目应无明显异常，最重要的是主动脉 CTA，需要判断支架形态、位置、隔绝效果是否良好。若检查结果明显异常，主管医师应进行仔细分析并作出对应处置。对穿刺部位有血管并发症的患者，经主管医师评价后如该并发症无需立即处理，可出院后随诊观察。需要注意的是，部分患者术后反应较重，尤其体温可能较长时间高于正常，能排除感染就可以考虑出院。

（十一）变异及原因分析

1. 围术期并发症：动脉破裂需紧急手术、移植物异常、夹层进展、入路血管并发症、术后伤口感染等造成住院日延长和费用增加。

2. 合并有其他系统疾病，可能导致这些疾病加重而需要治疗，从而延长治疗时间和增加住院费用。

3. 植入材料的选择：由于患者的要求选择了不同的植入材料（国产和进口）会导致住院费用存在差异。

4. 其他因素：术前心功能及其他重要脏器功能不全需调整；特殊原因（如稀有血型短缺等）造成的住院时间延长费用增加。

> **释义**
>
> ■ 变异是指入选临床路径的患者未能按路径流程完成医疗行为或未达到预期的医疗质量控制目标。这包含有三方面情况：①按路径流程完成治疗，但出现非预期结果，可能需要后续进一步处理，如支架有移位、存在内漏、逆撕 Stanford A 型夹层等；②按路径流程完成治疗，但超出了路径规定的时限或限定的费用，如实际住院日超出标准住院日要求，或未能在规定的手术日时间限定内实施手术等；③术中诊断和术前诊断不符或不能按路径流程完成治疗，患者需要中途退出路径，如术中检查发现病情明显进展；或治疗过程中出现严重并发症，导致必须终止路径或需要转入其他路径进行治疗等。对这些患者，主管医师均应进行变异原因的分析，并在临床路径的表单中予以说明。
>
> ■ 手术可能出现的并发症有：支架有移位、存在内漏、逆撕 Stanford A 型夹层、各种介入操作并发症以及感染等。
>
> ■ 医师认可的变异原因主要指患者入选路径后，医师在检查及治疗过程中发现患者合并存在一些事前未预知的对本路径治疗可能产生影响的情况，需要终止执行路径或者是延长治疗时间、增加治疗费用。医师需在表单中明确说明。
>
> ■ 因患者方面的主观原因导致执行路径出现变异，也需要医师在表单中予以说明。

四、主动脉夹层腔内治疗临床路径给药方案

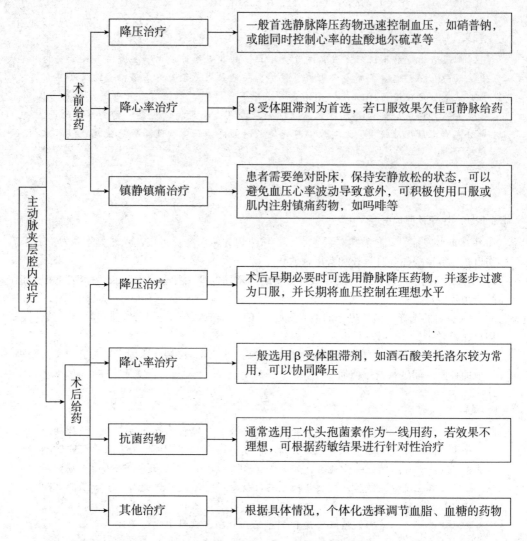

【用药选择】

1. 对于本路径涉及的主动脉疾病患者而言，控制血压和心率是一治疗的基础，尤其是急性主动脉夹层和胸主动脉假性动脉瘤，破裂风险高，血压要求控制在 120mmHg 以下，心率要求控制在 75 次/分以下，原则上讲应降低至能够耐受的最低水平。术前为了迅速降至理想水平，静脉药物可作为首选，常用药物包括硝普钠、盐酸地尔硫草、硝酸甘油等，不强求使用口服药物。术后早期继续静脉用药，并逐步加口服药物，如钙拮抗剂、β 受体阻滞剂、利尿剂、ACEI、ARB、α 受体拮抗剂等。对于腔内修复术后远端还有残余夹层的患者，术后长期将血压控制在 120mmHg 以下；对于局限性病变，如主动脉溃疡、假性动脉瘤、动脉瘤等，腔内修复术后病变段被完全修复，血压可以参照普通人群的标准，控制在 130mmHg 以下。

2. 术中预防性应用抗菌药物，在术前 0.5 小时输注，一般常规使用第二代头孢菌素，对于青霉素或头孢类过敏者，可选用大环内酯类或克林霉素等。术后 48 小时后，若无特殊可停用抗菌药物，若患者血象较高，体温在 38.5℃ 以上，可继续应用抗菌药物，或根据痰培养、血培养结果选择敏感抗菌药物。

【药学提示】

大环内酯类静脉给药可引起血栓性静脉炎，故应用阿奇霉素静脉滴注时要注意监测；此类药物与甲泼尼龙、茶碱、卡马西平、华法林等药物有相互作用。

【注意事项】

1. 抗菌药物的滥用导致耐药株不断出现，且二重感染机会增加。故在术后 48 小时后，若无明显感染证据，应停用抗菌药物。有必要继续应用抗菌药物的，应尽量根据药敏结果合理选择。

2. 此类患者常有程度较重的高血压病，多需数种降压药物联合使用，具体治疗方案应根据每日血压监测结果，严密调整。

五、推荐表单

（一）医师表单

主动脉夹层腔内治疗临床路径医师表单

适用对象：第一诊断为主动脉夹层（ICD-10：I71.001）
行主动脉覆膜支架腔内隔绝术（ICD-9-CM-3：38.4402）

患者姓名：	性别：　　年龄：　　门诊号：	住院号：
住院日期：　　年　月　日	出院日期：　　年　月　日	标准住院日：≤21 天

时间	住院第 1~13 天	住院第 1~14 天 （手术日）	住院第 5~21 天
主要诊疗工作	□ 询问病史，体格检查 □ 完成入院病历 □ 完善相关检查 □ 上级医师查房 □ 术前讨论，确定治疗方案 □ 向患者及家属交代病情及围术期注意事项 □ 签署手术知情同意书、自费用品协议书等	□ 局部麻醉或全身麻醉下穿刺或游离一侧股动脉及左侧肱动脉 □ 行主动脉造影 □ 覆膜支架植入 □ 评估覆膜支架是否位置形态良好，有无内漏 □ 评估入路一侧足背动脉搏动情况 □ 术者完成手术记录 □ 完成病程记录 □ 向患者及家属交代病情及术中基本情况	□ 医师查房 □ 拆除穿刺点弹力绷带，或伤口拆线 □ 复查主动脉 CTA、心电图、胸部 X 线片、血常规、肝肾功能等 □ 安排出院
重点医嘱	**长期医嘱** □ 一级护理 □ 饮食，必要时流质或禁食 □ 患者既往基础用药 □ 心电监测 **临时医嘱** □ 血、尿、便常规，血型，凝血功能+D-二聚体，电解质+肝肾功能+血糖，感染性疾病筛查、血气分析、血沉、C 反应蛋白 □ 主动脉 CTA、胸部 X 线片、心电图、超声心动图 □ 根据病情补充安排其他检查 □ 留置针穿刺，建立静脉通路 □ 拟于明日行胸主动脉覆膜支架腔内修复术 □ 备皮 □ 术前禁食、禁水 □ 预防用抗菌药物	**长期医嘱** □ 一级护理 □ 饮食 □ 心电监测 □ 平卧 12~24 小时 □ 患者既往基础用药 **临时医嘱** □ 继续使用静脉降压药物，逐步替代为口服药 □ 预防用抗菌药物 □ 穿刺点弹力绷带包扎，或伤口包扎 □ 其他特殊医嘱	**临时医嘱** □ 复查主动脉 CTA、血常规、肝肾功能、电解质等 □ 伤口换药，拆线 □ 通知出院
病情变异记录	□ 无　□ 有，原因： 1. 2.	□ 无　□ 有，原因： 1. 2.	□ 无　□ 有，原因： 1. 2.
医师签名			

（二）护士表单

主动脉夹层腔内治疗临床路径护士表单

适用对象：第一诊断为主动脉夹层（ICD-10：I71.001）

行主动脉覆膜支架腔内隔绝术（ICD-9-CM-3：38.4402）

患者姓名：	性别： 年龄： 门诊号：	住院号：
住院日期： 年 月 日	出院日期： 年 月 日	标准住院日：≤21天

时间	住院第1~13天（术前）	住院第1~14天（手术日）	住院第5~21天
主要护理工作	□ 入院宣教 　介绍主管医师、护士 　介绍医院内相关制度 　介绍环境、设施 　介绍住院注意事项 　介绍疾病相关知识 　介绍各项安全事项 □ 核对患者姓名，佩戴腕带 □ 护理评估（营养状况、性格变化等） □ 病史询问，相应查体 □ 联系相关检查 □ 汇总检查结果 □ 完成术前准备 □ 留置套管针、备皮	□ 术前宣教 　介绍术前饮食注意事项，全身麻醉患者禁食、禁水 　触摸双侧足背动脉搏动情况，并作标记 □ 再次核对检查结果及各项签字单 □ 术后宣教 　告知体位要求（患侧肢体制动，卧床12~24小时） 　全身麻醉患者完全清醒后方可进食、进水 　出现不适及时通知医师 □ 观察患者病情变化，倾听患者主诉 □ 观察穿刺点及下肢血运情况 □ 心理护理 □ 观察心律变化	□ 协助患者做检查 □ 出院宣教 　介绍出院后注意事项 　饮食指导 □ 协助办理出院手续
重点医嘱	**长期医嘱** □ 一级护理 □ 饮食 □ 患者基础用药 □ 遥控心电监测 **临时医嘱** □ 血、尿、便常规，血型，凝血功能+D二聚体，电解质+肝肾功能+血糖，感染性疾病筛查、血气分析、血沉、C反应蛋白 □ 主动脉CTA、胸部X线片、心电图、超声心动图 □ 根据病情补充安排其他检查 □ 留置套管针 □ 拟明日在局部/全身麻醉下行胸主动脉覆膜支架腔内修复术 □ 备皮 □ 术前禁食、禁水 □ 预防用抗菌药物	**长期医嘱** □ 一级护理 □ 饮食 □ 患者基础用药 □ 遥控心电监测 **临时医嘱** □ 预防用抗菌药物 □ 换药 □ 复查胸部X线片、心电图、超声心动图 □ 复查血、尿常规，电解质+肝肾功能，凝血功能 □ 其他特殊医嘱	**临时医嘱** □ 复查主动脉CTA、血常规、肝肾功能、电解质等 □ 通知出院

续　表

时间	住院第 1~13 天 （术前）	住院第 1~14 天 （手术日）	住院第 5~21 天
病情 变异 记录	□无　□有，原因： 1. 2.	□无　□有，原因： 1. 2.	□无　□有，原因： 1. 2.
护士 签名			

（三）患者表单

主动脉夹层腔内治疗临床路径患者表单

适用对象：第一诊断为主动脉夹层（ICD-10：I71.001）

行主动脉覆膜支架腔内隔绝术（ICD-9-CM-3：38.4402）

患者姓名：	性别： 年龄： 门诊号：	住院号：
住院日期： 年 月 日	出院日期： 年 月 日	标准住院日：≤21 天

时间	住院第 1~13 天	住院第 1~14 天 （手术日）	住院第 5~21 天 （术后第 1 天）
医患配合	□ 接受入院宣教 □ 接受入院护理评估 □ 接受病史询问 □ 进行体格检查 □ 交代既往用药情况 □ 进行相关检查 □ 接受术前宣教 □ 患者和家属与医师交流了解病情 □ 了解手术方案及围术期注意事项 □ 签署手术知情同意书、自费用品协议书等	□ 接受手术治疗 □ 患者和家属与医师交流，了解手术情况及术后注意事项 □ 接受术后治疗 □ 接受术后宣教	□ 接受出院前康复宣教 □ 学习出院注意事项 □ 了解复查程序 □ 接受相关复查：主动脉CTA、血常规、肝肾功能、电解质等 □ 配合医师进行伤口换药 □ 获取出院诊断证明书 □ 办理出院手续
重点诊疗及检查	**重点诊疗** □ 分级护理 □ 饮食安排 □ 既往基础用药 □ 遥控心电监测 □ 备皮 □ 留置针穿刺，建立静脉通路 □ 预防应用抗菌药物 **重要检查** □ 血、尿、便常规，血型，凝血功能+D 二聚体，电解质+肝肾功能+血糖，感染性疾病筛查、血气分析、血沉、C 反应蛋白 □ 主动脉 CTA、胸部 X 线片、心电图、超声心动图 □ 根据病情补充安排其他检查	**重点诊疗** □ 分级护理 □ 饮食安排 □ 心电监测 □ 平卧 12~24 小时 □ 预防应用抗菌药物 □ 穿刺点弹力绷带包扎，沙袋压迫 **重要检查** □ 按医师要求进行相关检查	**重点诊疗** □ 拆除穿刺点弹力绷带，检查穿刺伤口愈合情况，拆线出院

附：原表单（2016年版）

主动脉夹层腔内治疗临床路径表单

适用对象：第一诊断为主动脉夹层（ICD-10：I71.001）

行主动脉覆膜支架腔内隔绝术（ICD-9-CM-3：38.4402）

患者姓名：	性别： 年龄： 门诊号：	住院号：
住院日期： 年 月 日	出院日期： 年 月 日	标准住院日：≤18天

时间	住院第1天	住院第2~3天	住院第3~11天
主要诊疗工作	□ 完成病史采集 □ 持续心电、血压监测 □ 对主动脉夹层作出初步诊断和病情判断 □ 开始镇痛，控制血压和心率治疗 □ 向家属交代病情	□ 上级医师查房 □ 完成病历书写 □ 完成上级医师查房记录 □ 进一步完善检查，并复查有关异常的生化指标 □ 对各系统功能作出评价 □ 根据病情调整诊疗方案	□ 上级医师查房 □ 完成上级医师查房记录等 □ 根据病情调整诊疗方案 □ 病情稳定者可转普通病房 □ 完成各项术前准备
重点医嘱	**长期医嘱** □ 持续心电、血压监测 □ 血氧饱和度监测 **临时医嘱** □ 血气、血常规、尿常规、电解质、肝肾功能、红细胞沉降率、C反应蛋白、血型、血糖 □ 测量四肢血压、床旁胸部X线片、心脏及主动脉超声 □ 描记12导联心电图 □ 心肌损伤标志物	**长期医嘱** □ 主动脉夹层常规护理 □ 特级护理 □ 重症监护（持续心电、血压和血氧饱和度监测等） □ 绝对卧床 □ 记录24小时出入量 □ 静脉药物降压和控制心室率 **临时医嘱** □ 酌情加用口服药物，根据血压、心率调整药物的剂量和种类 □ 镇痛和镇静 □ 复查红细胞沉降率、C反应蛋白、血常规、肝肾功能、电解质 □ 其他对症治疗	**长期医嘱** □ 患者基础用药 □ 既往用药 **临床医嘱** □ 根据会诊科室要求开实验室检查单
主要护理工作	□ 协助患者或家属完成急诊挂号、交费 □ 静脉取血 □ 入院宣教	□ 特级护理 □ 静脉取血	□ 主动脉夹层常规护理 □ 特级护理
病情变异记录	□ 无 □ 有，原因： 1. 2.	□ 无 □ 有，原因： 1. 2.	□ 无 □ 有，原因： 1. 2.
护士签名			
医师签名			

时间	住院第 12~14 天	手术日
主要 诊疗 工作	□ 上级医师查房 □ 完成三级医师查房记录 □ 根据病情调整诊疗方案 □ 主动脉夹层常规治疗	□ 手术
重 点 医 嘱	**长期医嘱（加）** 同前 **临时医嘱** □ 术前医嘱 □ 准备明日在全身麻醉或局部下行主动脉腔内隔 　绝术 □ 术前禁食、禁水 □ 术前用抗菌药物皮试 □ 术前碘皮试 □ 术区备皮 □ 术中特殊用药	**长期医嘱** □ 特级护理常规 □ 饮食 □ 留置引流管并计引流量 □ 生命体征/血流动力学监测 □ 扩血管控制血压 □ 抗菌药物 □ 呼吸机辅助呼吸（必要时） □ 保留尿管并记录尿量 □ 胃黏膜保护剂 □ 血管活性药 **临床医嘱** □ 血常规、肝肾功能、电解质、床旁胸部 X 　线平片、血气分析 □ 输血和（或）补晶体、胶体液（必要时）
主要 护理 工作	□ 一级或二级护理 □ 夹层护理常规	
病情 变异 记录	□ 无　□ 有，原因： 1. 2.	□ 无　□ 有，原因： 1. 2.
护士 签名		
医师 签名		

时间	术后第 1~7 天	出院日
主要诊疗工作	□ 上级医师查房 □ 完成三级医师查房记录 □ 根据病情调整诊疗方案 □ 主动脉夹层常规治疗	□ 通知患者和家属 □ 通知出院处 □ 向患者交代出院后注意事项，预约复诊日期 □ 完成出院病历书写 □ 将出院记录副本交给患者
重点医嘱	**长期医嘱** □ 一级或二级护理 **临床医嘱** □ 复查血常规、肝肾功能、电解质 □ 输血和（或）补晶体、胶体液（必要时） □ 换药 □ 镇痛等对症处理 □ 血管活性药 □ 扩血管控制血压 □ 复查心电图、胸部 X 线平片、超声心动图 □ 复查 CT 或 MRI	**长期医嘱** □ 特级护理常规 □ 饮食 □ 留置引流管并计引流量 □ 生命体征/血流动力学监测 □ 扩血管控制血压 □ 抗菌药物 □ 呼吸机辅助呼吸（必要时） □ 保留尿管并记录尿量 □ 胃黏膜保护剂 □ 血管活性药 **临床医嘱** □ 出院带药 □ 定期复查，如有不适，随诊
主要护理工作	□ 一级或二级护理 □ 夹层护理常规	□ 协助办理出院手续 □ 出院宣教
病情变异记录	□ 无　□ 有，原因： 1. 2.	□ 无　□ 有，原因： 1. 2.
护士签名		
医师签名		

第十八章

腹主动脉瘤腔内治疗临床路径释义

一、腹主动脉瘤腔内治疗编码

1. 原腹主动脉瘤腔内治疗编码：

疾病名称及编码：腹主动脉瘤（ICD-10：I83）

手术操作名称及编码：腔内手术治疗（ICD-9-CM-3：38.59）

2. 修改编码：

疾病名称及编码：腹主动脉瘤，未提及破裂（ICD-10：I71.4）

手术操作名称及编码：腹主动脉人工切除伴置换（ICD-9-CM-3：38.44）

　　　　　　　　　　腹主动脉其他血管内移植物的植入（ICD-9-CM-3：39.71）

二、临床路径检索方法

I71.4 伴（38.44/39.71）

三、腹主动脉瘤腔内治疗临床路径标准住院流程

（一）适用对象

第一诊断为腹主动脉瘤（ICD-10：I83），行腔内手术治疗（ICD-9-CM-3：38.59）。

> **释义**
>
> ■ 对腹主动脉病变需进行开放性腹主动脉人工血管替换术，或尽管能够实施腔内修复，但由于锚定区不足等原因需要借助烟囱技术、开窗技术、分支支架、定制支架等特殊技术重建分支动脉的患者，均需参考其他相应路径。

（二）诊断依据

根据《临床诊疗指南·外科学分册》（中华医学会编著，人民卫生出版社，2009）。

1. 明显的临床症状：腹部搏动感、腹痛、腹胀、轻度不适等。

2. 典型体征：脐周或中上腹部搏动性肿块。

3. CTA、MRI 或主动脉造影等检查明确。

> **释义**
>
> ■ 随着常规体检的实施和检查手段的进步，无症状的腹主动脉瘤获得确诊的比例不断增高，一般为中老年患者，可合并冠心病、颈动脉疾病、下肢动脉疾病等。由于主动脉瘤直径增加，可出现压迫症状，因而可出现腹胀等不适，但并非必备症状。
>
> ■ CT 是确诊该类主动脉病变的主要检查手段，根据薄层扫描和三维重建，不仅可以确诊，而且可以据其制定手术方案，目前使用最为广泛。

（三）选择治疗方案的依据

根据《临床诊疗指南·外科学分册》（中华医学会编著，人民卫生出版社，2009），《临床技术操作规范·心血管外科学分册》（中华医学会编著，人民军医出版社，2009）。

具有腹主动脉瘤腔内修复治疗指征。

> **释义**
>
> ■ 随着介入技术的发展和器械性能的优化，对于锚定区足够的腹主动脉疾病的治疗方法倾向于首选腔内修复手术治疗，并以药物治疗控制血压、心率为基础。

（四）标准住院日

≤16 天。

> **释义**
>
> ■ 腹主动脉瘤患者为接受腔内修复治疗入院，术前准备时间根据病种、病情可有波动，一般为 1~6 天，术后恢复 3~10 天出院。总住院时间不超过 16 天均符合路径要求。

（五）进入路径标准

1. 第一诊断必须符合 ICD-10：I83 腹主动脉瘤。拟行手术符合 ICD-9-CM-3：38.59。
2. 有适应证，无禁忌证。
3. 心功能≤Ⅲ级。
4. 主动脉解剖条件适合腔内修复治疗。
5. 患者选择腔内修复治疗。
6. 当患者同时具有其他疾病诊断，但在住院期间不需要特殊处理也不影响第一诊断的临床路径流程实施时，可以进入路径。

> **释义**
>
> ■ 对于腹主动脉瘤近端锚定区不足，需要借助烟囱技术、分支支架技术等重建肾动脉及内脏动脉的患者，不宜进入路径。
>
> ■ 经入院常规检查发现以往所没有发现的疾病，而该疾病可能对患者健康有影响，也需要同期处理，或者该疾病可能影响介入治疗实施、提高介入治疗和麻醉风险、影响预后，则暂不宜进入路径。例如：未经治疗控制的冠心病、心功能不全、肝肾功能不全、凝血功能障碍等。
>
> ■ 若既往患有上述疾病，经合理治疗后达到稳定，或目前尚需持续用药，经评估无手术及麻醉禁忌，则可进入路径。但可能会增加医疗费用，延长住院时间。

（六）术前准备（评估）

不超过 6 天。

1. 必须的检查项目：
（1）血尿便常规、肝肾功能、电解质、凝血功能、血型、感染性疾病筛查。
（2）胸部 X 线片、腹主动脉 CTA、心电图。
2. 根据患者病情可选择的检查项目：
（1）超声心动图、肺功能检查、主动脉造影等。
（2）有其他专业疾病者及时请相关科室会诊。

释义

　　■ 必查项目是确保手术治疗安全、有效开展的基础，在术前必须完成。相关人员应认真分析检查结果，以便及时发现异常情况并采取对应处置。

　　■ 既往有胸闷、心前区不适等表现，或有吸烟、高脂血症、动脉粥样硬化证据等危险因素，或年龄>50 岁的患者，建议行冠状动脉 CT 检查。

　　■ 介入治疗中要使用含碘的对比剂，故对有相应症状或危险因素的患者应评价甲状腺功能。

　　■ 为缩短患者术前等待时间，检查项目可以在患者入院前于门诊完成。对于部分急性起病的患者，术前应在急诊留观区严密监护治疗。

（七）预防性抗菌药物选择与使用时机

抗菌药物使用：根据《抗菌药物临床应用指导原则（2015 年版）》（国卫办医发〔2015〕43 号）执行。

释义

　　■ 由于存在血管内植入异物等易感因素，且一旦感染可导致严重后果。因此可按规定适当预防性应用抗菌药物，通常选用第二代头孢菌素。

（八）手术日

不超过入院后 6 天。
1. 麻醉方式：腹主动脉瘤腔内治疗麻醉常规。
2. 手术植入物：主动脉覆膜支架血管。
3. 术中用药：心脏主动脉外科、麻醉常规用药。
4. 输血及血液制品：视术中病情需要决定。

释义

　　■ 本路径规定的腹主动脉覆膜支架腔内修复术可在局部麻醉或全身麻醉下实施，经腹股沟区小切口或穿刺实施，是一种微创治疗技术。传统的主动脉开放手术治疗技术不包含在此路径中。行小切口者术后应缝合股动脉和皮肤切口，10~12 天后拆线；经穿刺途径实施手术者，则以弹力绷带加压包扎穿刺点，并于术后 12 小时后撤除。

（九）术后住院恢复

≤10 天。

1. 必须复查的检查项目：

（1）血常规、电解质、肝肾功能。

（2）心电图、腹主动脉 CTA。

2. 术后用药：

（1）抗菌药物使用：根据《抗菌药物临床应用指导原则（2015 年版）》（国卫办医发〔2015〕43 号）执行。

（2）根据主动脉腔内治疗常规用药。

> **释义**
>
> ■ 术后早期应注意观察患者的生命体征，主要包括心率、心律、血压等，以便及时掌握病情变化。并注意观察伤口是否渗血，或穿刺部位是否有血肿，以及入路侧足背动脉搏动情况，防止下肢缺血。
>
> ■ 根据患者病情需要，开展相应的检查及治疗。检查内容不只限于路径中规定的必须复查项目，可根据需要增加血常规、尿常规、肾功能、电解质、血气分析、凝血功能等检查。必要时可增加同一项目的检查频次。

（十）出院标准

1. 体温正常，血常规、电解质无明显异常。

2. 伤口愈合无出院禁忌。

3. 没有需要住院处理的并发症和（或）其他合并症。

4. 腹主动脉 CTA 检查结果符合出院标准。

> **释义**
>
> ■ 患者出院前不仅应完成必须复查项目，且复查项目应无明显异常，最重要的是主动脉 CTA，需要判断支架形态、位置、通畅性，以及隔绝效果是否良好。若检查结果明显异常，主管医师应进行仔细分析并作出对应处置。对穿刺部位有血管并发症的患者，经主管医师评价后如该并发症无需立即处理，可出院后随诊观察。

（十一）变异及原因分析

1. 围术期并发症：动脉破裂需紧急手术、移植物异常、入路血管并发症、术后伤口感染等造成住院日延长和费用增加。

2. 合并有其他系统疾病，可能导致这些疾病加重而需要治疗，从而延长治疗时间和增加住院费用。

3. 植入材料的选择：由于患者的要求选择了不同的植入材料（国产和进口）会导致住院费用存在差异。

4. 其他因素：术前心功能及其他重要脏器功能不全需调整；特殊原因（如稀有血型短缺等）造成的住院时间延长费用增加。

释义

■ 变异是指入选临床路径的患者未能按路径流程完成医疗行为或未达到预期的医疗质量控制目标。这包含有三方面情况：①按路径流程完成治疗，但出现非预期结果，可能需要后续进一步处理，如支架有移位、存在内漏、支架闭塞等；②按路径流程完成治疗，但超出了路径规定的时限或限定的费用，如实际住院日超出标准住院日要求，或未能在规定的手术日时间限定内实施手术等；③术中诊断和术前诊断不符或不能按路径流程完成治疗，患者需要中途退出路径，如术中检查发现病情明显进展；或治疗过程中出现严重并发症，导致必须终止路径或需要转入其他路径进行治疗等。对这些患者，主管医师均应进行变异原因的分析，并在临床路径的表单中予以说明。

■ 手术可能出现的并发症有：支架有移位、存在内漏、支架闭塞、各种介入操作并发症以及感染等。

■ 医师认可的变异原因主要指患者入选路径后，医师在检查及治疗过程中发现患者合并存在一些事前未预知的对本路径治疗可能产生影响的情况，需要终止执行路径或者是延长治疗时间、增加治疗费用。医师需在表单中明确说明。

■ 因患者方面的主观原因导致执行路径出现变异，也需要医师在表单中予以说明。

四、腹主动脉瘤腔内治疗临床路径给药方案

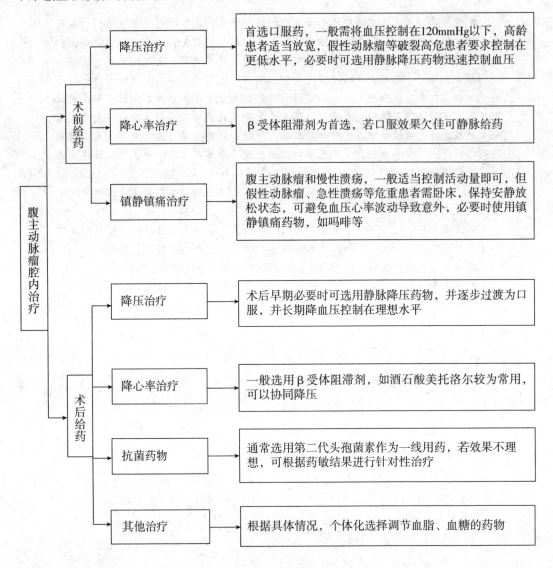

【用药选择】

1. 对于本路径涉及的腹主动脉疾病患者而言，控制血压和心率是围术期的基础治疗。无症状的腹主动脉瘤、慢性溃疡等患者，血压一般控制在 130/90mmHg 以下，心率 80 次/分以下即可，在可耐受的情况下进一步降低。但若瘤体十分巨大或为腹主动脉假性动脉瘤等破裂风险较高的患者，血压、心率则要求更加严格地控制，因此需要个体化制定目标值。术前为了迅速降至理想水平，静脉药物可作为首选，常用药物包括硝普钠、盐酸地尔硫䓬、硝酸甘油等。术后早期继续静脉用药，并逐步加口服药物，如钙拮抗剂、β 受体阻滞剂、利尿剂、ACEI、ARB、α 受体拮抗剂等。对于无症状的腹主动脉瘤、慢性溃疡等患者，腔内修复术后病变段被完全修复，血压可以参照普通人群的标准，控制在 130mmHg 以下即可。

2. 术中预防性应用抗菌药物，在术前 0.5 小时输注，一般常规使用第二代头孢菌素，对于青霉素或头孢类过敏者，可选用大环内酯类或克林霉素等。术后 48 小时后，若无特殊可停用抗菌药物，若患者血象较高，体温在 38.5℃以上，可继续应用抗菌药物，或根据痰培养、血

培养结果选择敏感抗菌药物。

3. 术中部分肝素化，控制 APTT 于 60~100s 即可。术后建议口服抗血小板药物，如拜阿司匹林 100mg/d，预防心脑血管意外和支架闭塞。

【药学提示】

大环内酯类静脉给药可引起血栓性静脉炎，故应用阿奇霉素静脉滴注时要注意监测；此类药物与甲泼尼龙、茶碱、卡马西平、华法林等药物有相互作用。

【注意事项】

1. 抗菌药物的滥用导致耐药株不断出现，且二重感染机会增加。故在术后 48 小时后，若无明显感染证据，应停用抗菌药物。有必要继续应用抗菌药物的，应尽量根据药敏结果合理选择。

2. 此类患者常有程度较重的高血压病，多须数种降压药物联合使用，具体治疗方案应根据每日血压监测结果，严密调整。

五、推荐表单

（一）医师表单

腹主动脉瘤腔内治疗临床路径医师表单

适用对象：第一诊断为腹主动脉瘤（ICD-10：I83）

行腹主动脉瘤腔内支架置入术（ICD-9-CM-3：38.59）

患者姓名：	性别： 年龄： 门诊号：	住院号：
住院日期： 年 月 日	出院日期： 年 月 日	标准住院日：≤16 天

时间	住院第 1~5 天	住院第 2~6 天（手术日）	住院第 5~16 天
主要诊疗工作	□ 询问病史，体格检查 □ 完成入院病历 □ 完善相关检查 □ 上级医师查房 □ 术前讨论，确定治疗方案 □ 向患者及家属交代病情及围术期注意事项 □ 签署手术知情同意书、自费用品协议书等	□ 局部麻醉或全身麻醉下穿刺或游离一侧股动脉 □ 行主动脉造影 □ 覆膜支架植入 □ 评估覆膜支架是否位置形态良好，有无内漏 □ 评估入路一侧足背动脉搏动情况 □ 术者完成手术记录 □ 完成病程记录 □ 向患者及家属交代病情及术中基本情况	□ 医师查房 □ 拆除穿刺点弹力绷带，或伤口拆线 □ 复查主动脉 CT、心电图、胸部 X 线片、血常规、肝肾功能等 □ 安排出院
重点医嘱	**长期医嘱** □ 一级护理 □ 饮食，必要时流质或禁食 □ 患者既往基础用药 **临时医嘱** □ 血、尿常规，血型，凝血功能，电解质+肝肾功能，感染性疾病筛查 □ 主动脉 CT、胸部 X 线片、心电图 □ 留置针穿刺，建立静脉通路 □ 拟于明日行腹主动脉覆膜支架腔内修复术 □ 备皮 □ 预防用抗菌药物	**长期医嘱** □ 二级护理 □ 饮食 □ 心电监测 □ 平卧 12~24 小时 **临时医嘱** □ 继续使用静脉降压药物，逐步替代为口服药 □ 预防用抗菌药物 □ 穿刺点弹力绷带包扎，或伤口包扎 □ 其他特殊医嘱	**临时医嘱** □ 伤口换药，拆线 □ 通知出院
病情变异记录	□ 无 □ 有，原因： 1. 2.	□ 无 □ 有，原因： 1. 2.	□ 无 □ 有，原因： 1. 2.
医师签名			

（二）护士表单

腹主动脉瘤腔内治疗临床路径护士表单

适用对象：第一诊断为腹主动脉瘤（ICD-10：I83）

行腹主动脉瘤腔内支架置入术（ICD-9-CM-3：38.59）

患者姓名：	性别： 年龄： 门诊号：	住院号：
住院日期： 年 月 日	出院日期： 年 月 日	标准住院日：≤16 天

时间	住院第 1~5 天	住院第 2~6 天 （手术日）	住院第 5~16 天
主要护理工作	□ 入院宣教 介绍主管医师、护士 介绍医院内相关制度 介绍环境、设施 介绍住院注意事项 介绍疾病相关知识 介绍各项安全事项 □ 核对患者姓名，佩戴腕带 □ 护理评估（营养状况、性格变化等） □ 病史询问，相应查体 □ 联系相关检查 □ 汇总检查结果 □ 完成术前准备 留置套管针、备皮	□ 术前宣教 介绍术前饮食注意事项，全身麻醉患者禁食、禁水 触摸双侧足背动脉搏动情况，并作标记 □ 再次核对检查结果及各项签字单 □ 术后宣教 告知体位要求（患侧肢体制动，卧床 12~24 小时） 全身麻醉患者完全清醒后方可进食、进水 不适及时通知医师 □ 观察患者病情变化，倾听患者主诉 □ 观察穿刺点及下肢血运情况 □ 心理护理 □ 观察心律变化	□ 协助患者做检查 □ 出院宣教 介绍出院注意事项 饮食指导 □ 协助办理出院手续
重点医嘱	**长期医嘱** □ 一级护理 □ 饮食 □ 患者基础用药 □ 遥控心电监测 **临时医嘱** □ 血、尿常规，血型，凝血功能，生化，乙型肝炎、丙型肝炎，艾滋病，梅毒，T_3、T_4 □ 主动脉 CT、胸部 X 线片、心电图 □ 留置套管针 □ 拟明日在局部/全身麻醉下行腹主动脉覆膜支架腔内修复术 □ 备皮 □ 预防用抗菌药物	**长期医嘱** □ 一级护理 □ 饮食 □ 患者基础用药 □ 遥控心电监测 **临时医嘱** □ 预防用抗菌药物 □ 换药 □ 复查胸部 X 线片、心电图 □ 复查血、尿常规，电解质+肝肾功能，凝血功能 □ 其他特殊医嘱	**重点诊疗** □ 今日出院
病情变异记录	□ 无 □ 有，原因： 1. 2.	□ 无 □ 有，原因： 1. 2.	□ 无 □ 有，原因： 1. 2.
护士签名			

（三）患者表单

腹主动脉瘤腔内治疗临床路径患者表单

适用对象：第一诊断为腹主动脉瘤（ICD-10：I83）

行腹主动脉瘤腔内支架置入术（ICD-9-CM-3：38.59）

患者姓名：	性别： 年龄： 门诊号：	住院号：
住院日期： 年 月 日	出院日期： 年 月 日	标准住院日：≤16 天

时间	住院第 1~5 天	住院第 2~6 天 （手术日）	住院第 5~16 天
医患配合	□ 接受入院宣教 □ 接受入院护理评估 □ 接受病史询问 □ 进行体格检查 □ 交代既往用药情况 □ 进行相关检查 □ 接受术前宣教 □ 患者和家属与医师交流了解病情 □ 了解手术方案及围术期注意事项 □ 签署手术知情同意书、自费用品协议书等	□ 接受手术治疗 □ 患者和家属与医师交流，了解手术情况及术后注意事项 □ 接受术后治疗 □ 接受术后宣教	□ 接受出院前康复宣教 □ 学习出院注意事项 □ 了解复查程序 □ 接受相关复查：主动脉 CT、胸部 X 线片、心电图 □ 配合医师进行伤口换药 □ 获取出院诊断证明书 □ 办理出院手续
重点诊疗及检查	**重点诊疗** □ 分级护理 □ 饮食安排 □ 既往基础用药 □ 遥控心电监测 □ 备皮 □ 留置针穿刺，建立静脉通路 □ 预防应用抗菌药物 **重要检查** □ 血、尿常规，血型，凝血功能，血生化，感染性疾病，甲状腺功能(T3、T4) □ 主动脉 CT、胸部 X 线片、心电图 □ 根据病情补充安排其他检查	**重点诊疗** □ 分级护理 □ 饮食安排 □ 心电监测 □ 平卧 12~24 小时 □ 预防应用抗菌药物 □ 穿刺点弹力绷带包扎，沙袋压迫 **重要检查** □ 按医师要求进行相关检查	**重点诊疗** □ 拆除穿刺点弹力绷带，检查穿刺伤口愈合情况，拆线 □ 出院

附：原表单（2016 年版）

腹主动脉瘤腔内治疗临床路径表单

适用对象：第一诊断为腹主动脉瘤（ICD-10：I83）

行腹主动脉瘤腔内支架置入术（ICD-9-CM-3：38.59）

患者姓名：	性别：　　年龄：　　门诊号：	住院号：
住院日期：　　年　月　日	出院日期：　　年　月　日	标准住院日：≤16 天

时间	住院第 1 天	住院第 2~4 天 （完成术前准备日）	住院第 5 天 （术前第 1 日）
主要诊疗工作	□ 询问病史及体格检查 □ 上级医师查房 □ 初步的诊断和治疗方案 □ 住院医师完成住院志、首次病程、上级医师查房等病历书写 □ 开实验室检查单	□ 上级医师查房 □ 继续完成术前实验室检查 □ 完成必要的相关科室会诊 □ 调整心脏及重要脏器功能	□ 上级医师查房，术前评估和决定手术方案 □ 住院医师完成上级医师查房记录等 □ 向患者和（或）家属交代围术期注意事项并签署手术知情同意书、自费用品协议书、输血同意书、委托书（患者本人不能签字时） □ 麻醉医师查房并与患者和（或）家属交代麻醉注意事项并签署麻醉知情同意书 □ 完成各项术前准备
重点医嘱	**长期医嘱** □ 外科疾病护理常规 □ 一级护理 □ 普通饮食 **临时医嘱** □ 血尿便常规检查、凝血功能、术前感染疾病筛查、肝肾功能、电解质、 □ 胸部 X 线、心电图、腹部 CTA □ 必要时行主动脉造影、超声心动图、肺功能检查	**长期医嘱** □ 患者基础用药 **临时医嘱** □ 根据会诊科室要求开实验室检查单 □ 对症处理	**长期医嘱** 同前 **临时医嘱** □ 术前医嘱 □ 明日准备于局部麻醉和（或）全身麻醉，气管内插管麻醉下行腹主动脉瘤腔内隔绝术 □ 术前禁食、禁水 □ 术前用药（抗菌药物，阿托品） □ 术区备皮 □ 一次性导尿包（必要时）
主要护理工作	□ 介绍病房环境、设施设备 □ 入院护理评估 □ 防止皮肤压疮护理	□ 观察患者病情变化 □ 防止皮肤压疮护理 □ 心理和生活护理	□ 做好备皮等术前准备 □ 提醒患者术前禁食、禁水 □ 术前心理护理
病情变异记录	□ 无　□ 有，原因： 1. 2.	□ 无　□ 有，原因： 1. 2.	□ 无　□ 有，原因： 1. 2.
护士签名			
医师签名			

时间	住院第6天 （手术日）	住院第7天 （术后第1日）	住院第8~15天 （术后第2~8日）
主要诊疗工作	□ 手术 □ 向家属交代病情、手术过程及术后注意事项 □ 术者完成手术记录 □ 完成术后病程 □ 上级医师查房 □ 观察生命体征及有无术后并发症并做相应处理	□ 上级医师查房 □ 住院医师完成常规病程记录 □ 根据病情变化及时完成病程记录 □ 观察伤口、体温、生命体征情况、有无并发症等并作出相应处理	□ 上级医师查房 □ 住院医师完成病程记录 □ 伤口换药 □ 观察生命体征情况、有无并发症等并作出相应处理
重点医嘱	**长期医嘱** □ 腹主动脉瘤术后护理常规 □ 一级护理 □ 禁食 □ 告知病重 □ 记24小时尿量 □ 观察双下肢末梢血运 □ 吸氧 □ 其他特殊医嘱 **临时医嘱** □ 补液（视情况而定） □ 抗菌药物 □ 其他特殊医嘱	**长期医嘱** □ 视情况改流质或半流质饮食 □ 一级护理 **临时医嘱** □ 止呕、镇痛药物 □ 根据情况决定是否静脉营养、补液支持治疗 □ 复查肝肾功能等	**长期医嘱** □ 二级护理 □ 半流或普通饮食 □ 补液、营养支持等 **临时医嘱** □ 复查血常规、生化全套（必要时） □ 伤口换药
主要护理工作	□ 观察患者病情变化并及时报告医师 □ 术后心理与生活护理 □ 防止皮肤压疮处理	□ 观察患者病情并做好相关记录 □ 术后心理与生活护理 □ 防止皮肤压疮处理	□ 观察患者病情变化 □ 术后心理与生活护理 □ 防止皮肤压疮处理
病情变异记录	□ 无 □ 有，原因： 1. 2.	□ 无 □ 有，原因： 1. 2.	□ 无 □ 有，原因： 1. 2.
护士签名			
医师签名			

时间	住院第 9~16 天 （出院日）
主要 诊疗 工作	□ 上级医师查房 □ 住院医师完成病程记录 □ 伤口换药 □ 观察生命体征情况、有无并发症等并作出相应处理
重点 医嘱	**临时医嘱** □ 拆线、换药 □ 出院带药
主要 护理 工作	□ 观察患者病情变化 □ 术后心理与生活护理 □ 防止皮肤压疮处理
病情 变异 记录	□ 无　□ 有，原因： 1. 2.
护士 签名	
医师 签名	

参考文献

［1］Asaloumidis N, Karkos CD, Trellopoulos G, et al. Outcome after Endovascular Repair of Subacute Type B Aortic Dissection: A Combined Series from Two Greek Centers. Ann Vasc Surg, 2017, 42: 136-142.

［2］Badger S, Forster R, Blair PH, et al. Endovascular treatment for ruptured abdominal aortic aneurysm. Cochrane Database Syst Rev, 2017, 5: CD005261.

［3］Chen IM, Chen PL, Huang CY, et al. Factors Affecting Optimal Aortic Remodeling After Thoracic Endovascular Aortic Repair of Type B (IIIb) Aortic Dissection. Cardiovasc Intervent Radiol, 2017, 40 (5): 671-681.

［4］Clough RE, Nienaber CA. Evidence for and risks of endovascular treatment of asymptomatic acute type B aortic dissection. J Cardiovasc Surg (Torino), 2017, 58 (2): 270-277.

［5］Feldman T, Ruiz CE, Hijazi ZM, et al. The SCAI Structural Heart Disease Council: toward addressing training, credentialing, and guidelines for structural heart disease intervention. Catheter Cardiovasc Interv, 2010, 76 (4): E87-89.

［6］Geva T, Martins JD, Wald RM. Atrial septal defects. Lancet, 2014, 383 (9932): 1921-1932.

［7］Galiè N, Hoeper MM, Humbert M, et al. Guidelines for the diagnosis and treatment of pulmonary hypertension: the Task Force for the Diagnosis and Treatment of Pulmonary Hypertension of the European Society of Cardiology (ESC) and the European Respiratory Society (ERS), endorsed by the International Society of Heart and Lung Transplantation (ISHLT). Eur Heart J, 2009, 30 (20): 2493-2537.

［8］Hahne JD, Arndt C, Herrmann J, et al. Follow-up of abdominal aortic aneurysm after endovascular aortic repair: comparison of volumetric and diametric measurement. Eur J Radiol, 2012, 81 (6): 1187-1191.

［9］Ivanes F, Isorni MA, Halimi JM, et al. Predicitive factors of contrast-induced nephropathy in patients undergoing primary coronary angioplasty. Arch Cardiovas Dis, 2014, 107 (8/9): 424-432.

［10］Jang H, Kim MD, Kim GM, et al. Risk factors for stent graft-induced new entry after thoracic endovascular aortic repair for Stanford type B aortic dissection. J Vasc Surg, 2017, 65 (3): 676-685.

［11］Jamieson WR, Cartier PC, Allard M, et al. Surgical management of valvular heart disease 2004. Can J Cardiol, 2004, 20 Suppl E: 7E-120E.

［12］Joint Task Force on the Management of Valvular Heart Disease of the European Society of Cardiology (ESC), European Association for Cardio-Thoracic Surgery (EACTS), Vahanian A, et al. Guidelines on the management of valvular heart disease (version 2012). Eur Heart J, 2012, 33 (19): 2451-2496.

［13］Jacobs JP, Mavroudis C, Quintessenza JA, et al. Reoperations for pediatric and congenital heart disease: An analysis of the Society of Thoracic Surgeons (STS) congenital heart surgery database. Semin Thorac Cardiovasc Surg Pediatr Card Surg Annu, 2014, 17 (1): 2-8.

［14］Kalteis M, Haller F, Artmann A, et al. Experience and outcomes after a decade of endovascular abdominal aortic aneurysm repair: a retrospective study from a community-based single center. Ann

Vasc Surg, 2012, 26（3）：330-337.

［15］Kim NH, Kim WC, Jeon YS, et al. Repair of type I endoleak by chimney technique after endovascular abdominal aortic aneurysmrepair. Ann Surg Treat Res, 2014, 86（5）：274-277.

［16］Kirklin JW, Barratt-Boyes BG. Ventricular septal defect. In Cardiac Surgery：Morphology, Diagnostic Criteria, Nature History, Techniques, Results, and Indications. New Yok：Churchill Liveingstone, 1993：256-281.

［17］Nicholas T. Kouchoukos, Eugene H. Blackstone MD, et al. Kirklin/Barratt-Boyes Cardiac Surgery. 4th Editon. Elsevier/Saunders, 2015.

［18］Nishimura RA, Otto CM, Bonow RO, et al. 2014 AHA/ACC guideline for the management of patients with valvular heart disease：a report of the American College of Cardiology/American Heart Association Task Force on Practice Guidelines. J Am Coll Cardiol, 2014, 63（22）：e57-e185.

［19］Nishimura RA, Otto CM, Bonow RO, et al. 2017 AHA/ACC Focused Update of the 2014 AHA/ACC Guideline for the Management of Patients With Valvular Heart Disease：A Report of the American College of Cardiology/American Heart Association Task Forceon Clinical Practice Guidelines. J Am Coll Cardiol, 2017, 70（2）：252-289.

［20］Park KB, Do YS, Kim SS, et al. Endovascular treatment of acute complicated aortic dissection：long-term follow-up of clinical outcomes and CT findings. J Vasc Interv Radiol, 2009, 20（3）：334-341.

［21］Quinn AA, Mehta M, Teymouri MJ, et al. The incidence and fate of endoleaks vary between ruptured and elective endovascular abdominal aortic aneurysm repair. J Vasc Surg, 2017, 65（6）：1617-1624.

［22］Roos-Hesselink JW, Meijboom FJ, Spitaels SE, et al. Outcome of patients after surgical closure of ventricular septal defect at young age：longitudinal follow-up of 22-34 years. Eur Heart J, 2004, 25（12）：1057-1062.

［23］Feltes TF, Bacha E, Beekman RH 3rd, et al. Indications for cardiac catheterization and intervention in pediatric cardiac disease：a scientific statement from the American Heart Association. Circulation, 2011, 123（22）：2607-2652.

［24］VIRTUE Registry Investigators. Mid-term outcomes and aortic remodelling after thoracic endovascular repair for acute, subacute, and chronic aortic dissection：the VIRTUE Registry. Eur J Vasc Endovasc Surg, 2014, 48（4）：363-371.

［25］Zhang L, Zhao Z, Chen Y, et al. Reintervention after endovascular repair for aortic dissection：A systematic review and meta-analysis. J Thorac Cardiovasc Surg, 2016, 152（5）：1279-1288.

［26］安硕研, 樊朝美, 李一石. 造影剂肾病的研究现状. 中国临床药理学杂志, 2015, 31（13）：1331-1334.

［27］陈孝平. 外科学. 第2版. 北京：人民卫生出版社, 2010.

［28］陈孝平, 汪建平. 外科学. 第8版. 北京：人民卫生出版社, 2013.

［29］陈玲, 张炼, 李文斌, 等. 不同剂量西地那非治疗新生儿肺动脉高压的疗效. 华中科技大学学报（医学版）, 2012, 41（2）：210-213.

［30］陈会文, 苏肇伉, 丁文祥, 等. 室间隔缺损病理解剖分类的再认识. 中国胸心血管外科临床杂志. 2006, 13（2）：89-93.

［31］程光存, 严中亚, 吴一军, 等. 儿童先天性心脏病室间隔缺损致病因素分析. 心肺血管病杂志, 2004, 2（4）：208-210.

［32］董力, 石应康, 许建屏, 等. 中国心脏瓣膜术后多中心低强度抗凝治疗注册登记及随访研究. 中华医学杂志, 2016, 96（19）：1489-1494.

［33］高燕, 黄国英. 先天性心脏病病因及流行病学研究进展. 中国循证儿科杂志, 2008, 3

（3）：213-222.

［34］胡盛寿，黄方炯．冠心病外科治疗学．北京：科学出版社，2003.

［35］胡盛寿．阜外心血管外科手册．北京：人民卫生出版社，2006.

［36］胡盛寿．高级卫生专业技术资格考试指导用书·心胸外科学高级教程．北京：人民军医出版社，2014.

［37］何建国，杨涛．肺动脉高压治疗新视野．中国循环杂志，2014，29（10）：761-763.

［38］胡小松，杨克明，吕晓东，等．先天性心脏病再次手术的临床分析．中国胸心血管外科临床杂志，2016，23（7）：684-687.

［39］蒋英，周亮．先天性室间隔缺损892例临床特征分析．中国儿童保健杂志，2017，25（1）：73-76.

［40］刘迎龙，张宏家，孙寒松，等．右胸外侧小切口小儿先天性心脏畸形矫治术793例体会．中国循环杂志，2000，15（4）：201-203.

［41］卢中，申运华，严中亚，等．胸骨下段小切口及胸骨正中切口治疗儿童先天性心脏病的对比研究．安徽医科大学学报，2015，20（6）：864-867.

［42］吴在德．外科学．5版．北京：人民卫生出版社，2002.

［43］徐志伟．小儿先天性心脏病诊治手册．北京：人民卫生出版社，2009：239-248.

［44］熊迈，徐颖琦，姚尖平，等．婴幼儿室间隔缺损外科治疗近期效果的多因素分析．中山大学学报（医学科学版），2006，27（6）：714-717.

［45］余莉，谢亮，朱琦，等．胎儿单纯性室间隔缺损预后的前瞻性研究．中华儿科杂志，2015，53（1）：30-33.

［46］叶飞，张静，张喆，等．外源性磷酸肌酸在心脏手术中对心脏保护作用的Meta分析．中国药房，2015（3）：356-358.

［47］朱晓东，张宝仁．心脏外科学．北京：人民卫生出版社，2007.

［48］《抗菌药物临床应用指导原则（2015年版）》（国卫办医发〔2015〕43号）．

［49］《抗菌药物临床应用指导原则（2004年版）》（国卫办医发〔2004〕285号）．

［50］中华医学会．临床技术操作规范·心血管外科学分册．北京：人民军医出版社，2009.

［51］中华医学会．临床诊疗指南·心脏外科学分册．北京：人民卫生出版社，2009.

［52］中华儿科杂志编辑委员会，中华医学杂志英文版编辑委员会．先天性心脏病经导管介入治疗指南．中华儿科杂志，2004，42（3）：234-239.

［53］中华医学会．临床诊疗指南·心血管外科学分册．北京：人民卫生出版社，2009.

［54］中国医师协会心血管内科分会先心病工作委员会．常见先天性心脏病介入治疗中国专家共识．介入放射学杂志，2011，20（2）：87-92.

附录 1

冠状动脉粥样硬化性心脏病临床路径病案质量监控表单

1. 进入临床路径标准

疾病诊断：冠状动脉粥样硬化性心脏病（ICD-10：I25.1）

手术操作：冠状动脉旁路移植术（ICD-9-CM-3：36.1）

2. 病案质量监控表

监控项目 / 监控重点 / 住院时间		评估要点		监控内容	分数	减分理由	备注
首页		主要诊断名称及编码		冠状动脉粥样硬化性心脏病（ICD-10：I25.1）	5□ 4□ 3□ 1□ 0□		
		主要手术名称及编码		冠状动脉旁路移植术（ICD-9-CM-3：36.1）			
		其他诊断名称及编码		无遗漏，编码准确			
		其他项目		内容完整、准确、无遗漏	5□ 4□ 3□ 1□ 0□		
住院第1天	入院记录	现病史	主要症状	是否记录本病最主要的症状，如胸痛、胸闷等并重点描述： 1. 发作及加重的诱因 2. 发作频率或持续时间 3. 发作时间、性质、程度 4. 缓解方式：自行缓解或采取某种措施缓解以及采取缓解措施的频率 5. 对体力、饮食、睡眠、活动的影响	5□ 4□ 3□ 1□ 0□		入院24小时内完成

续　表

住院时间 / 监控项目 / 监控重点		评估要点	监控内容	分数	减分理由	备注
住院第1天	入院记录	现病史	病情演变过程	是否描述主要症状的演变过程，如胸痛、胸闷程度的变化	5□ 4□ 3□ 1□ 0□		入院24小时内完成
			其他伴随症状	是否记录伴随症状，如恶心、呕吐、大汗淋漓、呼吸困难、咳嗽、烦躁、不能平卧等	5□ 4□ 3□ 1□ 0□		
			院外诊疗过程	是否记录诊断、治疗情况： 1. 是否做过心电图、胸部X线平片、超声心动图、冠状动脉造影检查，结果是否正常 2. 诊断过何种疾病 3. 用过何种药物，用药时间、剂量、总量及效果如何	5□ 4□ 3□ 1□ 0□		
		既往史个人史家族史		是否按照病历书写规范记录，并重点记录： 1. 饮食习惯、环境因素、精神因素及烟酒嗜好 2. 慢性疾病史 3. 家族中有无类似患者	5□ 4□ 3□ 1□ 0□		
		体格检查		是否按照病历书写规范记录，并记录重要体征，无遗漏，如血压、心律、心率、心音、心脏杂音等	5□ 4□ 3□ 1□ 0□		
		辅助检查		是否记录辅助检查结果，如心电图、心肌酶、超声心动图	5□ 4□ 3□ 1□ 0□		

续　表

监控项目 监控重点 住院时间		评估要点	监控内容	分数	减分理由	备注
住院第1天	首次病程记录	病例特点	是否简明扼要，重点突出，无遗漏： 1. 年龄、饮食习惯及嗜好等 2. 病情特点 3. 突出的症状和体征 4. 辅助检查结果 5. 其他疾病史	5□ 4□ 3□ 1□ 0□		入院8小时内完成
		初步诊断	第一诊断为冠状动脉粥样硬化性心脏病（ICD-10：I25.1）	5□ 4□ 3□ 1□ 0□		
		诊断依据	是否充分、分析合理： 1. 病史：可有心绞痛发作史 2. 临床表现：可有体力劳动、情绪激动或饱餐时心前区憋闷、不适，心律失常等 3. 辅助检查：心电图和心电图运动试验、超声心动图、冠状动脉造影等	5□ 4□ 3□ 1□ 0□		
		鉴别诊断	是否根据病例特点与下列疾病鉴别： 1. 主动脉瓣狭窄或主动脉瓣关闭不全 2. 急性非特异性心包炎 3. 急性肺动脉栓塞 4. 急腹症	5□ 4□ 3□ 1□ 0□		
		诊疗计划	是否全面并具有个性化： 1. 完成必需的检查项目 （1）实验室检查：血常规+血型，尿常规，血生化全项（电解质+肝肾功能+血糖），凝血功能，感染性疾病筛查（乙型肝炎、丙型肝炎、梅毒、艾滋病等），血气分析 （2）胸部X线片、心电图、超声心动图 （3）冠状动脉造影检查 2. 根据患者病情选择：心肌酶、血肌钙蛋白、胸部CT、肺功能检查、颈动脉血管超声、取材血管超声、腹部超声检查等 3. 评估是否可以手术 4. 术前准备 5. 手术方案：冠状动脉旁路移植术 6. 对症治疗	5□ 4□ 3□ 1□ 0□		

续　表

住院时间 / 监控项目	监控重点	评估要点	监控内容	分数	减分理由	备注
住院第1天	病程记录	上级医师查房记录	是否有重点内容并结合本病例： 1. 补充病史和查体 2. 诊断、鉴别诊断分析 3. 完善术前检查 4. 提示需要观察和注意的内容	5□ 4□ 3□ 1□ 0□		入院48小时内完成
		住院医师查房记录	是否记录、分析全面： 1. 主要症状、体征的变化、病情变化 2. 具体治疗措施和术前准备 3. 记录上级医师查房意见的执行情况 4. 知情告知情况、患者及家属意见	5□ 4□ 3□ 1□ 0□		
住院第2天（术前准备日）	病程记录	住院医师查房记录	是否记录： 1. 目前症状及体征变化 2. 术前准备工作完成情况，包括检查、药物、配血、备皮、麻醉科会诊意见等，以及检查结果等对手术的影响分析 3. 请相应科室会诊情况 4. 对症治疗具体内容 5. 向患者和（或）家属交代术前、术中和术后注意事项，签署手术知情同意书情况 6. 记录手术者术前查看患者的情况	5□ 4□ 3□ 1□ 0□		
		上级医师查房记录	是否记录： 1. 综合分析术前检查结果 2. 手术前评估及手术指征 3. 确定手术方案 4. 结合本病例提出手术风险及预防措施	5□ 4□ 3□ 1□ 0□		
		麻醉知情同意书	是否记录： 1. 一般项目 2. 术前诊断 3. 拟行手术方式 4. 拟行麻醉方式 5. 患者基础疾病及可能对麻醉产生影响的特殊情况 6. 麻醉中拟行的有创操作和监测 7. 麻醉风险，麻醉中及麻醉后可能发生的并发症及应对措施 8. 患者签署意见并签名，如为家属或代理人要有授权委托书 9. 麻醉医师签字，并写明日期时间	5□ 4□ 3□ 1□ 0□		

续　表

监控重点 监控项目 住院时间		评估要点	监控内容	分数	减分理由	备注
住院第2天（术前准备日）	麻醉术前访视记录	麻醉医师	是否记录： 1. 患者自然信息 2. 患者一般情况 3. 简要病史 4. 与麻醉相关的辅助检查结果 5. 拟行手术方式 6. 拟行麻醉方式 7. 麻醉适应证 8. 麻醉风险及预防措施和麻醉中需注意的问题 9. 术前麻醉医嘱 10. 麻醉医师签字，并写明日期时间	5□ 4□ 3□ 1□ 0□		术前完成
	输血知情同意书		是否记录： 1. 一般项目 2. 输血指征 3. 拟输血成分 4. 输血前有关检查结果 5. 输血风险及可能产生的不良后果及应对措施 6. 患者签署意见并签名，如为家属或代理人要有授权书 7. 医师签名并填写日期	5□ 4□ 3□ 1□ 0□		
	手术知情同意书		是否记录： 1. 术前诊断 2. 手术名称 3. 术式选择及有可能改变的术式 4. 术中、术后可能出现的并发症及应对措施 5. 手术风险 6. 患者签署意见并签名，如为家属或代理人要有授权委托书 7. 经治医师和术者签名	5□ 4□ 3□ 1□ 0□		

续 表

监控项目 / 监控重点 / 住院时间	评估要点	监控内容	分数	减分理由	备注
住院第 2 天（术前准备日）	术前小结	住院医师	是否记录： 1. 简要病情 2. 术前诊断及诊断依据 3. 手术指征 4. 拟行手术名称和方式 5. 拟行麻醉方式 6. 术前准备 7. 术中注意事项 8. 术后处置意见 9. 术者术前查看患者的情况	5□ 4□ 3□ 1□ 0□		
	术前讨论	住院医师	是否记录： 1. 讨论地点时间 2. 参加者及主持者的姓名、职称 3. 简要病情 4. 术前诊断及术前准备情况 5. 手术指征及手术方案 6. 可能出现的意外和防范措施 7. 具体讨论意见和主持人小结 8. 记录者签名	5□ 4□ 3□ 1□ 0□		
住院第 2~4 天（手术日）	麻醉记录单	麻醉医师	是否记录： 1. 一般项目 2. 患者一般情况和术前特殊情况 3. 麻醉前用药及效果 4. 术前及术中疾病诊断 5. 手术方式及日期 6. 麻醉方式 7. 麻醉诱导及各项操作开始及结束时间 8. 麻醉期间用药名称、方式及剂量 7. 麻醉期间特殊或突发情况及处理 8. 术中出血量、输血量、输液量等 9. 手术起止时间 10. 麻醉医师签名	5□ 4□ 3□ 1□ 0□		

监控项目 / 监控重点 / 住院时间		评估要点	监控内容	分数	减分理由	备注
住院第2~4天（手术日）	麻醉术后访视记录		是否记录： 1. 一般项目 2. 患者一般情况 3. 目前麻醉恢复情况，清醒时间 4. 术后医嘱、是否拔除气管插管等 5. 如有特殊情况应详细记录 6. 麻醉医师签字并填写日期	5□ 4□ 3□ 1□ 0□		麻醉后24小时内完成
	体外循环记录单		1. 一般项目 2. 术前及术后疾病诊断 3. 体外循环方法 4. 体外循环起止时间 5. 心脏停跳起止时间 6. 心脏复跳方法及复搏后情况 7. 体外循环氧合器类型及粘贴条码 8. 术中出血量、输血量、心脏停搏液体量、其他液体量	5□ 4□ 3□ 1□ 0□		
	手术记录	术者书写	是否记录： 1. 一般项目 2. 手术日期 3. 术前及术中诊断 4. 手术名称 5. 手术医师术者及助手姓名 6. 护士姓名（分别记录刷手及巡回护士） 7. 输血量、特殊成分输血、输液量 8. 麻醉方法 9. 手术经过：按照规定记录手术经过，详细描述搭桥血管类型、吻合口及远端通畅情况、缝线型号，术中心脏停搏时间，心脏复跳情况 10. 术后患者去向：回病房、监护室或麻醉恢复室 11. 医师签字	5□ 4□ 3□ 1□ 0□		术后24小时内完成
	手术安全核查记录		是否记录： 1. 手术安全核查记录单并且填写完整 2. 手术医师、麻醉医师和手术护士三方核对，并签字齐全	5□ 4□ 3□ 1□ 0□		

续　表

住院时间 监控项目 监控重点		评估要点	监控内容	分数	减分理由	备注
住院第2~4天（手术日）	手术清点记录		是否记录： 1. 一般项目 2. 术中所用各种器械和敷料数量的清点核对 3. 巡回护士和手术器械护士签名	5□ 4□ 3□ 1□ 0□		
	术后首次病程记录	由参加手术者书写	是否记录： 1. 手术时间 2. 术中诊断 3. 麻醉方式 4. 手术简要经过 5. 术后处理措施 6. 术后患者一般情况 7. 术后医嘱及应当特别注意观察的事项	5□ 4□ 3□ 1□ 0□		术后8小时内完成
术后日	病程记录	住院医师查房记录	是否记录、分析如下内容： 1. 生命体征、病情变化、引流量及性状、饮食恢复情况和药物不良反应 2. 切口情况、换药情况、拔除引流管情况等 3. 核查辅助检查结果是否有异常 4. 病情评估 5. 调整治疗分析 6. 上级医师意见执行情况 7. 术后注意事项宣教	5□ 4□ 3□ 1□ 0□		
		上级医师查房记录	是否记录： 1. 术后病情评估 2. 确定是否有术后并发症 3. 术后需要注意的事项 4. 术后治疗方案 5. 补充、更改诊断分析和确定诊断分析	5□ 4□ 3□ 1□ 0□		

监控项目 / 监控重点 / 住院时间		评估要点	监控内容	分数	减分理由	备注
出院前 1~3 天	病程记录	住院医师查房记录	是否记录、分析： 1. 目前的症状体征、拆线情况及切口愈合情况 2. 病情评估及疗效评估 3. 目前的治疗情况 4. 分析是否符合出院标准 5. 出院后的治疗方案 6. 出院后注意事项	5□ 4□ 3□ 1□ 0□		
		上级医师查房记录	是否记录、分析： 1. 手术疗效评估，预期目标完成情况 2. 确定符合出院标准 3. 出院后治疗方案	5□ 4□ 3□ 1□ 0□		
出院当天	病程记录	住院医师查房记录	是否记录： 1. 目前症状及体征 2. 目前治疗情况 3. 实验室检查指标正常与否 4. 向患者交待出院后注意事项	5□ 4□ 3□ 1□ 0□		
		出院记录	记录是否齐全，重要内容无遗漏： 1. 入院情况 2. 诊疗经过：麻醉及手术方式、术中特殊情况及处理、术后并发症等 3. 出院情况：症状、体征、切口愈合情况等 4. 出院医嘱：出院带药需写明药物名称、用量、服用方法，需要调整的药物要注明调整的方法；需要复查的辅助检查；出院后患者需要注意的事项；门诊复查时间及项目等	5□ 4□ 3□ 1□ 0□		
	特殊检查、特殊治疗同意书的医学文书		内容包括自然项目（非另页书写时可以不写）、特殊检查、特殊治疗项目名称、目的、可能出现的并发症及风险、患者或家属签署是否同意检查或治疗、患者签名、医师签名等	5□ 4□ 3□ 1□ 0□		

续 表

监控项目 / 监控重点 / 住院时间	评估要点	监控内容	分数	减分理由	备注
病危(重)通知书		自然项目（非另页书写时可以不写）、目前诊断、病情危重情况、患方签名、医师签名并填写日期	5□ 4□ 3□ 1□ 0□		
医嘱 / 住院第1天	长期医嘱	1. 冠状动脉粥样硬化性心脏病护理常规 2. 二级护理 3. 饮食：低盐低脂饮食/糖尿病饮食/其他 4. 患者既往基础用药	5□ 4□ 3□ 1□ 0□		
	临时医嘱	1. 血尿便常规、血型、凝血功能、血生化全套、感染性疾病筛查 2. 胸部X线片、心电图、超声心动图 3. 肺功能及颈动脉超声检查（视患者情况而定）			
术前准备日	长期医嘱	术前基础用药			
	临时医嘱	1. 拟于明日在全麻下行冠状动脉旁路移植术 2. 备皮 3. 备血 4. 血型 5. 术前晚灌肠 6. 术前禁食、禁水 7. 术前镇静药（酌情） 8. 其他特殊医嘱			
手术日	长期医嘱	1. 心脏体外循环直视术后护理 2. 禁食 3. 持续血压、心电及经皮血氧饱和度监测 4. 呼吸机辅助呼吸 5. 预防用抗菌药物			
	临时医嘱	1. 床旁心电图、胸部X线片 2. 其他特殊医嘱			

续 表

监控项目/监控重点/住院时间		评估要点	监控内容	分数	减分理由	备注
医嘱	术后日	长期医嘱	1. 一级护理 2. 半流饮食 3. 氧气吸入 4. 心电、无创血压及经皮血氧饱和度监测 5. 预防用抗菌药物 6. 抗血小板治疗 7. 扩张冠状动脉、控制心率药物治疗	5□ 4□ 3□ 1□ 0□		
		临时医嘱	1. 床旁心电图 2. 大换药 3. 复查血常规及相关指标 4. 其他特殊医嘱			
	出院前	长期医嘱	1. 饮食：低盐低脂饮食/糖尿病饮食/其他 2. 停一级护理，改二级护理（时间视病情恢复定） 3. 停止监测（时间视病情恢复定） 4. 停用抗菌药物（时间视病情恢复定）			
		临时医嘱	1. 拔除深静脉置管并行留置针穿刺（时间视病情恢复定） 2. 复查胸部X线片、心电图、超声心动图以及血常规、血生化全套 3. 大换药，拆线换药			
	出院日	出院医嘱	1. 出院带药 2. 门诊随诊时间			
一般书写规范		各项内容	完整、准确、清晰、签字	5□ 4□ 3□ 1□ 0□		
变异情况		变异条件及原因	1. 术前需停用阿司匹林、氯吡格雷等抗血小板药物5~6天，手术时间相应顺延，导致住院时间延长 2. 围术期并发症等造成住院日延长和费用增加 3. 手术耗材的选择：由于病情不同，使用不同的内植物和耗材，导致住院费用存在差异 4. 医师认可的变异原因分析 5. 其他患者方面的原因等	5□ 4□ 3□ 1□ 0□		

附录 2

制定/修订《临床路径释义》的基本方法与程序

曾宪涛　蔡广研　陈香美　陈新石　葛立宏　高润霖　顾　晋　韩德民
贺大林　胡盛寿　黄晓军　霍　勇　李单青　林丽开　母义明　钱家鸣
任学群　申昆玲　石远凯　孙　琳　田　伟　王　杉　王行环　王宁利
王拥军　邢小平　徐英春　鱼　锋　张力伟　郑　捷　郎景和

中华人民共和国国家卫生和计划生育委员会采纳的临床路径（Clinical pathway）定义为针对某一疾病建立的一套标准化治疗模式与诊疗程序，以循证医学证据和指南为指导来促进治疗和疾病管理的方法，最终起到规范医疗行为，减少变异，降低成本，提高质量的作用。世界卫生组织（WHO）指出临床路径也应当是在循证医学方法指导下研发制定，其基本思路是结合诊疗实践的需求，提出关键问题，寻找每个关键问题的证据并给予评价，结合卫生经济学因素等，进行证据的整合，诊疗方案中的关键证据，通过专家委员会集体讨论，形成共识。可以看出，遵循循证医学是制定/修订临床路径的关键途径。

临床路径在我国已推行多年，但收效不甚理想。当前，在我国推广临床路径仍有一定难度，主要是因为缺少系统的方法论指导和医护人员循证医学理念薄弱[1]。此外，我国实施临床路径的医院数量少，地域分布不平衡，进入临床路径的病种数量相对较少，病种较单一；临床路径实施的持续时间较短[2]，各学科的临床路径实施情况也参差不齐。英国国家与卫生保健研究所（NICE）制定临床路径的循证方法学中明确指出要定期检索证据以确定是否有必要进行更新，要根据惯用流程和方法对临床路径进行更新。我国三级综合医院评审标准实施细则（2013 年版）中亦指出"根据卫生部《临床技术操作规范》《临床诊疗指南》《临床

路径管理指导原则（试行）》和卫生部各病种临床路径，遵循循证医学原则，结合本院实际筛选病种，制定本院临床路径实施方案"。我国医疗资源、医疗领域人才分布不均衡[3]，并且临床路径存在修订不及时和篇幅限制的问题，因此依照国家卫生和计划生育委员会颁发的临床路径为蓝本，采用循证医学的思路与方法，进行临床路径的释义能够为有效推广普及临床路径、适时优化临床路径起到至关重要的作用。

基于上述实际情况，为规范《临床路径释义》制定/修订的基本方法与程序，本团队使用循证医学[4]的思路与方法，参考循证临床实践的制定/修订的方法[5]制定本共识。

一、总则

1. 使用对象：本《制定/修订<临床路径释义>的基本方法与程序》适用于临床路径释义制定/修订的领导者、临床路径的管理参加者、评审者、所有关注临床路径制定/修订者，以及实际制定临床路径实施方案的人员。

2. 临床路径释义的定义：临床路径释义应是以国家卫生和计划生育委员会颁发的临床路径为蓝本，克服其篇幅有限和不能及时更新的不足，结合最新的循证医学证据和更新的临床实践指南，对临床路径进行解读；同时在此基础上，制定出独立的医师表单、护士表单、患者表单、临床药师表单，从而达到推广和不

断优化临床路径的目的。

3. 制定/修订必须采用的方法：制定/修订临床路径释义必须使用循证医学的原理及方法，更要结合我国的国情，注重应用我国本土的医学资料，整个过程避免偏倚，符合便于临床使用的需求。所有进入临床路径释义的内容均应基于对现有证据通过循证评价形成的证据以及对各种可选的干预方式进行利弊评价之后提出的最优指导意见。

4. 最终形成释义的要求：通过提供明晰的制定/修订程序，保证制定/修订临床路径释义的流程化、标准化，保证所有发布释义的规范性、时效性、可信性、可用性和可及性。

5. 临床路径释义的管理：所有临床路径的释义工作均由卫生和计划生育委员会相关部门统一管理，并委托相关学会、出版社进行制定/修订，涉及申报、备案、撰写、表决、发布、试用反馈、实施后评价等环节。

二、制定/修订的程序及方法

1. 启动与规划：临床路径释义制定/修订前应得到国家相关管理部门的授权。被授权单位应对已有资源进行评估，并明确制定/修订的目的、资金来源、使用者、受益者及时间安排等问题。应组建统一的指导委员会，并按照学科领域组建制定/修订指导专家委员会，确定首席专家及所属学科领域各病种的组长、编写秘书等。

2. 组建编写工作组：指导委员会应由国家相关管理部门的领导、临床路径所涉及的各个学科领域的专家、医学相关行业学会的领导、卫生经济学领域专家、循证医学领域专家、期刊编辑与传播领域专家、出版社领导、病案管理专家、信息部门专家、医院管理者等构成。按照学科组建编写工作小组，编写小组由首席专家、组长、编写秘书等人员组成，首席专家应由该学科领域具有权威性与号召力的专家担任，负责总体的设计和指导，并具体领导工作的开展。应为首席专家配备 1~2 名编写秘书，负责整个制定/修订过程的联络工作。按照领域疾病具体病种来遴选组长，再由组长遴选参与制定/修订的专家及秘书。例如，以消化系统疾病的临床路径释义为例，选定首席专家及编写秘书后，再分别确定肝硬化腹水临

床路径释义、胆总管结石临床路径释义、胃十二指肠临床路径释义等的组长及组员。建议组员尽量是由具有丰富临床经验的年富力强的且具有较高编写水平及写作经验的一线临床专家组成。

3. 召开专题培训：制定/修订工作小组成立后，在开展释义制定/修订工作前，就流程及管理原则、意见征询反馈的流程、发布的注意事项、推广和实施后结局（效果）评价等方面，对工作小组全体成员进行专题培训。

4. 确定需要进行释义的位点：针对国家正式发布的临床路径，由各个专家组根据各级医疗机构的理解情况、需要进一步解释的知识点、当前相关临床研究及临床实践指南的进展进行讨论，确定需要进行释义的位点。

5. 证据的检索与重组：对于固定的知识点，如补充解释诊断的内容可以直接按照教科书、指南进行释义。诊断依据、治疗方案等内容，则需要检索行业指南、循证医学证据进行释义。与循证临床实践指南[5]类似，其证据检索是一个"从高到低"的逐级检索的过程。即从方法学质量高的证据向方法学质量低的证据的逐级检索。首先检索临床实践指南、系统评价/Meta 分析、卫生技术评估、卫生经济学研究。如果有指南、系统评价/Meta 分析则直接作为释义的证据。如果没有，则进一步检索是否有相关的随机对照试验（RCT），再通过 RCT 系统评价/Meta 分析的方法形成证据体作为证据。除临床大数据研究或因客观原因不能设计为 RCT 和诊断准确性试验外，不建议选择非随机对照试验作为释义的证据。

6. 证据的评价：若有质量较高、权威性较好的临床实践指南，则直接使用指南的内容；指南未涵盖的使用系统评价/Meta 分析、卫生技术评估及药物经济学研究证据作为补充。若无指南或指南未更新，则主要使用系统评价/Meta 分析、卫生技术评估及药物经济学研究作为证据。此处需注意系统评价/Meta 分析、卫生技术评估是否需要更新或重新制作，以及有无临床大数据研究的结果。需要采用 AGREE Ⅱ工具[5]对临床实践指南的方法学质量进行评估，使用 AMSTAR 工具或 ROBIS 工具评价系统评价/Meta 分析的方法学质量[6-7]，使用 Cochrane 风险偏倚评估工具评价 RCT 的

方法学质量[7]，采用 QUADAS-2 工具评价诊断准确性试验的方法学质量[8]，采用 NICE 清单、SIGN 清单或 CASP 清单评价药物经济学研究的方法学质量[9]。

证据质量等级及推荐级别建议采用 GRADE 方法学体系或牛津大学循证医学中心（Oxford Centre for Evidence - Based Medicine, OCEBM）制定推出的证据评价和推荐强度体系[5]进行评价，亦可由临床路径释义编写工作组依据 OCEBM 标准结合实际情况进行修订并采用修订的标准。为确保整体工作的一致性和完整性，对于质量较高、权威性较好的临床实践指南，若其采用的证据质量等级及推荐级别与释义工作组相同，则直接使用；若不同，则重新进行评价。应优先选用基于我国人群的研究作为证据；若非基于我国人群的研究，在进行证据评价和推荐分级时，应由编写专家组制定适用性评价的标准，并依此进行证据的适用性评价。

7. 利益冲突说明：WHO 对利益冲突的定义为："任何可能或被认为会影响到专家提供给 WHO 建议的客观性和独立性的利益，会潜在地破坏或对 WHO 工作起负面作用的情况。"因此，其就是可能被认为会影响专家履行职责的任何利益。

因此，参考国际经验并结合国内情况，所有参与制定/修订的专家都必须声明与《临床路径释义》有关的利益关系。对利益冲突的声明，需要做到编写工作组全体成员被要求公开主要经济利益冲突（如收受资金以与相关产业协商）和主要学术利益冲突（如与推荐意见密切相关的原始资料的发表）。主要经济利益冲突的操作定义包括咨询服务、顾问委员会成员以及类似产业。主要学术利益冲突的操作定义包括与推荐意见直接相关的原始研究和同行评议基金的来源（政府、非营利组织）。工作小组的负责人应无重大的利益冲突。《临床路径释义》制定/修订过程中认为应对一些重大的冲突进行管理，相关措施包括对相关人员要求更为频繁的对公开信息进行更新，并且取消与冲突有关的各项活动。有重大利益冲突的相关人员，将不参与就推荐意见方向或强度进行制定的终审会议，亦不对存在利益冲突的推荐意见进行投票，但可参与讨论并就证据的解释提供他们的意见。

8. 研发相关表单：因临床路径表单主要针对医师，而整个临床路径的活动是由医师、护师、患者、药师和检验医师共同完成的。因此，需要由医师、护师和方法学家共同制定/修订医师表单、护士表单和患者表单，由医师、药师和方法学家共同制定/修订临床药师表单。

9. 形成初稿：在上述基础上，按照具体疾病的情况形成初稿，再汇总全部初稿形成总稿。初稿汇总后，进行相互审阅，并按照审阅意见进行修改。

10. 发布/出版：修改完成，形成最终的文稿，通过网站进行分享，或集结成专著出版发行。

11. 更新：修订《临床路径释义》可借鉴医院管理的 PDSA 循环原理［计划（plan），实施（do），学习（study）和处置（action）］对证据进行不断的评估和修订。因此，发布/出版后，各个编写小组应关注研究进展、读者反馈信息，适时的进行《临床路径释义》的更新。更新/修订包括对知识点的增删、框架的调改等。

三、编制说明

在制/修订临床路径释义的同时，应起草《编制说明》，其内容应包括工作简况和制定/修订原则两大部分。

1. 工作简况：包括任务来源、经费来源、协作单位、主要工作过程、主要起草人及其所做工作等。

2. 制定/修订原则：包括以下内容：（1）文献检索策略、信息资源、检索内容及检索结果；（2）文献纳入、排除标准，论文质量评价表；（3）专家共识会议法的实施过程；（4）初稿征求意见的处理过程和依据：通过信函形式、发布平台、专家会议进行意见征询；（5）制/修订小组应认真研究反馈意见，完成意见汇总，并对征询意见稿进行修改、完善，形成终稿；（6）上一版临床路径释义发布后试行的结果：对改变临床实践及临床路径执行的情况，患者层次、实施者层次和组织者层次的评价，以及药物经济学评价等。

参考文献

［1］于秋红，白水平，栾玉杰，等．我国临床路径相关研究的文献回顾［J］．护理学杂志，2010，25（12）：85－87．DOI：10.3870/hlxzz.2010.12.085.

［2］陶红兵，刘鹏珍，梁婧，等．实施临床路径的医院概况及其成因分析［J］．中国医院管理，2010，30（2）：28-30．DOI：10.3969/j.issn.1001-5329.2010.02.013.

［3］彭明强．临床路径的国内外研究进展［J］．中国循证医学杂志，2012，12（6）：626-630．DOI：10.3969/j.issn.1672-2531.2010.06.003.

［4］曾宪涛．再谈循证医学［J］．武警医学，2016，27（7）：649-654．DOI：10.3969/j.issn.1004-3594.2016.07.001.

［5］王行环．循证临床实践指南的研发与评价［M］．北京：中国协和医科大学出版社，2016：1-188.

［6］Whiting P, Savović J, Higgins JP, et al. RO-BIS: A new tool to assess risk of bias in systematic reviews was developed［J］. J Clin Epidemiol, 2016, 69: 225－234. DOI: 10.1016/j.jclinepi.2015.06.005.

［7］曾宪涛，任学群．应用 STATA 做 Meta 分析［M］．北京：中国协和医科大学出版社，2017：17-24.

［8］邬兰，张永，曾宪涛．QUADAS-2 在诊断准确性研究的质量评价工具中的应用［J］．湖北医药学院学报，2013，32（3）：201－208．DOI：10.10.7543/J.ISSN.1006-9674.2013.03.004.

［9］桂裕亮，韩晟，曾宪涛，等．卫生经济学评价研究方法学治疗评价工具简介［J］．河南大学学报（医学版），2017，36（2）：129－132．DOI：10.15991/j.cnki.41-1361/r.2017.02.010.

DOI：10.3760/cma.j.issn.0376-2491.2017.40.004

基金项目：国家重点研发计划专项基金（**2016YFC0106300**）

作者单位：**430071** 武汉大学中南医院泌尿外科循证与转化医学中心（曾宪涛、王行环）；中国人民解放军总医院肾内科（蔡广研、陈香美），内分泌科（母义明）；《中华医学杂志》编辑部（陈新石）；北京大学口腔医学院（葛立宏）；中国医学科学院阜外医院（高润霖、胡盛寿）；北京大学首钢医院（顾晋）；首都医科大学附属北京同仁医院耳鼻咽喉头颈外科（韩德民），眼科中心（王宁利）；西安交通大学第一附属医院泌尿外科（贺大林）；北京大学人民医院血液科（黄晓军），胃肠外科（王杉）；北京大学第一医院心血管内科（霍勇）；中国医学科学院北京协和医院胸外科（李单青），消化内科（钱家鸣），内分泌科（邢小平），检验科（徐英春），妇产科（郎景和）；中国协和医科大学出版社临床规范诊疗编辑部（林丽开）；河南大学淮河医院普通外科（任学群）；首都医科大学附属北京儿童医院（申昆玲、孙琳）；中国医学科学院肿瘤医院（石远凯）；北京积水潭医院脊柱外科（田伟、鱼锋）；首都医科大学附属北京天坛医院（王拥军、张力伟）；上海交通大学医学院附属瑞金医院皮肤科（郑捷）

通信作者：郎景和，**Email**：langjh@hotmil.com